全国中医药行业高等教育经典老课本

 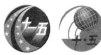

普通高等教育"十二五""十一五""十五"国家级规划教材

新世纪（第二版）全国高等中医药院校规划教材

新世纪全国高等中医药优秀教材

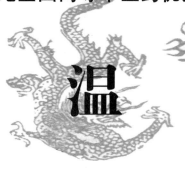

温 病 学

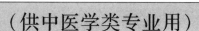

（供中医学类专业用）

主　编　林培政（广州中医药大学）

副主编　沈庆法（上海中医药大学）

　　　　谷晓红（北京中医药大学）

　　　　杨　宇（成都中医药大学）

主　审　彭胜权（广州中医药大学）

　　　　张之文（成都中医药大学）

U0335028

中国中医药出版社

·北 京·

图书在版编目（CIP）数据

温病学/林培政主编 . —北京：中国中医药出版社，2017.3 （2019.10 重印）

全国中医药行业高等教育经典老课本

ISBN 978 - 7 - 5132 - 4030 - 7

Ⅰ.①温…　Ⅱ.①林…　Ⅲ.①温病学说 - 中医学院 - 教材　Ⅳ.①R254.2

中国版本图书馆 CIP 数据核字（2017）第 034032 号

中国中医药出版社出版

北京经济技术开发区科创十三街 31 号院二区 8 号楼

邮政编码　100176

传真　010 64405750

保定市西城胶印有限公司印刷

各地新华书店经销

开本 850×1168　1/16　印张 17.25　字数 394 千字

2017 年 3 月第 1 版　2019 年 10 月第 2 次印刷

书　号　ISBN 978 - 7 - 5132 - 4030 - 7

定价　38.00 元

网址　www.cptcm.com

如有印装质量问题请与本社出版部调换　（010-64405510）

版权专有　侵权必究

社长热线　010 64405720

购书热线　010 64065415　010 64065413

微信服务号　zgzyycbs

书店网址　csln.net/qksd/

官方微博　http://e.weibo.com/cptcm

淘宝天猫网址　http://zgzyycbs.tmall.com

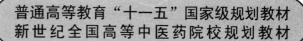

出版说明

"新世纪全国高等中医药院校规划教材"是全国中医药行业规划教材，由"政府指导，学会主办，院校联办，出版社协办"，即教育部、国家中医药管理局宏观指导，全国中医药高等教育学会和全国高等中医药教材建设研究会主办，全国26所高等中医药院校各学科专家联合编写，中国中医药出版社协助管理和出版。本套教材包含中医学、针灸推拿学和中药学三个专业共46门教材。2002年相继出版后，在全国各高等中医药院校广泛使用，得到广大师生的好评。

"新世纪全国高等中医药院校规划教材"出版后，国家中医药管理局、全国中医药高等教育学会、全国高等中医药教材建设研究会高度重视，多次组织有关专家对教材进行评议。2005年，在广泛征求、收集全国各高等中医药院校有关领导、专家，尤其是一线任课教师的意见和建议基础上，对"新世纪全国高等中医药院校规划教材"进行了全面的修订。"新世纪（第二版）全国高等中医药院校规划教材"（以下简称"新二版"教材）语言更加精炼、规范，内容准确，结构合理，教学适应性更强，成为本学科的精品教材，多数教材至今已重印数十次，有16门教材被评为"'十二五'普通高等教育本科国家级规划教材"。

当今教材市场"百花齐放""百家争鸣"，新版教材每年层出不穷，但仍有许多师生选用"新二版"教材。其中有出于对老主编、老专家的敬仰和信任，当时的编者，尤其是主编，如今已经是中医学术界的泰斗；也有些读者认为"新二版"教材的理论更为经典；还有部分读者对"绿皮书"有怀旧情结，等等。为更好地服务广大读者，经国家中医药管理局教材建设工作委员会、中国中医药出版社研究决定，选取"新二版"中重印率较高的25门教材，组成"全国中医药行业高等教育经典老课本"丛书，在不改动教材内容及版式的情况下，采用更优质的纸张和印刷工艺，以飨读者，并向曾经为本套教材建设贡献力量的专家、编者们致敬，向忠诚的读者们致敬。

热忱希望广大师生对这套丛书提出宝贵意见，以使之更臻完善。

国家中医药管理局教材建设工作委员会

中国中医药出版社

2017年2月

再版前言

　　"新世纪全国高等中医药院校规划教材"是全国唯一的行业规划教材。由"政府指导，学会主办，院校联办，出版社协办"。即：教育部、国家中医药管理局宏观指导；全国中医药高等教育学会及全国高等中医药教材建设研究会主办，具体制定编写原则、编写要求、主编遴选和组织编写等工作；全国26所高等中医药院校学科专家联合编写；中国中医药出版社协助编写管理工作和出版。目前新世纪第一版中医学、针灸推拿学和中药学三个专业46门教材，已相继出版3～4年，并在全国各高等中医药院校广泛使用，得到广大师生的好评。其中34门教材遴选为教育部"普通高等教育'十五'国家级规划教材"，41门教材遴选为教育部"普通高等教育'十一五'国家级规划教材"（有32门教材连续遴选为"十五"、"十一五"国家级规划教材）。2004年本套教材还被国家中医药管理局中医师资格认证中心指定为执业中医师、执业中医助理医师和中医药行业专业技术资格考试的指导用书；2006年国家中医、中西医结合执业医师、执业助理医师资格考试和中医药行业专业技术资格考试大纲，均依据"新世纪全国高等中医药院校规划教材"予以修改。

　　新世纪规划教材第一版出版后，国家中医药管理局高度重视，先后两次组织国内有关专家对本套教材进行了全面、认真的评议。专家们的总体评价是："本次规划教材，体现了继承与发扬、传统与现代、理论与实践的结合，学科定位准确，理论阐述系统，概念表述规范，结构设计合理，印刷装帧格调健康，风格鲜明，教材的科学性、继承性、先进性、启发性及教学适应性较之以往教材都有不同程度的提高。"同时也指出了存在的问题和不足。全国中医药高等教育学会、全国高等中医药教材建设研究会也投入了大量的时间和精力，深入教学第一线，分别召开以学校为单位的座谈会17次，以学科为单位的研讨会15次，并采用函评等形式，广泛征求、收集全国各高等中医药院校有关领导、专家，尤其是一线任课教师的意见和建议，为本套教材的进一步修订提高做了大量工作，这在中医药教育和教材建设史上是前所未有的。这些工作为本套教材的修订打下了坚实的基础。

　　2005年10月，新世纪规划教材第二版的修订工作全面启动。修订原则是：①有错必纠。凡第一版中遗留的错误，包括错别字、使用不当的标点符号、不规范的计量单位和不规范的名词术语、未被公认的学术观点等，要求必须纠正。②精益求精。凡表述欠准确的观点、表达欠畅的文字和与本科教育培养目的不相适应的内容，予以修改、精练、删除。③精编瘦身。针对课时有限，教材却越编越厚的反应，要求精简内容、精练文字、缩编瘦身。尤其是超课时较多的教材必须"忍痛割爱"。④根据学科发展需要，增加相应内容。⑤吸收更多院校的学科专家参加修订，使新二版教材更具代表性，学术覆盖面更广，能够全面反应全国高等中医药教学的水平。总之，希冀通过修订，使教材语言更加精炼、规范，内容准确，结构合理，教学适应性更强，成为本学科的精品教材。

　　根据以上原则，各门学科的主编和编委们以极大的热情和认真负责的态度投入到紧张的修订工作中。他们挤出宝贵的时间，不辞辛劳，精益求精，确保了46门教材的修订按时按质完成，使整套教材内容得到进一步完善，质量有了新的提高。

教材建设是一项长期而艰巨的系统工程，此次修订只是这项宏伟工程的一部分，它同样要接受教学实践的检验，接受专家、师生的评判。为此，恳请各院校学科专家、一线教师和学生一如既往关心、关注新世纪第二版教材，及时提出宝贵意见，从中再发现问题与不足，以便进一步修改完善或第三版修订提高。

全国中医药高等教育学会

全国高等中医药教材建设研究会

2006 年 10 月

修订说明

　　新世纪全国高等中医药院校规划教材《温病学》，由全国中医药高等教育学会、全国高等中医药教材建设研究会组织广州中医药大学、上海中医药大学、北京中医药大学、成都中医药大学、安徽中医学院、甘肃中医学院、辽宁中医药大学、湖南中医药大学、福建中医学院、河南中医学院、新疆医科大学中医学院、江西中医学院等12所中医院校的温病学专家编写，供高等中医药院校本科生使用。

　　本教材第一版是"普通高等教育'十五'国家级规划教材"，本版（新世纪第二版）已列入"普通高等教育"十一五"国家级规划教材"。

　　该教材在2003年1月出版发行以来，在全国近20所中医药院校广泛使用，普遍受到较好评价。认为该教材正确、全面阐述了温病学的理论和基本概念，强调理论联系实际，对温病的概念、病因、发病、辨证、诊法、治疗与预防的论述，概念清楚、说明透彻、名词术语规范。其内容吸取了历版教材的经验，做了很好的取舍，既有继承，又有创新，较好地解决了传统与现代、基础与临床的关系；其结构上采用证治归类，强调病证结合，以证为主的中医临床思想理念，便于学生掌握，也切合中医临床实际。尽管评价较高，但对照提高教材质量的需要、作为执业中医师和中医职称考试主要参考书的需要等，该教材也存在不足和仍需完善的地方。此外，全国各地中医药院校在使用该教材的过程中也善意地提出了进一步改进、提高的建议。

　　根据全国高等中医药教材建设研究会"对46门本科教材修订原则与步骤"的精神，我们于2006年3月开始筹备新世纪全国高等中医药院校规划教材《温病学》的修订工作。在广泛收集该教材使用者意见基础上，于2006年6月在广州召开教材修订会议，按照"基本内容和框架不变"的原则，着重"完善内容、纠正差错"，对该版教材全部内容中共约50多处，做了增删、纠正和补充，使之更加适应现代高等中医药本科教育教学的要求。

　　这次教材修订过程中，得到各编委单位领导的大力支持，广州中医药大学温病学教研室吴智兵副教授、葛文华博士在协助教材修订方面做了许多具体工作，在此一并表示衷心的感谢！希望全国各地兄弟院校的广大师生一如既往在使用本教材过程中，提出宝贵意见，为做好中医温病学教材建设工作共同努力！

新世纪第二版全国高等中医药院校规划教材

《温病学》编委会

2006年11月

目 录

总 论

各 论

总论

绪　　论

温病学是中医临床基础学科的重要课程。它研究温病发生、发展规律及其诊断和防治方法，既对指导温病的诊治有很强的临床实践性，又因其卫气营血辨证和三焦辨证体系是中医临床各科的基础之一，而兼具有中医基础学科的性质。其原著《温热论》《温病条辨》等被称为中医经典著作，历来温病学都是中医的必修课程，因此，温病学在中医学中占有重要的地位。

温病学的研究对象是外感疾病中具有温热性质的一类疾病，一般称为温病或温热病。温病的发生和流行，直接威胁着人们的健康，至今仍为临床医学一大棘手难题。温病学蕴含着历代医家防治温病的丰富学术理论和经验，实践证明，这些理论和经验对于防治多种感染性疾病有着重要的意义。

温病学是众多医家在防治温病方面的理论和经验的结晶，由大量温病著作汇集而成。因此，在学习和研究时，应当注意取各家之长，扬长避短，才能较全面和正确地掌握温病学。对温病学和温病的概念、病因与发病、辨证、常用诊法和防治方法，要求明确概念，认清发病机理，掌握温病辨证论治的基本要领。并在此基础上，明确各类温病的总体特点，对不同病证的理法方药一线贯通，融会病证特点，灵活辨证施治。对于具有代表性的叶天士《温热论》、薛生白《湿热病篇》、吴鞠通《温病条辨》等原著，要求读通原文，掌握其学术思想，其中一些重要条文应当精读、背诵。这样，才能按照本门课程教学大纲的要求，系统地掌握温病学的基础理论、基本知识和基本技能。同时还必须注意前后内容的联系和比较，提高运用基础理论知识指导临床辨证和诊断治疗的能力。

温病学的形成，经历了一个漫长的历史过程。温病始隶属于伤寒，从某种意义上说，一部温病学发展史，就是其在伤寒体系中孕育、发展变革，以致分化区别，从而自成体系的历史。其发展过程，经历了以下几个阶段。

一、萌芽阶段（战国至晋唐时期）

此时期《内经》《难经》《伤寒杂病论》等先后问世，中医学形成了初步的理论体系，并已有多方面涉及温病的论述。《内经》首次提出温病病名，仅《素问》中提到温病病名的就有60多处，散见于11篇中。其中有几篇论述与温病关系密切，如《素问·热论》《素问·刺热篇》《素问·评热病论》《灵枢·热病》。另如《素问·本病论》《素问·刺法论》《素问·六元正纪大论》等，虽未以热病作篇名，但论述了许多有关热病的内容，也是研究温病的经典文献。《内经》对温病的论述，除了提出病名外，对温病因、证、脉、治等方面都有论述。如在病因方面，《素问·生气通天论》提出"冬伤于寒，春必病温"的观点，此为后世温病伏邪学说的渊薮。《素问·六元正纪大论》论述了非时之气是导致温病发生与流行的因素。在脉证方面，突出了温病的温热性质。如《灵枢·论疾诊尺》有"尺肤热甚，脉盛躁者，病温也"的论述。在治疗方面，除《素问·至真要大论》提出的"热者寒之"、"温者清之"等治疗原则外，《灵枢·热病》还提出了"泻其热而出其汗，实其阴以补其不足"之说。在预防方面，重视正气抗御邪气的作用，如《素问·刺法论》所说："正气存内，邪不可干"，同时还强调应"避其毒气"。在温病的预后方面，《素问·玉版论要》提出了"病温虚甚死"的观点。从概念上讲，《内经》将温病隶属于伤寒的范畴，即《素问·热论》："今夫热病者，皆伤寒之类也。"《难经·五十八难》云："伤寒有五：有中风，有伤寒，有湿温，有热病，有温病"，进一步提出了"广义伤寒"和"狭义伤寒"的概念，将温病隶属于广义伤寒之中。

《伤寒论》在广义伤寒的范畴内论述温病，简明地描述了温病初期热象偏盛的临床特点，所谓："太阳病，发热而渴，不恶寒者为温病。"其六经辨证纲领，对温病卫气营血、三焦辨证纲领的创立，具有重要的启迪。《伤寒论》虽未明确提出温病的治疗方剂，但所述的清热、攻下、养阴等治法及其相应方药，确可适用于温病，对温病治疗学的形成奠定了基础。

《伤寒论》之后至晋唐的一些医学著作，对温病的病因作了进一步的探索，如晋代王叔和提出寒邪"中而即病为伤寒，不即病者，寒毒藏于肌肤，至春变为温病，至夏变为暑病"。此外，尚有外感乖戾之气而病温的说法，如《肘后备急方》说："岁中有疠气，兼夹鬼毒相注，名曰温病。"《诸病源候论》亦说："人感乖戾之气而生病。"《肘后备急方》《备急千金要方》《外台秘要》等著作还记载了许多防治温病的方剂，如黑膏方治疗温毒发斑、葳蕤汤治疗风温、犀角地黄汤治疗温病内有瘀血之吐血证，以及《肘后备急方》所载屠苏酒预防温病交相染易，《备急千金要方》用太乙流金散烧烟熏之以辟瘟气的方法。

综上可见，晋唐以前对温病的认识尚处于初级阶段，在概念上将温病隶属于伤寒的范畴，虽有论治温病的一般原则，但方法尚欠具体、全面。因此，这一阶段可以说是温病学的萌芽阶段。

二、成长阶段（宋金元时期）

这一时期的主要特点，在于注意到温病与伤寒的区别，认识到用伤寒的治法方药治疗温病的局限性，从而逐步从理论、治法、方药等方面进行变革，创立新说，促进温病逐渐从伤寒体系中分化出来。

在宋代多用《伤寒论》的理论方药通治温病。宋代一些研究《伤寒论》的名家，如韩祗和、庞安时、朱肱等人，在深入研究《伤寒论》和临床实践中，深刻体会到温病与伤寒的区别，反对墨守经方，提出应当变通《伤寒论》治法以治温病。如韩氏在《伤寒微旨论》中批评那种对仲景方"竟不能更张毫厘"的做法，甚至提出热病可"别立方药而不从仲景方"的主张。庞安时在《伤寒总病论》中，以桂枝汤为例，因时、因地、因人加减，为活用经方作出示范。朱肱继庞氏之后在《类证活人书》中，也提出了类似的见解，认为"桂枝汤自西北二方居人，四时行之，无不应验。江淮间，唯冬及春可行，自春末及夏至以前，桂枝证可加黄芩一分，谓之阳旦汤，夏至后有桂枝证，可加知母半两、石膏一两，或加升麻一分。若病人素虚寒者，正用古方，不再加减也"。

金元时期医学领域出现了"百家争鸣"的局面，提出了变革外感热病的理论与治疗的主张，其中重要的代表人物，便是金元四大家之一的刘河间。在理论上，他根据《素问·热论》，重申伤寒六经传变俱是热证，非有阴寒之证，创造性地提出"六气皆从火化"的观点，为温病寒凉清热为主治疗学的形成奠定了理论基础，开了先河，并创制了双解散、防风通圣散等辛散解表、寒凉清里的表里双解剂。刘氏创新论、立新法、制新方，使温病在摆脱伤寒体系束缚的道路上向前推进了一大步，所以，后世有"伤寒宗仲景，热病崇河间"之说。

真正使温病从伤寒体系中分化出来的，首推元代末年的王安道。王氏认为应当从概念、发病机理、治疗原则上将温病与伤寒明确区分，其在《医经溯洄集》中说："夫惟世以温病热病混称伤寒，……以用温热之药，若此者，因名乱实，而戕人之生，名其可不正乎？"强调"温病不得混称伤寒"。并揭示温病的发病机理是里热外达，因而主张温病的治疗应以清里热为主。至此，对温病的认识始从伤寒体系中分化出来，故清代温病学家吴鞠通评价王安道"始能脱却伤寒，辨证温病"。

由此可见，宋金元时期，温病学在理法方药诸方面都有重大的发展，在不断变革的基础上，逐渐从《伤寒论》体系中分化出来。因此，这一时期可以说是温病学的成长阶段，也可称为变革分化时期（表1）。

表1 成长阶段主要医家学术观点概括

朝代	医家	学术观点		意义
宋代	韩祗和 庞安时 朱肱	变通《伤寒论》治法 反对墨守经方		初步变革
金代	刘河间	创新论	六经传受，皆是热证	重大转折
		立新法	寒凉为主，表里双解	
		制新方	表里双解剂	
元代	王安道	概念	温病不得混称伤寒	脱却伤寒
		病机	里热自内外达	
		治则	清泄里热	

三、形成阶段（明清时期）

明清时期，众多的医家在总结、继承前人有关温病的理论和经验的基础上，结合各自的实践体会，对温病学的多个领域进行了开拓性的深入研究，编著了大量有关温病的专著，在病因、病机、诊法、辨证论治诸方面形成了较为完善的理论体系，故这一时期，可称为温病学的形成阶段。

明代医家吴又可著第一部温病学专著《温疫论》，明确提出温疫与伤寒有"霄壤之隔"，其性质完全不同，对温疫的病因、病机、治疗等提出了许多独特的见解。在病因方面，提出温疫是感受杂气所致，杂气非风、非寒、非暑、非湿，故又称作异气，其中的疠气为病颇重，众人触之即病。杂气具有致病的特异性，包括"偏中"性，如"人病而禽兽不病"；不同的杂气引起不同的疫病，即"各随其气而为诸病"；以及"专入某脏腑经络"的病位特异性。在病机方面，认为杂气从口鼻而入，始客于膜原，邪溃则有九种传变，大凡不出表里之间。在治疗上强调祛邪，创立疏利透达之法，并欲求针对温疫的特效药物，即"能知以物制气，一病只需一药之到而病自已，不烦君臣佐使品味加减之劳矣。"

清初医家喻嘉言，在《尚论篇》中提出瘟疫三焦病变定位，以及以逐秽解毒为主的三焦分治原则，并对秋季燥邪为病的病机和治疗作了较深入的论述，将《内经》"秋伤于湿"，修订为"秋伤于燥"，创制了治疗燥热伤肺证的清燥救肺汤。

在清代众多医家中，温病大师叶天士对温病学所作出的贡献最为突出。由叶氏口授，其门人笔录整理而成的《温热论》，为温病学理论的奠基之作。该篇系统阐述了温病的病因、病机、感邪途径、邪犯部位、传变规律和治疗大法等。指明新感温病病因是温邪，感邪途径从口鼻而入，首犯部位为手太阴肺，其传变有逆传和顺传两种形式。创立了卫气营血辨证论治体系，以阐明温病病机变化及其辨证论治规律。丰富和发展了有关温病的诊断方法，如辨舌、验齿、辨斑疹和白㾦等。此外，由其门人所辑的《临证指南医案》保留了许多叶氏治疗温病的验案，其辨证、立法、处方、用药，为后世论治温病提供了范例。

与叶天士同时代的医家薛生白，立湿热病专论，所著《湿热病篇》对湿热病的病因、病机、辨证论治作了较全面、系统的论述，进一步充实和丰富了温病学内容。此后，温病学家吴鞠通以《临证指南医案》有关验案为依据，历取诸贤精妙，考之《内经》，参以心得，著成《温病条辨》，倡导三焦辨证，使温病学形成了以卫气营血、三焦为核心的辨证论治体系。吴氏总结出的一整套温病治疗大法和有效方剂，使温病的辨证与治疗臻于规范、完善。此外，清代戴天章《广瘟疫论》、杨栗山《伤寒瘟疫条辨》、余师愚《疫疹一得》等，在吴又可《温疫论》基础上，对温疫的病因、病机、诊法和辨证论治，作出了补充和发展，并创制了许多行之有效的方剂。王孟英则"以轩岐仲景之文为经，叶薛诸家之辨为纬"，旁考他书，参以经验，经纬交错，著成《温热经纬》，系统地构织出温病学理论体系，对19世纪60年代以前的温病学理论和证治作了较全面的整理，促进了温病学的进一步成熟和发展。至此，温病学在中医热病学方面取得了划时代的成就。（表2）

随着温病学在伤寒体系中孕育发展，变革分化，最终自成体系，出现了对温病学的评价及其与《伤寒论》的关系等方面的激烈学术争论，这就是中医学上影响甚大的伤寒学派与温病学派之争。

伤寒学派的基本观点是强调伤寒是一切外感热病的总称，温病包括于其中，《伤寒论》已经具备了温病证治的完整内容，温病不应另立门户，自成体系。其代表人物为陆九芝，他主张用《伤寒论》六经辨证指导温病证治，认为以叶天士、吴鞠通为代表的温病学派的学术见解是"标新立异，数典忘祖"。温病学派的基本观点是强调温病与伤寒为外感热病的两大类别，其病因病机截然不同，概念不容混淆，治疗必须严格区分。尽管《伤寒论》中有温病的内容，但毕竟"详于寒，略于温"，因此主张温病必须脱离伤寒范围，另立新论以

"羽翼伤寒"。

表 2　明清时期温病学主要成就概括

医家	代表著作	学术成就
吴又可	《温疫论》	开专论温病之先河
		立杂气致病学说
		创疏利透达之法
叶天士	《温热论》	创立卫气营血辨证论治体系
		阐明温病病因病机
		发展温病诊断方法
薛生白	《湿热病篇》	立湿热病专论
		丰富温病理论及证治
吴鞠通	《温病条辨》	倡导三焦辨证
		规范四时温病证治
王孟英	《温热经纬》	以经典为经，以后世名著为纬，系统总结温病学体系

应当肯定，温病学是在《伤寒论》基础上发展起来的，它所确立的辨证论治原则对温病学辨证纲领的形成，具有重要的启迪。《伤寒论》中许多治法方药，为温病学派所汲取，一直用于温病治疗，具有很高的学术和临床价值。但是《伤寒论》成书年代久远，由于历史条件的限制，认识上难免局限。随着社会的进步，医学的不断发展，在防治外感热病方面，为适应客观实际的需要，逐渐积累医疗实践经验，不断创造新的治法，升华出新的理论，温病学的形成势在必行，其理论对指导温病的治疗较之《伤寒论》有长足的进步，补充了《伤寒论》的不足，提高了外感热病的治疗效果。温病学与《伤寒论》在学术上是一脉相承的，是继承与发展的关系。因此，既不能认为在《伤寒论》基础上产生温病学是多此一举，也不可将温病学与《伤寒论》截然对立。学习研究《伤寒论》，有助于追溯温病学之源，使学有根基；研究温病学又有助于加深对《伤寒论》的领悟。

四、近现代研究与发展

从鸦片战争至民国时期，温病学有了新的发展。绍兴名医何廉臣编著《重订广温热论》，将温疫学说与叶天士为代表的温热学说有关的内容相融合，推广用于一切温病，该书理论深透详明，尤其对伏气温病见解独特，各家精论兼备，古今验方验案评述精当，影响甚大。何氏又征集当时全国各地名医四时六淫病案，以及温疫、喉痧、白喉、霍乱、疫痢等传染病医案，严加选择，精当评述，编著《重印全国名医验案类编》。该医案涵盖了温病的主要内容，至今仍有重要参考价值。河北盐山张锡纯于温病学贡献颇多，其《医学衷中参西录》载有许多自拟的治温病的方剂及医案，尤其对白虎汤和生石膏在温病治疗中的运用，经验丰富，匠心独运。福建吴锡璜撰《中西温热串解》，力图以西医理论阐明中医温病有关病机和证治，书中《叶香岩温热论注解》一章有一定新意。江苏孟河丁甘仁著《喉痧证治概要》，对烂喉痧的治疗独具心得。

这一时期，全国各地纷纷创办中医学校、国医学院，编写温病学教材，以叶、薛、吴、王诸家学术思想作为主要内容，并将温病学列为中医教育的必修课程，培养了一批中医后继人才，促进了温病学的发展。

20世纪50年代以后，温病学理论及防治经验被广泛用于温病的防治。1954年我国部分地区乙型脑炎流行，石家庄地区用白虎汤加味治疗，取得满意疗效，被医学界认可，引起广泛关注。几十年来，大量的临床实践证明，温病学的理论和经验，对于防治传染病、急性感染性疾病有其独特的功效，对严重危害人民健康的常见病、多发病，如流行性感冒、麻疹、脊髓灰质炎、流行性乙型脑炎、流行性脑脊髓膜炎、流行性腮腺炎、白喉、流行性出血热、登革热、病毒性肝炎、肠伤寒、钩端螺旋体病、疟疾、细菌性痢疾、血吸虫病、急性支气管炎、肺炎、败血症、急性胆道感染、急性泌尿道感染等，都取得了满意的疗效。在预防医学方面，1958~1959年开展的群众性除害灭病工作，用中草药灭蚊、灭蟑螂、灭臭虫、杀蛆虫等取得一定成效，显示了中医中药特别是温病学在预防疾病方面的价值。

理论研究方面，通过系统研究整理，特别是结合教材编写，使温病学基础理论更加系统、规范、科学。广泛开展学术讨论，特别是针对一些重大问题，如卫气营血辨证与三焦辨证的关系、卫气营血和三焦的病机实质研究、新感与伏邪的争论、"寒温之争"及统一外感热病辨证纲领的研究、温病治疗中的"截断疗法"、温毒的致病作用、温病伤阴及养阴治疗等问题，进行了深入研讨，活跃了学术气氛，促进了温病学理论的发展。同时，温病学古籍整理取得成就。从50年代开始，全国各地出版社影印、重版了不少温病学著作，并组织专家对其中的重要的古籍进行考证、点校，相继出版了一批温病学原著的译注、类编、类解、白话解等。此外，名老中医研究温病的专著、医案、医话等得以出版，丰富了温病学的内容。

在教育方面，1956年高等中医院校建立，温病学被列为中医高等教育的必修课、主干课。卫生部、国家中医药管理局相继组织编写了多版不同层次的温病学教材，使温病学的系统性、规范性和科学性逐步提高，确保了温病学教学质量。1978年以来，部分中医院校先后招收温病学硕士和博士研究生，使学科教育水平向更高层次发展。

利用现代科学技术对温病学进行研究，也是提高温病学学术水平，发展诊治手段的重要途径。例如运用生理学、病理学、生物化学、微生物学、免疫学、药理学、制剂学等学科的理论、方法和手段，对温病卫气营血病理本质及其传变规律，温病舌苔舌质的变化等进行研究，取得了一定的成果。对温病中常用的清热解毒、活血化瘀、攻下通里、益气养阴、开窍固脱等治法及其方药进行了研究，生产出一大批疗效确切、质量稳定、使用方便的新药和新制剂，广泛应用于临床，在治疗病毒感染和抢救温病危重症中，发挥了重要的作用。

在新的历史时期，面对仍然给人类带来严重威胁的感染性疾病，以及病原体耐药性的获得和增强已超过抗生素的研制和生产的现实，如何进一步加强温病的临床研究，规范中医对感染性疾病的诊断、辨证、治疗的标准；挖掘针对病原体的特异性治疗；深化温病学理论的基础研究，创立新的学术理论；开发更多疗效确切、能多途径给药的新制剂等，都给温病学提出了更高的要求。温病学已进入一个全面发展的新阶段，需要继续努力，以促进温病学的进一步发展和提高。

第一章 温病的概念

温病是感受温邪引起的以发热为主症，具有热象偏重、易化燥伤阴的一类外感热病的总称。从这一概念的内涵看，其病因是外感温邪，主症为发热及热象偏重，病机特点为易化燥伤阴，具有外感疾病的特点和温热性质，因此统称为温病。在概念的外延上，温病是一类外感热病，不是指某一具体的疾病。

第一节 温病的特点

温病所包括的多种外感热病在发生、发展及临床表现等方面具有以下共同特点。

一、致病因素的特异性

温病之所以有别于风寒类外感疾病，更有别于内伤杂病，其根本原因在于病因不同，即温病是由特异的致病因素"温邪"引起。温邪包括风热病邪、暑热病邪、湿热病邪、燥热病邪，以及伏寒化温的温热病邪等，即温邪可兼具风、暑、湿、燥等外感病邪的性质。其特异性体现在：从外侵袭人体，有别于内伤杂病的病因；热性显著，易消耗人体阴液；不同的温邪大多具有特定的侵犯部位等。

明代医家吴又可根据前人的论述，结合温疫大流行的特点，认为温疫的发生原因是六淫之外的一类致病物质，称为"异气"，因其致病物质"种种不一"，又称之为"杂气"，其中致病最严重者称为"疠气"，突出了温病致病因素的特异性，在现代病原微生物学诞生之前，这是一个重大的创见。但在临床实践中，仍需按温邪来辨证求因，审因论治。

二、传染性、流行性、季节性、地域性

（一）传染性

温病是感染温邪引起的，并可通过各种途径传播给他人，这就是传染性。大多数温病具有程度不等的传染性。关于温病的传染性，历代医学著作中有不少记载，如《素问·刺法论》说："五疫之至，皆相染易，无问大小，病状相似。"巢元方《诸病源候论》中说："人感乖戾之气而生病，则病气转相染易，乃至灭门，延及外人。"其后吴又可《温疫论》进一步指出："邪之所着，有天受，有传染。"可见当时已认识到温病具有传染特性，可通过口鼻或接触等途径，传染给其他人，引起人群中的相互传播。

（二）流行性

流行性是指疾病发生后，温邪在人群中连续传播、广泛蔓延。由于大多数温病具有传染

性，因此，只要具备一定条件，即可在人群中引起程度不等的流行。这种流行，在古代称为"天行"、"时行"。并认识到温病流行的程度和范围各不相同。如宋代庞安时在《伤寒总病论》中说："天行之病，大则流毒天下，次则一方，次则一乡，次则偏着一家。"不仅指出了温病流行的程度有大流行、小流行和散发等情况，而且也说明了不同温病流行也不相同，甚至同一种温病在不同条件下其流行亦有差异。

（三）季节性

指某一温病只发生或好发生于某一季节。大多数温病具有这一特性，因此又称温病为"四时温病"。这主要是一年四季不同的气候变化，可以影响到各种温邪的产生，如春季温暖多风，故多风热病邪为患，侵犯人体则易致风温病；夏季暑热酷烈，故多暑热病邪为患，侵犯人体则易致暑温病。同时，不同季节的不同气候条件，也可以影响人体的反应性。如长夏季节，气候炎热，雨湿较盛，湿热影响人体脾胃功能，运化功能呆滞，水谷之湿停聚，此时外在的湿热病邪就容易侵犯脾胃，发生湿温病。

（四）地域性

各地气候特点及自然环境不同，因而对温邪的形成和温病的发生有不同的影响；同时，不同地域的人，体质类型、生活习惯、卫生条件等均有差异，也对不同温邪的感受性、传播、流行等产生影响。这就导致了温病的产生和流行具有地域性特点，即某些温病在某一地域较易发生，而在其他地域则较少见。如江南水乡，河网密布，气候炎热而潮湿，则多见湿热类温病，如叶天士说："吾吴湿邪害人最广！"即指此种情况。

三、病理演变有一定的规律性

在温邪的作用下，导致卫气营血及三焦所属脏腑的功能失调及实质损害具有规律性的变化。一般而言，前期阶段多以机体功能失常为主，后期阶段则以实质损害主要是阴液的耗损及重要脏器的损害明显。温病病程的发展具有明显的阶段性变化，具有邪在卫分、气分、营分、血分或邪在上焦、中焦、下焦诸阶段的变化。如新感温病，多数是温邪由表及里，由浅入深，病情由轻加重，病变由实转虚，甚者阴竭阳脱而致死亡。

四、临床表现具有特殊性

温病大多起病急骤，来势较猛，传变较快，变化较多。所谓起病急骤，是指患者有较确切的近期发病时日。传变较快，则有相应的复杂多变的证候出现。发热是温病必具之症，而且多数热势较高，不同的温病在不同的病程阶段有其特殊的发热类型。同时，还易内陷生变，致动血发斑、动风闭窍等危重证候，直接威胁患者生命。病变过程中又易耗伤阴液，病在上焦多伤肺阴，病在中焦多伤胃阴，病变后期，多深入下焦损伤肝肾之阴。

以上四个方面，是四时温病的共同特点，就某一温病而言，这些特点可显示出程度上的差别及本身固有的特性，因此，不同的温病又各具一定的个性。

第二节 温病的范围及分类

一、温病的范围

在中医历代文献中，对温病的含义认识不同，所指的范围亦有差别。如《难经》提到的温病，是将其与中风、伤寒、热病、湿温并列归属于广义伤寒之中。又如《类证活人书》中说："春月伤寒谓之温病，冬伤于寒轻者，夏至以前发为温病。"将温病限定于春季发生的某种温热病。而《温病条辨·上焦篇》第一条说："温病者，有风温、有温热、有温疫、有温毒、有暑温、有湿温、有秋燥、有冬温、有温疟"。显然《温病条辨》所说的温病包括：温疟、温疫、大头瘟、烂喉痧等病，范围比较大，病种也比较多。可见随着时代的演进，对温病的认识不断深化，温病的范围逐渐扩大，病种逐渐分化。现在一般把外感疾病中除风寒性质以外的急性热病都列入温病的范围。本教材论述的温病范围包括：风温、春温、暑温、暑湿、湿温、伏暑、秋燥、大头瘟、烂喉痧、暑燥疫、湿热疫等。这些病种的命名主要是根据发病的季节、四时主气或病候特点而确立的。以季节分类命名的如：春温、秋燥、冬温；以四时主气分类命名的如：风温、暑温、湿温、秋燥等。此外尚有按发病特点或流行特点命名的。

除上述病种以外，原来一些也属于温病范畴的如温疟、湿热痢、急黄、麻疹、痄腮、白喉等疾病，现在已分别按其特点归属其他相关学科，本教材不予论述。

结合现代医学疾病类别，温病的范围大致可以概括为两大类：一为具有温病特点的急性感染性疾病，常见的病毒性疾病如流行性感冒、麻疹、风疹、流行性腮腺炎、流行性乙型脑炎、流行性出血热、登革热等；常见的细菌性传染病有伤寒、副伤寒、沙门氏菌属感染、霍乱、猩红热、流行性脑脊髓膜炎等；立克次体病如流行性斑疹伤寒、地方性斑疹伤寒等；螺旋体病中的钩端螺旋体病；原虫病中的疟疾；细菌感染性疾病有大叶性肺炎、急性支气管炎、化脓性扁桃体炎、败血症等。二为具有温病特点的其他发热性疾病，如中暑、热射病、小儿夏季热、急性白血病等。

二、温病的分类

温病临床分类的主要目的在于执简驭繁，有利于掌握温病的内在规律，有助于区别临床类型，对临床辨证施治有一定的指导意义。

（一）按病证（或病因）性质分类

即根据临床病证或病因是否兼夹湿邪，把温病分成有热无湿的温热性质温病和有热有湿的湿热性质温病。温热性质温病包括风温、春温、暑温、秋燥等，湿热性质温病包括湿温、暑湿、伏暑等。

（二）按发病初起的见证分类

即根据温病的初起是否有里热见证，把温病分为新感温病和伏气温病两大类。感邪即时而发，病发于表的为新感温病，初起多见表热证，然后由表入里，逐次深入，如风温、秋燥、湿温等。感邪后邪气伏藏，过时而发，病发于里的称为伏气温病，起病初期即以里热证为主，病邪或由里外达，或内陷深入，如春温、伏暑等。

三、温病与伤寒

温病学是研究温病发生、发展规律及其诊断和治疗方法的独立学科，具有独立的学术体系。但因温病学是在《伤寒论》理论体系的基础上逐渐形成和发展起来的，所以温病与伤寒在概念上既有区别又有联系。

中医历代文献中，伤寒的含义有广义和狭义两种。广义伤寒是一切外感热病的总称；狭义伤寒则专指外感风寒邪气所引起的疾病。广义伤寒包括了属性为温热的温病，以及属性为寒的狭义伤寒。正如《内经》所言："今夫热病者，皆伤寒之类也。"《难经·五十八难》也说："伤寒有五，有中风，有伤寒，有湿温，有热病，有温病。"因此，温病与广义伤寒是隶属的关系，温病与狭义伤寒则是外感病中性质完全不同的两类疾病，两者是并列关系。

外感温邪引起的温病与外感寒邪引起的伤寒，在病因、受邪途径、病机、证治等方面均不同，必须严格区分。现以温病中的风温与伤寒为例，作一比较。详见表1-1。

表1-1　伤寒与风温鉴别表

	伤 寒	风 温
病　　因	风寒病邪	风热病邪
受邪途径	自皮毛而入，先犯足太阳膀胱经	自口鼻而入，先犯手太阴肺经
病　　机	寒束肌表，卫阳受郁，化热入里。病程有六经传变次第，终易伤阳	风热阳邪侵袭，肺卫失宣，传变迅速，易化燥伤阴，有卫气营血演变过程
初起症状	恶寒发热，头疼身痛，无汗，苔薄白，脉浮紧等	发热微恶寒，口微渴，咳嗽，头痛，苔薄白，舌边尖红赤，脉浮数等
初起治则	辛温解表	辛凉解表

四、温病与温疫

温疫是指温病中具有强烈传染性，并能引起流行的一类疾病。对温病与温疫的关系，历来有两种看法。一种认为，二者名异实同，温疫是温病的别名，如吴又可说："热病即温病也，又名疫者以其延门阖户，如徭役之役，众人均等之谓也。"强调二者都具有温热性质和传染性，所以温病也可称为温疫。另一种观点认为，二者截然不同，区别在传染与否，传染者为温疫，不传染者为温病，如陆九芝说："温为温病，热为热病，…………与瘟疫辨者无它，盖即辨其传染不传染耳。"周扬俊说："一人受之谓之温，一方受之谓之疫。"

上述两种观点都存在一定的片面性。因为温病实质上包括了现代医学所说的多种感染性疾病，大多数都具有不同程度的传染性，所以不应该将是否具有传染性作为绝对依据，而把温病与温疫对立起来。而各种温病的传染性和流行性，在程度上又有显著的差别，因此，把温病一概视为具有强烈传染性并能引起流行的一类疾病，在概念上将温病和温疫混为一谈，也是不妥当的。

由于温疫是温病中具有强烈传染性，并可引起流行的一类疾病，大多来势迅猛，病情危重，危害较一般温病更甚，因此将温疫与温病在概念上加以区别，其意义在于引起对温疫防治上的高度重视，以便及时采取有效的预防和治疗措施，控制温疫的发展和蔓延。明清时代的许多医家，其著作都以温疫立论，如吴又可的《温疫论》、戴天章的《广瘟疫论》、杨栗山的《伤寒瘟疫条辨》、刘松峰的《松峰说疫》、余师愚的《疫疹一得》等，蕴涵着丰富学术理论和临床实践经验，值得重视。

五、温病与温毒

温毒一词，在温病学中有两层含义，一指病名，一指病因。

作为病名，在古典医籍中早有记载，如王叔和《伤寒论·序例》中说："阳脉洪数，阴脉实大者，更遇温热，变为温毒，温毒为病最重也。"以后在《肘后方》中载有温毒发斑的治法。其他如隋朝巢元方《诸病源候论》、唐代孙思邈《千金翼方》、金元刘河间《素问病机气宜保命集》等书中，均有对温毒的有关论述。吴鞠通对温毒的临床表现作了具体的描述，《温病条辨·上焦篇》第十八条说："温毒咽喉肿痛，耳前耳后肿，颊肿，面正赤，或喉不痛，但外肿，甚则耳聋。"雷少逸在《时病论》中则更进一步指出："然有因温毒而发斑、发疹、发颐、喉肿等，不可不知。"可见，温毒是感受温毒病邪所引起的具有独特表现的一类温病，除具有一般温病的基本临床表现外，尚有局部红肿热痛及溃烂，或肌肤斑疹等特征，多具有传染性和流行性，多发于冬春两季，如大头瘟、烂喉痧、缠喉风、痄腮等。缠喉风和痄腮分别列入五官科学和儿科学中，本教材仅介绍大头瘟和烂喉痧的因证脉治。

现代医学中的颜面丹毒、猩红热、白喉、流行性腮腺炎等均属于温毒的范围。

此外，温毒作为一个病因概念，其内容将在第三章中叙述。

第二章
温病的病因与发病

　　温邪是引起温病、导致人体卫气营血和三焦所属脏腑的功能失常及实质损害的一个主要因素。人体感受温邪之后是否发病，还取决于人体正气与邪气双方的力量对比，以及自然因素、社会因素等。掌握温病的常见致病因素和致病特点，以及温病发生的机理和规律，对于温病的辨证论治有重要的指导意义。

第一节　病　因

　　对温病病因的确认，是按"审证求因"的方法进行的。病邪作用于人体而产生疾病，以证候形式反映出来，外观的证候是致病原因与内在病变的集中体现。因此，通过对证候的辨别以探求出致病原因，乃至病机的本质，就是"审证求因"的认识方法。温病属于外感疾病，其发生具有明显的季节性。古代医家根据四季不同的气候变化，联系四时温病的临床特点，认为温病的致病因素主要是四时"六淫"为患，即所谓"外感不外六淫，民病当分四气"，这一认识方法贯穿了天人相应的观念和审证求因的思想。六淫中的风热病邪、暑热病邪、湿热病邪、燥热病邪以及伏寒化温的温热病邪等都统称为温邪。此外，如疠气、温毒病邪等也具有温热性质的特点，故仍属温邪范围。温邪的共同特性主要有：第一，温热性质显著，致病后出现发热及相关的热象；第二，从外侵袭人体，由口鼻或皮毛而入，致病迅速；第三，致病与时令季节密切相关，故又称时令温邪，或简称时邪；第四，在一定条件下可以相互影响及转化，如热蒸湿动，寒郁化热等；第五，不同的温邪入侵部位有别，如风热病邪首先侵犯手太阴肺经，暑热病邪侵犯足阳明胃经，湿热病邪多困足太阴脾经等。

　　常见各种温邪的致病特点：

一、风热病邪

　　风热病邪是多发生于冬、春季节的一种致病温邪。春季阳气萌动，春阳升发，温暖多风，易产生风热病邪；也可因冬季气候反常、应寒反温，形成风热病邪。由风热病邪引起的温病是风温、冬温。冬温是冬季风温的别称。

　　风热病邪的主要致病特点如下：

1. 多从口鼻而入，首先犯肺

　　风邪具有升散、疏泄的特性，其侵袭人体多先犯上焦肺系和肌表皮毛，肺卫相通，故风温初期的病变部位多在上焦肺卫，出现发热，微恶风寒，头痛，少汗，咳嗽，口微渴，苔薄白，舌边尖红，脉浮数等肺卫表热证。

2. 易化燥伤阴

风与热均为阳邪，致病易劫灼津液，多以耗伤肺胃阴津为主。症见干咳不已，或痰少而粘，咽干，口渴，舌红少苔等。

3. 变化迅速

风邪具有善行数变的特点，故风热病邪为病大多来势较急，传变较快，如其初袭肺卫，可旋即逆传心包；或因患者抗病力强，或治疗及时，风热病邪不能逆传内陷而较快消退，一般病程不长。

二、暑热病邪

暑热病邪是由火热之气化生，发生于夏季的一种致病温邪。《说文》称："暑，热也。"又说："暍，伤暑也。"故王孟英说："暑也，热也，暍也，乃夏令一气之名也。"由暑热病邪引起的温病为暑温。

暑热病邪的主要致病特点如下：

1. 伤人急速，先犯阳明气分

暑热炎蒸，伤人急速，其侵袭人体往往不分表里渐次，大多初病即入阳明气分，而无卫分过程，即叶天士说："夏暑发自阳明。"症见壮热，大汗出，头晕，面赤，心烦口渴，脉象洪大等。

2. 暑性酷烈，易耗气伤津

暑热病邪属亢盛的火热之气，燔炎酷烈，既易伤津，又易耗气。症见身热，汗出，口渴，齿燥，神倦，脉虚等。津气耗伤过甚，可致津气两脱。

3. 易直中心包，闭窍动风

暑热属火，与心气相通，故暑热病邪可直中心包，闭塞机窍，亦易引动肝风。症见身热，神迷，抽搐等。

4. 易于兼夹湿邪，郁阻气分

夏季炎热，天暑下迫，地湿蒸腾，暑热极盛，湿气较重，暑湿相搏，易于入侵人体而阻于气分。暑热夹湿称为暑湿病邪。暑湿病邪的致病特点有：易困阻脾胃，弥漫三焦，伤络动血，耗损元气。

需要注意的是，叶天士认为"长夏受暑，暑必兼湿。"吴鞠通说："热与湿搏而为暑也。"此易引起暑中固有湿气的误解。王孟英指出："不可误以湿热二气并作一气始为暑也。"又说："暑令湿盛，必多兼感，故曰夹……而治暑者，须知其夹湿为多焉。"即暑邪可以兼夹湿邪，也可以不兼夹湿邪。不兼夹湿邪的暑热病邪引起的温病为暑温，暑热夹湿的病邪引起的温病有暑湿和伏暑。

三、湿热病邪

湿热病邪四季均可产生，以长夏季节为甚。因长夏之季气候炎热，雨水较多，热蒸湿动，故易致湿热为病。由湿热病邪引起的温病为湿温。

湿热病邪的致病特点如下：

1. 病变以中焦脾胃为主

阳明胃为水谷之海，太阴脾为湿土之脏，脾胃同属中土，而湿为土之气，湿土之气同类相召，故始虽外受，终趋脾胃，而以脾胃病变为主，即脾失升运，胃失和降。症见脘痞，腹胀，恶心，便溏等。

2. 易困阻清阳，阻滞气机

湿为重浊阴邪，具郁闭之性，初袭人体因湿重热轻而郁遏卫气。症见身热不扬，恶寒，头身重着，神情呆钝，胸闷，脘痞腹胀等。后期阶段，可因湿困伤阳，导致湿盛阳微的病变。

3. 传变较慢，病势缠绵

湿属粘腻阴邪，与阳热之邪相搏，则胶着难解，不易祛除，故湿热病邪致病不似寒邪一表即解，热邪一清而愈。这就是湿热类温病病程较长，传变较慢，缠绵难愈，瘥后易于复发的缘由。

四、燥热病邪

燥为秋令主气，每逢久晴无雨，气候干燥之时，容易发生燥邪为患。燥邪有两种不同属性，一般晚秋初凉，多为凉燥；早秋承夏，秋阳以曝，则易形成燥热病邪，由燥热病邪引起的温病为温燥，即本书所论之秋燥。

燥热病邪的致病特点如下：

1. 病变以肺为主

燥为秋令主气，肺属燥金，同气相从，燥热病邪易先侵犯肺经，使肺失清肃。症见发热，微恶风寒，口干鼻燥，咳嗽少痰等。病程中燥热化火而伤肺阴，可见咳嗽气急，胸满胁痛，咽干舌燥等。

2. 易致津液干燥

燥胜则干，热盛伤津，燥热病邪易伤肺胃阴津。症见口渴，口鼻及唇咽、皮肤干燥，咳嗽无痰或少痰，大便干结，舌苔少津等。燥热严重者可伤肝肾之阴。

3. 易从火化

燥热病邪亢盛时可从火化，上干清窍，出现耳鸣、目赤、龈肿、咽痛等。

五、温热病邪

对这一病邪的认识源于《素问·生气通天论》"冬伤于寒，春必病温"的论述，认为冬季感受寒邪，当时未发病，寒邪内郁日久化热，至春从内而发为温病。可见，这种"伏寒化温"而形成的病邪，也可视为在春季致病的一种温邪，因其不兼具风、暑、湿、燥等病邪的性质，温热性质显著，故称之为温热病邪。因其致病初期即以里热证为主，故古人将其视为伏气。由温热病邪引起的温病是春温。

温热病邪的致病特点如下：

1. 邪气内伏，热自里发

内蕴里热或发于气分，或发于营分，初病即见里热炽盛证候，如高热、烦渴、溲黄赤、或斑疹隐隐、神昏等。

2. 里热内迫特性显著

郁热内炽，易伤血络，迫血妄行，或阻闭心窍，引动肝风。症见斑疹显露，神昏，痉厥等症状。

3. 易耗伤阴液

内蕴邪热久羁，易劫夺阴津，病程后期多耗伤肝肾之阴，出现身热，颧赤，口燥咽干，脉虚，神倦，或手足蠕动，舌干绛而萎等。

六、温毒病邪

在古代文献中，关于温毒病因的记载，最早见于《素问·刺法论》，认为"避其毒气"可令五疫不相染易。金代刘河间在解释阳毒时，称毒为阳热亢极之症。尤在泾说："毒者，邪气蕴蓄不解之谓。"清代医家邵步青还著有《温毒病论》一书。现代许多学者也提出毒寓邪中的见解。

温毒病邪是指六淫之邪蕴结不解而形成的属性为温热性质的一类致病因素。其致病与时令季节相关，并能引起流行，故又称为温热时毒。温毒病邪包括风热时毒、暑热时毒、湿热时毒、燥热时毒、温热时毒等。

温毒病邪的致病特点如下：

1. 攻窜流走

温毒病邪可内攻脏腑，如温毒攻肺，可致肺气壅滞，轻则咳喘，重则呼吸急促困难；温毒攻心，阻闭机窍，则神昏谵语，甚则引动肝风，痉厥并见。温毒窜扰肌腠、血络，则见斑疹密布。

2. 蕴结壅滞

温毒病邪蕴结于脉络，导致局部血脉阻滞，毒瘀互结，形成肿毒特征，局部出现红肿疼痛，甚则破溃糜烂，多见于咽喉部位。温毒结于阴器，可致睾丸肿胀疼痛。温毒病邪引起的肌肤斑疹、皮下结节等，也与其蕴结壅滞的致病特点有关。

古代所称温毒仍未脱离六淫范围，究其实质仍属温邪化毒，而不是有别于温邪的其它致病因素。温毒致病说的临床意义在于对具有肿毒特征的温病的治疗，除按温病的一般辨证论治外，还须注重清热解毒。

七、疠气

疠气又称戾气，是指致病暴戾，具有强烈传染性的一种致病因素。《说文》称"疠，恶疾也"，段玉裁注："训疠疫，古多借厉为疠"。故又称疠气为厉气，或疫疠之气，因其致病暴戾，亦称戾气。吴又可认为温疫的发生非风、非寒、非暑、非湿所致，而是自然界别有一类物质感染为患，这类物质就是杂气，而疠气则是杂气中为病最严重的一类致病因素。

疠气的致病特点如下：

1. 致病力强

致病常常无分老幼，众人触之即病。

2. 传染性强

疠气具有强烈的传染性，易引起蔓延流行。

3. 多从口鼻而入侵袭人体

其感染途径，既有"天受"（空气传播），也有"传染"（接触感染）。

4. 有特异的病变部位

不同的疠气对脏腑经络的侵袭，在病位上有特异性，即吴又可所谓"专入某脏腑经络，专发为某病。"

疠气致病学说是明代医家吴又可根据前人的论述，结合温疫大流行的特点提出的一种致病学说，其在病因上突破了"百病皆生于六气"的传统观点，较准确地揭示了急性传染病的发病原因，是温病病因学的一大创见和发展。但是，由于历史条件的限制，这一学说在认识论和方法学上存在缺陷，同时，疠气致病学说也未能在"辨证求因，审因论治"方面形成独立的理论体系而有别于"六淫"的证治，在指导辨证施治上，仍不能脱离"六淫"范围，因此在临床应用上有一定的局限性。疠气致病学说的实际意义主要在于提示温病具有传染和流行特点。

第二节　发　　病

温病发病学主要研究温病发生的机理和规律，包括发病因素、感邪途径及发病类型等内容。

一、发病因素

影响温病的发生和流行的因素是多方面的，诸如体质因素、自然因素、社会因素等。

1. 体质因素

四时不同温邪虽然是温病发生的主要原因，但是温邪能否侵入人体而发病，则又取决于人体正气的强弱及邪正力量的对比。正如《内经》所说："正气存内，邪不可干"；"邪之所凑，其气必虚"。即只有在人体正气不足，防御能力下降，或病邪的致病力超过人体的防御能力的状况下，温邪才可能侵入人体而发病。《灵枢·百病始生》所说的："风、雨、寒、热，不得虚，邪不能独伤人。猝然逢疾风暴雨而不病者，盖无虚，故邪不能独伤人。此必因虚邪之风，与其身形，两虚相得，乃客其形。"充分说明体质因素对于外邪能否侵犯人体而发病有决定性作用。

2. 自然因素

温病发病与外界环境中的自然因素也有密切关系，特别是气候的变化对温病发病的影响更为重要。不同季节的气候特点，对温邪的形成、传播和人体的防御功能，都会产生不同的影响，从而导致不同类型温病的发生。除季节气候变化外，环境因素、地域因素等对温病的发病也有影响。

3. 社会因素

社会因素包括经济条件、营养调配、体育锻炼、卫生习惯、卫生设施、防疫制度等。这与温病的发生和流行也有密切的关系。从历代有关温疫的记载可见，人民生活水平低下，卫生及防疫设施缺乏，加上战争频繁，社会动荡，可导致温病的频繁发生，甚至大面积流行。我国确立了"预防为主"的方针，对传染病制订了一系列的防治措施，某些烈性传染病已基本消灭，一般的传染病的发病率已明显降低，有效地控制和降低了温病的发生和流行。

二、感邪途径

温邪侵犯人体，因病邪种类不同而感染途径各异，主要有以下几种：

1. 从皮毛而入

《灵枢·百病始生》说："虚邪之中人也，始于皮肤。皮肤缓则腠理开，开则邪从毛发入"。皮毛主一身之表，在卫气的作用下，司开合而防御外邪的侵袭。一旦卫外功能下降，皮毛失固，外邪乘虚而入，出现卫气与外邪相争，皮毛开合失司的卫表证候。

2. 从口鼻而入

"口鼻之气，通乎天气"，故病邪可通过口鼻而侵入人体。叶天士说："温邪上受，首先犯肺。"指出了邪从上受的感染途径及其首先侵犯的病变部位。

口气通于胃，故邪从口入，可直趋中道而侵犯脾胃，其病变部位多以中焦脾胃为主，如湿温、湿热痢等湿热性质的温病，感邪途径属于这一类型。邪从口入者，多系饮食不洁所致。

三、发病类型

发病类型是指温病发生后其证候表现的不同类型。温病的病种尽管很多，但是根据其发病后的初起临床表现，则可将温病分为病发于表和病发于里两大类型，此即前人所说的新感温病和伏邪温病。

1. 新感温病

新感温病，简称"新感"，是指感受当令病邪即时而发的一类温病。其临床特点主要为：初起病多在表，一般无里热证，发病以发热、恶寒、无汗或少汗、头痛、咳嗽、苔薄白，脉浮数等卫表证候为主。新感温病一般较伏邪温病病情轻，病程短。其病机传变，总的趋向是由表入里，由浅入深。由于体质因素不同，抗病力有差异，以及感邪轻重有区别，故温邪有不传变而自行消退者，有以卫气营血呈渐进性深入者；有自肺卫内陷心营者，各有不同。初起治疗，以解表透邪为基本大法。新感温病的代表性病种有风温、秋燥。新感温病中的暑温初起即见气分证候，而无卫分表证，属于特殊规律。

2. 伏邪温病

伏邪温病又称伏气温病，简称"伏邪"。伏邪温病是指感邪后未即时发病，邪气伏藏，逾时而发的温病。阴精不足的体质易患伏邪温病，即所谓："藏于精者，春不病温。"习称冬不藏精，春必病温。

伏邪温病的临床特点为：病发初期即显现出一派里热证候，若无外感引发，一般无表证。以高热、烦躁、口渴、尿赤、舌红等里热内郁证候为主要表现。伏邪温病亦有初起兼见表证而呈表里同病的，习称"新感引动伏邪"。伏邪温病病情较重，病程较长。其传变既可里热外达，亦可进一步内陷深入。若伏邪不能外达，或透邪不尽则病情反复，变证迭起，病难速愈，古代医家比喻抽蕉剥茧，层出不穷。伏邪温病的主要病种有春温、伏暑等。新感温病和伏邪温病的鉴别参见表2-1。

表2-1　新感温病和伏邪温病鉴别表

分类 鉴别点	新感温病	伏邪温病
发病	感邪即发，病发于表	感受外邪，不即发病，过时而发，病发于里
证候特点	初期见发热微恶风寒，无汗或少汗，头痛、咳嗽，口微渴，脉浮数，苔薄白等肺卫表热证	初期即见高热，烦渴，尿赤，舌红苔黄，或昏谵，舌绛无苔等气、营分里热证
病机传变	由表入里，由轻到重，逐步发展	由里外达，或进一步内陷深入
病势	病情较轻，病程较短，治疗得法易愈	病情较重，病程较长，伏邪透尽方愈
初起治则	以解表透邪为主	以清泄里热为主

以上表中两种发病类型的比较，仅属于一般发病规律和证候类型，临床上也有特殊表现者，例如新感温病的暑温，初病多在阳明，而少表证。

新感与伏邪概念是根据感邪后是否立即发病相区别，但实际上对发病的迟早有时难以确定，主要还需要通过对临床表现的分析，以明确温病初起病发于表或病发于里。

在古代，新感与伏邪不仅是两种发病类型，而且是两种重要的病因发病学说。前人有关新感与伏邪学说，实际上是根据温病初发时的临床特点，联系季节、时令主气对发病的作用及影响，通过分析比较而对发病类型所作的理论概括。其临床意义主要是从理论上阐明温病的不同发病类型，区别病变部位的深浅，病情的轻重，传变的趋向，从而确定不同的治疗方法。至于邪伏部位，前人有邪伏募（膜）原、邪伏少阴、邪舍营分等多种邪伏部位之说。邪伏部位也是根据发病后的不同证候表现而推断出来的。因此，研究新感与伏邪学说，应着眼于临床实际，不必拘泥于概念上的感而即发和伏而后发。

第三章
温 病 的 辨 证

温病辨证的主要目的在于指导治疗，为此，其辨证必须具备两大要素：其一，要将千差万别、纷繁复杂的临床症状进行归类而加以区别，归纳出若干证候，某一证候有其相应的病理基础，根据这一病理变化确定相应的治法。其二，温病为急性外感热病，从"病"的角度看，各个证候是"病"这个整体的组成部分，各个证候间存在着密切的有机联系。从病变过程看，各证候有先后阶段的不同；从病变部位看，各证候有浅深层次的区别；从病情看，各证候有轻重程度的差异。把握这些联系，可以发挥治疗上的协同配合和知传防变的作用。以卫气营血和三焦辨证理论为指导的温病辨证，正是以卫、气、营、血及上、中、下焦所属脏腑的证候特点作为辨证纲领，对临床表现产生的原因进行分析，判断其病变的部位、层次、性质，证候类型，邪正消长，以及病程阶段、发展趋势、传变规律。这一过程就是所谓的卫气营血辨证和三焦辨证。因此只有掌握卫气营血和三焦所属脏腑具有的特定生理功能，以及在温邪作用下产生的病理变化和证候特征，才能对温病进行正确的辨证论治。

第一节 卫气营血辨证

卫气营血辨证理论由清代温病学家叶天士创立。叶氏依据温病病机演变的规律性，病程发展的阶段性特点，结合《内经》及历代医家有关营卫气血的论述和自己的实践体会，将营卫气血理论引申发挥，形成了卫气营血辨证学说。以阐明温病病变的浅深层次，病变过程的先后阶段，确定证候类型及病变性质，指导温病的治疗。

营卫气血由水谷化生，是维持人体生命活动的精微物质。卫敷布于肌表，气充养全身；卫气行于脉外，营行于脉中，化以为血，营养人体。卫气营血分布的表里层次差别和化生的先后不同，引申说明温病病变的层次、阶段，以及病情轻重程度。卫气营血的作用各不相同。卫的作用是捍卫肌表，通过卫气的温养分肉、皮肤使肌表固密，外邪难以入侵。气是脏腑生理活动的动力及整体防御机能的体现。营血的功能是营养机体，血是奉养人体最精华的物质。因此，可根据卫气营血功能的失调，判断病变性质，确定证候类型。

一、卫气营血的证候与病理

（一）卫分证

卫分证是指温邪初犯人体肌表，引起卫气功能失调而出现的证候类型。其主要临床表现为：发热，微恶风寒，头痛，无汗或少汗，咳嗽，口微渴，舌苔薄白，舌边尖红赤，脉浮数。不同性质的温邪（如风热病邪、燥热病邪、湿热病邪等），入侵卫分所产生的临床特点尚有差异。

温邪从口鼻而入，首先侵犯肺卫。卫外阳气为温邪所郁，而失温养之职，出现恶寒；卫气受遏，不得泄越，与邪抗争，则见发热；卫气郁遏，腠理开合失司，则无汗或少汗；肺卫相通，卫气受郁则肺气失宣而咳嗽；卫阳为温邪郁遏，故虽有恶寒，但较短暂或轻微，而以发热为主；邪热上扰清窍则头痛，热邪伤津则口渴，并可见到舌苔薄白，舌边尖红赤，脉浮数等表现。因此，卫分证的病理特点可概括为：温邪犯表，肺卫失宣。其辨证要点为：发热，微恶风寒，口微渴。

卫分证病变层次表浅，病情一般较轻，持续时间较短，治疗及时、准确，邪可从表而解。若感邪较重，或治疗失误，病邪可迅速从卫分进入气分。体质虚弱的患者，如心阴素虚者，温邪可由卫分逆传心营（血）分，出现危重证候。

（二）气分证

气分证是指温邪入里，未传入营血分，影响人体气的生理功能所出现的一类证候类型。其涉及范围较广，包括肺、胃、脾、肠、胆、膜原、胸膈等，因此，气分证的临床表现随病变部位、证候类型的不同而有差异。气分证症状虽然复杂多样，但有其共同特点，多见壮热，不恶寒，反恶热，汗多，口渴喜饮，尿赤，舌红，苔黄，脉数有力等临床表现。

气分证的形成，一是卫分温邪不解而传入；二是某些温邪径犯气分；三是某些伏气温病，伏邪始从气分发出；四是营分邪热转出气分。温邪进入气分，使整体气机受郁，激起正气抗邪。邪正剧争，热炽津伤，是气分证的基本病机变化。气分病变广泛，临床类型较多，其中热盛阳明的临床表现和病机最具代表性。阳明为十二经脉之海，多气多血，抗邪力强，邪入阳明，正气奋起抗邪，邪正剧争，里热蒸迫，外而肌腠，内而脏腑，均受其熏灼，故见壮热；温邪在里不在表，故但见发热而不恶寒；里热炽盛，迫津外泄，故见多汗；热炽津伤而口渴喜凉饮，苔黄而燥；气分热盛则见脉洪大。热盛阳明的病理特点可概括为：邪正剧争，里热蒸迫，热盛津伤。其辨证要点为：但发热，不恶寒，口渴，苔黄。

湿热病邪（包括暑湿病邪）深入气分，病机变化较复杂，涉及的主要病变部位有：脾、膜原、胆腑、肠腑等，证候类型不同，临床表现各异（详见三焦辨证）。其共有的症状是：发热，脘腹痞满，苔腻。发热类型随湿、热孰轻孰重而异，湿重热轻者，热为湿遏而见身热不扬；热重湿轻者，湿热交蒸而见身热汗出，热虽盛而不为汗衰。湿热郁阻气机，故见脘腹痞满；苔腻为湿热在气分的征象，其邪初入气分，湿多热少，以白腻苔为主，随着湿邪化热，则苔色由白变黄，至转化成湿热俱盛或热重湿轻，则舌苔变为黄腻或黄浊。由此可见，身热汗出，脘腹痞满，苔腻为气分湿热证的基本表现，是判断气分有无湿热内阻的标志。

邪在气分，邪气既盛而正气未至大衰，邪正相持，病邪羁留。此时正气若能奋起抗邪，或经及时、正确的治疗，可冀邪退病愈；反之，此时若正气不支，或失治、误治，温邪因而鸱张，可由气分深入营分甚至血分，病情趋于危重恶化。

（三）营分证

营分证是指温邪深入营分，劫灼营阴，扰神窜络而出现的证候类型。其主要临床表现为：身热夜甚，口干不甚渴饮，心烦不寐，时有谵语，斑疹隐隐，舌质红绛，脉细数。

营分证的形成，一是气分邪热失于清泄，或为气分湿热化燥化火，传入营分；二是肺卫之邪乘心营之虚，径陷心营；三是伏邪始自营分发出；四是某些温邪直犯心营。

温邪深入营分，则营阴耗伤，故见身热夜甚，脉细数；营热蒸腾，则口干反不甚渴饮；心主血属营，营阴受热，扰及心神，则见不同程度的神志异常，轻则心烦不寐，甚则时有谵语；营分受热，热窜血络，则见斑疹隐隐。故营分证的病理特点可概括为：营热阴伤，扰神窜络。其辨证要点为：身热夜甚，心烦，谵语，舌质红绛。身热夜甚，既不同于邪在卫分发热恶寒，也有别于气分但发热不恶寒，提示邪在营分；心烦、谵语，提示营热扰心；舌质红绛，提示邪入营分。

湿热病邪（包括暑湿病邪）只有在气分化燥化火方可传入营分。湿热化燥化火过程中，可出现邪热虽已进入营分，气分湿邪尚待燥化的气营同病表现，既有身热夜甚、时有谵语、斑疹隐隐、舌质红绛、脉细数等营热阴伤症状，又有舌苔垢腻，或脘痞、胸闷等气分湿阻征象。

营分病变介于气分与血分之间，温邪既可外转气分，又可内传血分。一般而言，温邪初入营分，营阴未至大伤，犹可透热转气；邪热久炽营分，营阴劫灼较甚，或失治、误治，其邪则深传血分，病情加重转危。

（四）血分证

血分证是指温邪深入血分，引起耗血动血，瘀热互结所出现的证候类型。其主要临床表现为：身热夜甚，躁扰不安，或神昏谵狂，吐血，衄血，便血，尿血，斑疹密布，舌质深绛。

血分证的形成，一是营分邪热未能透转气分而羁留，进而深传血分；二是卫分或气分邪热未解，直接传入血分；三是伏邪始自血分发出。血分证的病机变化，始于血热炽盛。由于血热炽盛，灼伤血络，迫血妄行，形成多脏腑、多部位、多窍道急性出血，如呕血、吐血、咯血、衄血、便血、尿血、阴道出血、斑疹等；也是由于血热炽盛，血为热搏，瘀热互结，炼血耗血，于脉络内形成广泛瘀血，阻滞血液环周流行，症见唇甲青紫，斑疹紫黑，舌质深绛等。瘀热互结进一步加重出血，出血又进而加重瘀血的形成，如此形成恶性循环。心及血脉均与神志活动变化密切相关，《灵枢·本神》说："心藏脉，脉舍神"。脉络瘀热内阻，逼扰心神，则见严重神志异常，如躁扰不安，神昏谵狂等。因此，血分证的病理特点可概括为：动血耗血，瘀热内阻。其辨证要点为：身灼热夜甚，多部位急性出血，斑疹密布，舌质深绛。其多部位急性出血和斑疹密布，提示血热炽盛，迫血妄行，与营分证因营热窜扰血络，出现斑疹隐隐而无出血有别；舌质深绛提示血为热搏，瘀热互结，也与营分证舌质红绛有程度差异。

血分证病情严重凶险，若救治积极正确，可使血分邪热渐衰，正气渐复，病情可望缓解。血分热毒极盛者，邪热猖獗，血脉、脏腑严重损伤，可因血脉瘀阻，脏气衰竭，或急性失血，气随血脱而死亡。

下面把卫气营血各证的病理特点、证候、辨证要点归纳为表3－1。

表3-1　卫气营血辨证表

证型	病理	临床表现	辨证要点	备注
卫	邪郁卫表肺气失宣	发热，微恶风寒，头痛，无汗或少汗，咳嗽，口微渴，舌苔薄白，舌边尖红，脉浮数	发热，微恶风寒，口微渴	
气	里热蒸迫热炽津伤	壮热，不恶寒，反恶热，汗多，渴喜饮冷，尿赤，舌质红，苔黄，脉数有力	壮热，不恶寒，口渴，苔黄	气分证的病变范围广泛，以热盛阳明为多见
营	营热阴伤扰神窜络	身热夜甚，口干不甚渴饮，心烦不寐，时有谵语，斑疹隐隐，舌质红绛，脉细数	身热夜甚，心烦，谵语，舌红绛	
血	动血耗血瘀热内阻	身灼热，躁扰不安，神昏谵狂，吐血，衄血，便血，尿血，斑疹密布，舌质深绛	身灼热，斑疹，急性多部位、多窍道出血，舌质深绛	

二、卫气营血证候的相互传变

从外感热病这一整体看，仅仅辨清每一证候类型是不够的，还应明确各证在"病"这个整体中的相互关系。从病变部位看，卫气营血四证有浅深之别，从病情看，各证有轻重程度之分，从演变过程看，有先后顺序的不同。所谓传变，就是指温邪在体内的发展变化。其必然反映到卫气营血证候演变的先后顺序上。

温病传变的一般规律，多是温邪循卫气营血层次渐进深入，这就是叶天士所说"大凡看法，卫之后方言气，营之后方言血"的演变顺序。这种自表入里的传变，多见于新感温病。

与自表入里传变方向正好相反，温邪也可自血而营，由营转气，从气达表，呈现由里达表的传变形式，伏气温病多见这种演变过程。温邪在由里达表过程中，还可逆向内陷，如邪热已自营分透转出气分，又可再自气分内陷营分，因其邪正消长不断变化，这种反复可多次出现。

除此之外，卫气营血病证演变尚可出现越期或重叠变化，即不循卫气营血表里次序传变，如有卫气同病者，气营（血）两燔者，甚至卫气营血俱病者。正如王孟英所说："然气血流通，经络贯穿，邪之所凑，随处可传，其分其合，莫从界限。故临证者，宜审病机而施活变，弗执死法以困生人。"这种不典型的传变类型，证候复杂多变，应当重视。

温病病证传变与否，及其传变方式，受多种因素影响。一是感邪性质不同，传变有异。如风热病邪易发生逆传；湿热病邪传变较慢，多呈渐进性深入。二是感邪程度不同影响传变。感邪重者，传变较迅速；感邪轻者，病情较轻，传变缓慢。三是传变与患者体质因素有关。不同类型体质，即使感染同一种温邪，传变方式也可能不尽相同，如阴虚火旺体质，易使温邪内炽而成燎原之热，证候演变迅速，如吴鞠通说："小儿之阴更虚于大人，况暑月乎？一得暑温，不移时，有过卫入营者，盖小儿之脏腑薄也。"四是传变与治疗情况有关。治疗及时、正确，可使温邪顿挫而不传变；失治或误治可促进温邪内陷深入，向病情恶化的方向传变。

综上可见，卫气营血证候的传变，并非遵循固定的程式演变，关键是要抓住卫气营血各个阶段的证候特点，并作出病理分析，同时明确各证候间病变部位的浅深区别，就能把握其病机变化的出入传变,从而确定相应的治法。在此基础上,尚可协同配合,促进病证向预后良好的方向发展,或知传防变,使治法更趋完善。

第二节 三焦辨证

三焦辨证为清代温病学家吴鞠通所倡导。吴氏以三焦为纲,病名为目,将温邪作用于三焦所属脏腑导致功能失调,以及实质损害所产生的复杂纷繁的临床症状,归纳为证候类型,从而确定病变部位及其浅深层次,确定病变类型及证候性质,为确立治疗原则提供依据。

三焦辨证理论,源于《内经》《难经》,用三焦概念将人体划分为上、中、下三部,并论述了三焦的功能。至汉代,开始涉及三焦的病理变化。到金元时期,对三焦病机研究日臻深入,如金元四大家之一的刘完素,从多方面论述了外感疾病、内伤杂病的三焦病机变化,还将三焦病变作为外感热病的分期,即上焦为初期,中焦为中期,下焦为后期,如他在《素问病机气宜保命集》中称斑疹"首尾不可下者,首曰上焦,尾曰下焦"。首曰上焦者,指疾病初期病位在上焦;尾曰下焦者,指疾病后期病位在下焦。时至清代,喻嘉言强调温疫的三焦病变定位,他在《尚论篇》中说:"然从鼻从口所入之邪,必先注中焦,以次分布上下","此三焦定位之邪也",并提出三焦分治原则。温病学大师叶天士,在创立卫气营血理论阐明温病病机的同时,还论述了三焦所属脏腑病机变化及其治疗方法。继叶氏之后,温病学家吴鞠通系统论述了四时温病三焦所属脏腑的病机变化、辨证纲领、传变规律,以及三焦病证的治疗大法和方药。可见,三焦辨证理论,起源于《内经》《难经》,发展于温病学派,完善于吴鞠通。

三焦辨证与脏腑辨证,在辨别脏腑病机变化、确定病变部位、病变性质和证候类型等方面,具有相似之处,但三焦辨证还能用于说明温病的发生、发展及传变规律,预测疾病的发展趋向,判断温病的预后。

一、三焦的证候与病理

(一) 邪在上焦

邪在上焦主要包括手太阴肺和手厥阴心包的病变,常见证候类型有:

1. 邪袭肺卫

肺合皮毛而统卫,开窍于鼻。温邪从口鼻而入,首先犯肺,则肺卫同时受邪。其病理特点为:卫受邪郁,肺气失宣。症见发热,微恶风寒,咳嗽,头痛,口微渴,舌边尖红赤,舌苔薄白欠润,脉浮数等。温邪入侵,正气抗邪,故发热;肺受邪乘,清肃失司,故咳嗽;肺气失宣,卫气不布,肌肤失于温煦,故微恶风寒;邪热伤津,故口渴。其辨证要点为:发热,微恶风寒,咳嗽。

2. 邪热壅肺

邪袭肺卫不解,温邪自表入里,演变为邪热壅肺,肺气闭郁的病理变化。症见身热,汗出,咳喘,口渴,苔黄,脉数等。温邪自肺卫传入气分,故身热而无恶寒;里热迫津外泄,故汗出；液为热耗，津为汗伤，故口渴；肺气闭郁，故咳喘气促；苔黄脉数为气分热盛征象。其辨证要点为：身热，咳喘，苔黄。

3. 湿热阻肺

湿热病邪或暑湿病邪犯肺，出现卫受湿遏，肺气失宣的病理变化，即吴鞠通所说："肺病湿则气不得化。"症见恶寒，身热不扬，胸闷，咳嗽，咽痛，苔白腻，脉濡缓等。湿郁卫表则恶寒，热为湿遏则身热不扬；湿热阻肺，宣降失司，则胸闷、咳嗽、咽痛；舌苔白腻，脉濡缓，为湿重热轻之征。其辨证要点为：恶寒，身热不扬，胸闷，咳嗽，苔白腻。

4. 邪陷心包

邪陷心包指温邪内陷，阻闭包络，出现以神志异常为主的病理变化。症见身灼热，神昏，肢厥，舌謇，舌绛等。邪陷心包的途径，一是肺病逆传，心包受邪；二是由表入里，渐次传于心包；三是邪热直中，径入心包。热陷心包，扰乱神明，出现严重神志异常，如神昏谵语，甚则昏聩不语；心窍为邪热所阻，气血运行瘀滞，四肢失于温煦，故身灼热，四肢厥冷不温，一般冷不过肘膝；心主血属营，邪乘心包，营血受病，故舌质红绛。邪陷心包以神昏，肢厥，舌绛为辨证要点。

5. 湿蒙心包

湿蒙心包指气分湿热酿蒸痰浊，蒙蔽心包的病理变化。症见身热，神志昏蒙，时清时昧，舌苔垢腻，舌质红或绛等。痰湿蔽窍，心神受扰，故神志昏蒙，时清时昧，较邪闭心包，逼乱神明，神昏谵语为轻；如邪在气分，未入营血，舌质红；如湿遏热伏或气营同病，可见舌绛；气分湿邪内阻，故舌苔垢腻，其湿重于热者为白苔厚腻，热重于湿者为黄腻苔。总之，湿蒙心包以神志时清时昧，舌苔垢腻为辨证要点。

上焦温病一般为起病初期，感邪轻者，正气抗邪，可望邪从表解；阴精素亏而感邪重者，温邪可迅速从肺卫演变为肺热壅盛，若进而使肺气大伤，甚者可导致化源欲绝而危及生命；或因患者心阴素虚，肺卫温邪可内陷心包，甚至内闭外脱而死亡。故吴鞠通指出，温病死证，"在上焦有二：一曰肺之化源绝者死；二曰心神内闭，内闭外脱者死。"

（二）邪在中焦

邪入中焦一般为温病的中期或极期阶段，病变部位主要包括足阳明胃、手阳明大肠、足太阴脾等，常见的证候类型有：

1. 阳明热炽

阳明热炽指邪热入胃，里热蒸迫的病理变化。足阳明胃为十二经气血之海，多气多血，五脏六腑皆从其禀受。阳明气旺，正气奋起抗邪，里热蒸迫，则外而肌肉，内而脏腑，无不受其熏灼。症见身体壮热，大汗，心烦，面赤，口渴引饮，舌红苔黄燥，脉洪大而数等。阳明热盛未里结成实，这种病机变化又称为"无形热盛"或"散漫浮热"。其辨证要点为：壮热，大汗，渴饮，脉洪大而数。

2. 阳明热结

阳明热结又称阳明腑实或热结肠腑，指邪热结聚与糟粕相搏，耗伤阴液，肠道传导失司的病理变化。症见日晡潮热，大便秘结，或热结旁流，腹部硬满疼痛，舌苔黄、灰、黑而燥，脉沉实有力。阳明气旺于申酉之时，与邪剧争，故日晡发热更甚；胃肠邪热扰乱心神，故神昏谵语；热结津伤传导功能失职，故大便秘结，或因热迫津液从燥结旁流而致纯利稀水；肠道燥热与糟粕相搏，阻碍气机，故腹部硬满胀痛；腑实而津液大伤，则舌苔可呈黄、灰、黑而干燥；脉沉实有力为肠腑热结征象。其辨证要点为：潮热，便秘，苔焦燥，脉沉实有力。

3. 湿热中阻

湿热中阻指湿热病邪困阻中焦脾胃的病理变化。湿热困阻中焦有湿与热偏重程度的差别，临床表现各异。湿重于热者，病变偏重于脾，脾为湿困，气机郁阻。症见身热不扬，胸脘痞满，泛恶欲呕，舌苔白腻，或白苔满布，或白多黄少等。热处湿中，热为湿遏，故身热不扬；湿阻气机，故胸闷脘痞；脾失健运，胃失和降，故泛恶欲呕；舌苔白腻，或白苔满布，或白多黄少，均系湿重热轻征象。湿渐化热，或热重湿轻者，症见发热持续不退，且不为汗解，烦躁不安，脘腹痞满，恶心欲呕，舌苔黄腻或黄浊。里热偏盛，故发热较盛而持续不退；湿热相蒸，故热势不为汗出而衰；中焦湿热互结，脾胃气机受阻，升降失衡，故脘腹痞满，恶心呕吐；舌苔黄腻或黄浊，为热重湿轻征象。湿热中阻的辨证要点为：身热不扬，脘痞，呕恶，苔腻。

4. 湿热积滞搏结肠腑

此指湿热与肠道积滞糟粕相搏，肠道传导失司的病机变化。症见身热，烦躁，汗出不解，呕恶，脘腹胀满疼痛，大便溏垢不爽，如败酱，如藕泥，舌苔黄腻或黄浊，脉滑数等。湿热交蒸则身热，汗出不解，烦躁；湿热积滞结阻肠道，气机不通，传导失司，故脘腹胀满疼痛，大便溏垢不爽，如败酱，如藕泥；苔黄腻或黄浊，脉滑数，均为热邪偏重之象。其辨证要点为：身热，腹痛，大便溏垢，苔黄腻或黄浊。

中焦温病，邪虽盛而正气尚未大伤，犹可祛邪外出而解。若燥热内结，耗竭阴液，或中焦湿热秽浊偏盛，弥漫上下，阻塞机窍，皆系危证。如吴鞠通所说，中焦温病死证有二："一曰阳明太实，土克水者死"；"二曰秽浊塞窍者死"。

（三）邪在下焦

温邪深入下焦，一般为温病的后期阶段，多呈邪少虚多之候，主要病变部位包括足少阴肾和足厥阴肝。常见的证候类型有：

1. 肾精耗损

肾精耗损是指温邪深入下焦，耗伤肾精，脏腑失于濡养的病理变化。症见低热持续不退，手足心热甚于手足背，神惫委顿，消瘦无力，口燥咽干，耳聋，舌绛不鲜干枯而萎，脉虚等。肾精耗损，虚阳上亢，则现阴虚内热之征，如持续低热、入夜较甚、手足心热甚于手足背。真阴枯涸，脏腑形质失于濡养，则神惫，消瘦无力，脉虚；精亏不能上奉，则见耳聋，口燥咽干，舌绛不鲜干枯而萎。其辨证要点为：手足心热甚于手足背，口干咽燥，舌绛不鲜干枯而萎，脉虚。

2. 虚风内动

虚风内动是指肾精耗损，肝失所养，风从内生的病理变化。症见神倦，肢厥，耳聋，五心烦热，心中憺憺大动，手指蠕动甚或瘛疭，舌干绛而萎，脉虚。虚风内动是在肾精虚损的病理基础上发展而形成，故有肾精虚损的基本表现，如神倦，肢厥，耳聋，五心烦热，舌干绛而萎，脉虚等；同时，肝为风木之脏，依肾水而滋养，当肾水受劫，肝失涵养，筋失濡润，则风从内生，可见手指蠕动，甚或瘛疭；此外，肾水枯竭，不能上济心火，则见心中憺憺大动。其辨证要点为：手指蠕动，甚或瘛疭，舌干绛而萎，脉虚。

下焦温病，多系病程晚期，一般为邪少虚多之证。其正气渐复者，如正能抵邪，尚可逐渐痊愈。若阴精耗竭，阳气失于依附，则致阴竭阳脱而死亡，吴鞠通总结为："在下焦则无非邪热深入，消铄津液，涸尽而死也。"

下面将三焦所属脏腑的病理特点、证候和辨证要点整理为表3－2。

表3－2　三焦辨证表

证型		病理	临床表现	辨证要点	备注
上焦	温邪犯肺	卫气受郁肺气失宣	发热，微恶风寒，咳嗽，头痛，口微渴，舌边尖红赤，舌苔薄白欠润，脉浮数	发热，微恶风寒，咳嗽	
		邪热壅肺肺气闭郁	身热，汗出，咳喘气促，口渴，苔黄，脉数	身热，咳喘，苔黄	
		湿热阻肺肺失清肃	恶寒，身热不扬，胸闷，咳嗽，咽痛，苔白腻，脉濡缓	恶寒，身热不扬，胸闷，咳嗽，苔白腻	
	湿蒙心包	湿热酿痰蒙蔽包络	神志昏蒙，时清时昧，舌苔垢腻，舌红或绛	神志时清时昧，舌苔垢腻	
	邪陷心包	邪热内陷机窍阻闭	身灼热，神昏，肢厥，舌謇，舌绛	神昏，肢厥，舌绛	
中焦	阳明热炽	胃经热盛热炽津伤	壮热，大汗，心烦，面赤，口渴引饮，舌红，苔黄燥，脉洪大而数	壮热，汗多，渴饮，脉洪大而数	
	阳明邪结	肠道热结传导失司	日晡潮热，神昏谵语，大便秘结或热结旁流，腹部硬满疼痛，舌苔黄、灰、黑而燥，脉沉实有力	潮热，便秘，苔焦燥，脉沉实有力	
		湿热积滞搏结肠腑	身热，汗出不解，烦躁，胸闷痞满，腹痛不食，大便溏垢如败酱，舌赤，苔黄腻或黄浊，脉滑数	身热，腹痛，大便溏垢，苔腻	
	湿热中阻	湿热困阻升降失司	身热不扬，胸脘痞满，泛恶欲呕，舌苔白腻等；或高热持续不为汗解，烦躁，脘腹痛满，恶心欲吐，舌红绛苔黄腻	身热不扬，脘痞，呕恶，苔腻	有湿热轻重区别
下焦	肾精耗损	邪热久羁耗损肾阴	身热不退，神惫委顿，消瘦无力，口燥咽干，耳聋，手足心热甚于手足背，舌绛不鲜，干枯而萎，脉虚	手足心热甚于手足背，口燥咽干，舌绛不鲜，干枯而萎，脉虚	
	虚风内动	肾精虚损肝失涵养	神倦肢厥，耳聋，五心烦热，心中憺憺大动，手指蠕动或瘛疭，舌干绛而萎，脉虚弱	手指蠕动或瘛疭，舌干绛而萎，脉虚	

二、三焦证候的相互传变

三焦所属脏腑的病理变化和证候表现，也能反映某些病发于表的温病病程发展的先后阶段。如上焦手太阴肺的病变，多为病程初期阶段；中焦足阳明胃的病变，多为中期或极期阶段；下焦足少阴肾的病变，多为病程后期阶段。吴鞠通说："凡病温者，始于上焦，在手太阴。""上焦病不治，则传中焦，胃与脾也；中焦病不治，即传下焦，肝与肾也。始上焦，终下焦。"指出了温病的始发部位，以及病程发展阶段和传变的一般规律。

但是，由于病邪性质不同，患者的体质类型有异，温病的发生，不一定皆始于手太阴肺。如湿温初起，病变重心则在足太阴脾，而兼邪郁肌表；暑温发病即可见中焦阳明热盛；暑风、暑厥，起病即呈足厥阴肝、手厥阴心包见证。故正如王孟英说："夫温热究三焦者，非谓病必上焦始，而渐及中下也。伏气自内而发，则病起于下者有之；胃为藏垢纳污之所，湿温疫毒，病起于中者有之；暑邪夹湿者，亦犯中焦。又暑属火，而心为火脏，同气相求，邪极易犯，虽始上焦，亦不能必其在手太阴一经也。"同理，所谓"始上焦，终下焦"，仅是就温病病程阶段和传变的一般规律而言。人体是一个有机的整体，邪之所感，随处可传，故上焦、中焦、下焦的病变不是截然划分的，有时相互交错，相互重叠。

此外，温邪始犯上焦手太阴肺，继则传至中焦阳明胃的过程，被称为顺传；温邪自手太阴肺传至手厥阴心包的过程，被称为逆传。如王孟英说："自肺之胃腑，病机欲出而下行，故曰顺。""肺经不解，则传于胃，谓之顺传。不但脏病传腑为顺，而自上及中，顺流而下，其顺也有不待言者，故温热以大便不闭为易治，为邪有出路也。若不下传于胃，而内陷心包，不但以脏传脏，其邪气入营，更进一层矣，故曰逆传。"可见，顺传的特点是：温邪以脏传腑，正气逐邪外出，病情趋于缓解，预后较好。逆传的特点是：发病急骤，来势凶猛，病情危重，预后较差。

第三节 卫气营血辨证与三焦辨证的关系

卫气营血病变与三焦所属脏腑病变，既有联系，又有区别。如上焦手太阴肺的某些证候类型，相当于邪在卫分，但邪热壅肺而无表证者，则属于气分范畴。邪陷上焦心包的病变，虽属于营分范围，但其病机变化又与营分病变不完全相同，前者为邪热内陷，包络阻闭，扰乱神明，出现严重的神志异常；后者则是营热阴伤，心神被扰，神志异常不严重。中焦足阳明胃、手阳明大肠、足太阴脾的病变属于气分范围，但气分病变范围不限于这些脏腑，凡邪不在卫分，又未深入营血的病证，皆属于气分范围。下焦肝肾的病变与邪在血分，其病理变化和证候表现明显有别，前者为邪热久羁，深入下焦，耗损肝肾真阴，其证属虚；后者病变不一定涉及下焦，而以血热炽盛、迫血妄行、瘀热互结为主，其证属实，或实中有虚。

卫气营血辨证和三焦辨证都可以分析温病病理变化，明确病变部位，归纳证候类型，掌握病程阶段和传变规律，从而确立治法，指导温病的治疗。两种辨证方法又各有侧重，互有短长。一般而言，卫气营血辨证长于辨析病变的阶段、浅深、轻重，三焦辨证长于辨别病变的部位、性质和证候类型，故在临床上，多先以卫气营血辨证确定病变的浅深层次和发展趋势，再用三焦辨证确定病变部位和性质。应当将两种辨证方法相辅运用，经纬交错，才能更全面地指导温病的辨证论治。

第四章
温病常用诊法

　　温病的常用诊断方法，不外问、望、闻、切四诊范围。由于温病有别于内科杂病，其临床表现有特殊性，如舌苔、舌质、齿龈、斑疹、白㾦、脉象、神色等随病情的发展而有动态变化，故形成了辨舌验齿、辨斑疹白㾦等独具特色的温病诊断方法，应予重视。同时，对温病常见主症的辨识也很重要，尤其是发热、口渴、汗出异常、神志异常、痉、厥脱等表现，以及产生机理、属虚属实、辨证意义等。常见症状的出现既有一般规律，也有特殊的表现，应做到知常达变。对于相似的症状要注意区别，同中求异。通过临床对温病过程中常见的体征和症状变化的观察，进行归纳分析，为温病卫气营血辨证、三焦辨证和四时温病诊断的确立，提供客观依据。因此，温病诊法是辨证施治的重要一环。近年来在传统诊法的基础上，引入现代科学的先进技术用于温病的诊断，丰富了传统诊法的内容，推动了温病诊法的发展。

第一节　辨常见症状

　　在温病发生发展过程中，由于病邪性质、病变阶段和病变部位的变化，以及邪正盛衰的不同，出现多种症状，同一症状可以有不同的病因、病机，而同一病因、病机又可显现不同的症状。因此，应当认真询问、观察、比较，辨别常见症状的异同，并结合其它四诊资料，综合判断，这些对于正确辨证，尤为重要。

一、发热

　　很多因素可以导致发热，而温病的发热是由于感受温邪，导致机体正气抗邪，邪正相争的一种全身性反应，是温病必具的主症。温病发热的一般规律为，初起邪在肺卫，邪气未盛，正气未衰，多属实证发热；温病中期，邪在气营血分，邪正交争，虚实错杂，邪实为多；温病后期，邪热久羁，阴液耗损，正虚邪少，多属虚证发热。

　　卫气营血不同阶段的发热表现不同，温热类温病、湿热类温病的发热也有各自的特点。此外，温病的发热，一般起病急、病情重，并有卫气营血诸阶段的证候变化，与某些内伤病发热起病较缓，病程较长，无卫气营血的各个阶段的证候变化等亦有区别。温病发热的类型可分为以下几种：

1. 发热恶寒

　　指发热的同时伴有恶寒，但一般发热重而恶寒轻。主要见于温病初期，邪袭肺卫，热郁卫表之证。大多数恶寒发热并见的病证，都属表证，即所谓"有一分恶寒，便有一分表证"。

但也有特殊情况，如气分里热亢盛，汗出气泄而腠理疏松，也可出现背微恶寒；温病气血两燔，热毒郁结，亦可出现憎寒壮热，这些都与病邪在表无关，临床应当结合脉症，加以细辨。

2. 寒热往来

指恶寒和发热交替出现，往来起伏如疟。提示邪在半表半里。主要见于湿热类温病中湿热痰浊郁阻少阳，枢机不利；或邪留三焦，气化失司；或湿热秽浊郁闭膜原。与伤寒少阳病的正气不足，邪郁少阳不尽相同。

3. 壮热

指高热，通体皆热，热势炽盛，但恶热而不恶寒。主要见于温邪由表传里，邪正剧争，里热蒸腾而致。热入阳明，多呈现壮热。

4. 日晡潮热

指热势于下午益甚。日晡，即申时，相当于下午 3 ~ 5 时。多为热结肠腑，阳明腑实所致，伴有腹满便秘、舌苔焦黄等症。湿温病亦可出现午后身热升高的征象，一般为午后湿热交蒸较甚所致，伴见脘腹痞满、舌苔腻等症。

5. 身热不扬

指身热稽留而热象不显，初扪皮肤不觉发热，久扪始感体温升高。可伴见面色淡黄、足冷等症，为湿温初起，邪在卫气，湿中蕴热，热为湿遏之征象。

6. 身热夜甚

指发热入夜尤甚，灼热无汗。为热入营分，邪热炽盛，营阴受损，实中有虚。热入血分，热瘀交结亦见。

7. 身热肢厥

指胸腹灼热，手足厥冷。为热郁于里，阳气不能外达四肢，邪热深伏，阳盛郁内，不能外达，此为内真热外假寒。多见于营血分，也可见于气分腑实内结，邪热闭郁。

8. 夜热早凉

指夜间发热，天明热退身凉而无汗。提示温病后期邪热未净，留伏阴分。

9. 低热

热势低微，持续不退，且见手足心热甚于手足背等症。为温病后期，邪少虚多，肝肾阴虚，内生虚热的表现。

综上所述，温病的卫气营血四个阶段都可见到发热，而发热的性质有实有虚，病位有深有浅。温病初起，热在卫分，属表热证；温病中期，热在气分，属里实热证；热入营血，营阴已伤，实多虚少；温病后期，邪热久羁，耗损肾阴，正虚邪少。

在实验室检查项目中，某些检查结果对温病的辨证论治有一定参考价值。如白细胞计数增高，中性粒细胞显著升高，多提示热毒炽盛；若白细胞总数和中性粒细胞不高，多与革兰阴性杆菌或病毒感染有关，多属夹有湿浊为患。温病中血小板计数显著下降，结合血浆凝血酶原时间延长、出凝血时间延长，纤维蛋白原定量减少等变化，提示邪热已深入营血。若临床出现发热、尿频、尿短赤等症状，尿液检查若发现大量白细胞，提示湿热蕴阻下焦；尿液检查若发现红细胞，除了考虑湿热蕴阻下焦，灼伤血络外，还应警惕邪入营血，迫血妄行。大便隐血试验呈阳性，提示消化道有出血。便下鲜血，为湿温病湿热化燥入血，损伤肠络。肝功能检查中，黄疸指数、血清转氨酶增高，往往提示肝胆湿热，其增高的幅度又往往标志邪毒的轻重。实验室检查中的免疫血清学检查和细菌学检查可以间接或直接地确定病原体，而某些病原体的确定，对中医辨证有一定参考价值。如革兰阴性杆菌中的大肠杆菌、痢疾杆菌、伤寒（副伤寒）杆菌和其他沙门氏菌属致病多表现为湿热性质，其病位以脾胃、肠腑为主；革兰阳性球菌中的一些病菌，如金黄色葡萄球菌、乙型溶血性链球菌等引起的感染，多表现为热毒壅盛的病证。

二、汗出异常

汗液为水谷精微所化生，具有润泽肌肤、调和营卫、驱散邪气、调节体温的作用。在感受温邪的病变过程中，导致津液耗损而汗源不足或气机郁闭，腠理开闭失司，均可出现多种汗出异常。临床上汗出的有无、多少、汗出的时间、汗出的部位以及汗出时伴随的全身状况等，对于辨别证候，判断邪热轻重和津液的盛衰，预测转归都有一定意义。正如章虚谷说："测汗出，测之以审津液之存亡，气机之通塞也。"

1. 无汗

多见于温病初起，邪在卫分，为邪郁肌表，闭塞腠理所致；并见发热恶寒、头身疼痛等症。温病邪入营分，热灼营阴，营阴耗损，汗源匮乏也可致；并见灼热烦躁、舌绛、脉细数等症。

2. 时有汗出

指汗出随热势起伏而时有，且为局部汗出。多在热高时而出汗，汗出则热减，继而复热。为感受湿热或暑湿之邪，热蒸湿动，湿遏热伏，气机不畅所致。正如吴鞠通说："若系中风，汗出则身痛解，而热不作矣；今继而复热者，乃湿热相蒸之汗，湿属阴邪，其气留连，不能因汗而退，故继而复热。"

3. 大汗

指全身大量汗出。若气分热炽，迫津外泄，可见壮热、烦渴、脉洪大、苔黄燥等表现。若津气外泄，亡阴脱变，则见骤然大汗，淋漓不止，汗出黏稠，唇干齿槁，舌红无津，神识恍惚，脉散大。若气脱亡阳，可见冷汗淋漓，肢冷肢厥，面色青惨，舌淡无华，神气衰微，脉伏或微细欲绝等症。

4. 战汗

指在温病发展过程中突见肢冷爪青，脉沉伏，全身战栗，继而全身大汗淋漓的表现。多为热邪留连气分日久，邪正相持，正气奋起鼓邪外出的表现。战汗之后，若脉静身凉，为邪随汗出，病情向愈；战汗之后，身热不退，烦躁不安，脉象急疾或神情萎靡，甚至昏迷，为邪盛正衰，病情危重。此外，还有全身战栗而无汗出者，多因正气亏虚，不能托邪外达所致，预后较差。

三、口渴

口渴是温病常见症状之一，由热邪炽盛，津液耗损或湿滞气机，气不化液，津液不布引起。临床通过对口渴程度、喜饮或不喜饮、渴喜冷饮还是喜热饮以及其它症状的辨别，有助于判断热势的盛衰、津伤的程度以及津液不能上承的原因。

1. 口渴欲饮

为温病热盛津伤的表现。邪在卫分，津伤不甚，表现为口微渴，饮水少量，伴见发热微恶风寒、舌尖红苔薄白、脉浮数；若热入气分，胃津大伤，则口大渴而喜冷饮，伴见壮热、大汗、舌质红苔黄燥、脉洪大；若肠热下利，津液受伤，则伴见发热、大便频急等。若温病恢复期，肺胃阴液受伤则口干而渴，伴见低热、咽干、舌红少苔、脉细数。

2. 口渴不欲饮

多见于湿热病证的气分阶段和温热病证的营血分阶段。若见于湿温病初起，湿邪偏盛时，为湿郁不化，脾气不升，津液不布所致，常伴见身热不扬、胸脘痞闷、舌苔白腻等。若为兼夹痰饮，表现为饮水不多，或饮而不舒，常伴见胸闷、呕恶、苔腻。若在温病热入营分，营阴蒸腾，上潮于口，也表现为口干反不欲饮或不甚渴饮，常伴见身热夜甚、心烦、时有谵语、舌红绛、脉细数等。若瘀热搏结，津液不足和有形瘀滞并存，阻滞气机，津不能上承，出现口渴漱水不欲咽，常伴见胸胁或少腹硬满刺痛、舌紫黯或有瘀斑、脉沉涩等。

3. 口苦而渴

为温病邪犯少阳，胆火内炽，津液受伤，常伴见寒热如疟、心烦、苔黄腻、脉弦数等。

四、神志异常

心藏神主血，营气通于心，故邪热扰心或深入营血，多出现神志异常。常见的神志异常表现包括烦躁不安、神昏谵语、昏聩不语、神志昏蒙、神志如狂、神情呆钝等。

1. 烦躁不安

指心中烦热，坐卧不安，但神志尚清。病机为热扰心神。可见于热在气分证，也可见于热在营血分证，但以营血分为多。温病后期，肾阴已亏，心火炽盛亦可见。

2. 神昏谵语

神昏是指神志昏迷，不能识人，呼之不应。谵语是指语无伦次。神昏与谵语往往并见，故也昏谵并称。温病中的昏谵，多系闭证、实证。若在营血分阶段，邪热夹痰内闭心包，则神昏谵语伴见身热肢厥，舌謇不语，舌鲜绛。若营热扰乱心神，则昏谵较轻，神志不完全昏迷，或心中烦躁，伴见灼热、斑疹隐隐、舌红绛。若血热扰动心神，则昏谵狂乱，伴见身体灼热、斑疹密布、全身多部位出血、舌深绛。若在气分阶段，热结肠腑，胃中浊热，上熏神明，则时有神昏谵语，伴见潮热、便秘、舌红苔燥、脉沉实等阳明腑实的征象。若小儿感受风热病邪，肺经郁热，热迫心包，亦可出现时有神昏或谵语，一般伴见发热、咳喘、舌红苔白或黄等症。

3. 昏聩不语

指意识完全丧失，昏迷不语，属于神志异常中最严重者。多为痰热阻闭心包所致。若热闭心包而兼阳气外脱者，多伴见肢体厥冷、面色灰惨、舌质淡白、脉微细欲绝等症。

4. 神志昏蒙

指神志不清，时清时昧，似清似昧，呼之能应，或时有谵语。多为湿热类病证湿热郁蒸于气分，病位重在中焦脾胃，湿热酿痰，蒙蔽清窍所致。伴见身热、胸脘痞满、舌黄腻、脉象濡滑而数。

5. 神志如狂

指昏谵躁扰，狂乱不安。为下焦蓄血，瘀热扰心。多伴见身热、少腹硬满疼痛、大便色黑、舌紫暗等症。

6. 神情呆钝

指神情淡漠，反应迟钝。若为湿热之邪，上蒙清窍，则伴见身热不扬、脘痞胸闷、呕恶不饥、舌苔腻、脉濡缓。若为余热与痰瘀互结，阻遏心窍，则伴见言语不利或默默不语、甚至痴呆或手足拘挛、肢体强直等症。

总之，神志的异常表现，其程度有轻重之别，其病位有浅深之分，当根据热型、舌象和其他症状加以鉴别。检查神经反射对于判断昏迷程度的轻重有一定的意义。昏迷是高度的意识障碍，程度上有浅深之分。浅昏迷时，对光反射、吞咽反射、咳嗽反射、角膜反射、疼痛反应等存在或减弱，病理反射可呈阳性；深昏迷时，对各种刺激均无反应，腱反射、吞咽反射、咳嗽反射、角膜反射和瞳孔反射等均消失，病理反射引不出。

五、痉

痉是指肢体拘挛强直或手足抽搐之证，又称"动风"。温病中出现痉，与足厥阴肝经密切相关。因肝为风木之脏，主筋脉，温病中邪热炽盛，风火相煽，或阴精耗损，筋脉失养，均可导致发痉，故临床上痉可分为虚痉、实痉两种。

发痉常并见昏谵，合称痉厥。两者相互影响，形成恶性循环，病情严重，需积极救治。

（一）实证

指手足抽搐、颈项强直、牙关紧闭、角弓反张、两目上视等临床表现，来势急剧，抽搐频繁有力。同时可见肢冷、神昏、脉弦数有力等。多为邪热炽盛，热极生风，筋脉受灼而致肝风内动，可见于温病气分、营血分阶段。若并见壮热、口渴、大汗、苔黄或便秘腹满者，为阳明热盛或热结腑实，引动肝风；若并见壮热、咳喘、汗出、苔黄者，为肺（金）受灼，肝（木）失制而风从内生，肝风内动，又称为"金囚木旺"；若并见灼热、昏谵、舌绛等，为心营热盛，或血分热盛而引动肝风。

（二）虚证

虚证是指抽搐无力、手指蠕动，或口角震颤、心中憺憺大动等。常伴有低热或五心烦热、口舌干燥、舌绛枯萎、脉细弦数等。为热邪深入肝肾，耗损阴精，水不涵木，筋脉失养，虚风内动。

六、厥脱

厥脱是温病过程中的危重症之一。厥一般指昏厥和肢厥。前者指突然昏倒，不省人事；

后者指四肢逆冷或不温，重者逆冷到膝、肘，轻者到踝、腕。脱证为阴阳耗损至极行将离决的表现。由于脱证常伴有神志异常和四肢厥冷，故合称"厥脱"。在神志异常中对昏厥已作讨论，这里重点讨论肢厥和脱证。

1. 热厥

指胸腹灼热而四肢逆冷或不温，常并见神志异常，或伴大汗、渴饮、尿黄、便秘，或斑疹、出血症，舌红或绛，苔黄燥或少苔，脉沉实或沉伏而数。为热毒炽盛，气机郁滞，阴阳气不相顺接，阳气不能外达四肢所致。

2. 寒厥

指身无发热，通体清冷，面色苍白，大汗淋漓，气短息微，神情萎靡，甚者不识人，舌淡脉沉细欲绝。为温病后期阳气大伤，无以温煦全身，虚寒内生所致。

3. 亡阴

又称阴竭。指烦躁不安，面色潮红，口咽干燥，尿量短少，舌干红或枯萎无苔，脉细数疾促。多为热毒炽盛，阴津耗竭，不能内守，正气耗散太过，不能固摄于外所致。

4. 亡阳

又称阳竭。指面色苍白，四肢逆冷，汗出不止，气促息微，脉微细欲绝。主要为热毒炽盛，阴精耗竭，阴竭则阳无所附，阳气暴脱所致。

对温病重证患者的血压进行严密的观察，有助于脱证的早期发现。如收缩压与舒张压均低于正常最低值12/8kPa（90/60mmHg），或血压下降值达原有基础血压的25%以上，或脉压小于2.67kPa（20mmHg），提示可能有周围循环衰竭，急性心功能不全等情况，此时即使还没有出现明显的面色苍白、汗出淋漓、四肢清冷等症状，也应警惕脱证的发生。

第二节　辨斑疹、白㾦

斑疹、白㾦是温病过程中常见的体征。辨识其形态、色泽、疏密、分布等，可以帮助判断病邪的轻重、病位的浅深、病邪的性质、气血津液的盛衰以及证候顺逆，对于临床的辨证与治疗具有重要的意义。

一、辨斑疹

斑疹均为发于肌表的红色皮疹，其形态不同。在温病发展过程中斑和疹可以并见，故历代医家常举斑赅疹，或统称斑疹。

（一）斑与疹的鉴别

1. 形态　斑为点大成片，有触目之形，无碍手之质，压之不退色；疹为小而琐碎，形如粟米，突出于皮面，抚之碍手，疹退后常有皮屑脱落。

2. 病机　温病过程中出现斑疹，均提示热邪深入营血。斑多为热毒炽盛，郁于阳明，胃热炽盛，内迫血分，灼伤血络，血从肌肉外溢而致；疹为风热伏郁于肺，内窜营分，达于肌肤血络而成。如章虚谷说："斑从肌肉而出属胃，疹从血络而出属肺。"可见，斑疹在病位上有肺胃之别，在病变上有浅深不同，陆子贤说："斑为阳明热毒，疹为太阴风热。"

3. 治法　斑宜清胃泄热，凉血化斑；疹宜宣肺达邪，清营透疹。若斑疹并见，治以化斑为主，兼以透疹。斑疹的治疗，一忌妄用辛温发表升提药，恐助热动血；二忌壅补，以免恋邪；三忌在斑疹初透之际，过用寒凉，以使邪热遏伏，发生变症。

（二）斑疹的临床意义

在温病过程中出现斑疹，表明邪热深入营血，但又有外达之机。如叶天士说："斑疹皆是邪气外露之象"，故通过观察其形态、色泽、分布及兼症，可判断病邪的浅深轻重，正气的盛衰，为正确的治疗提供辨证依据，也可帮助判断预后的好坏。

1. 形态　斑疹外发，其形态松浮洋溢，如洒于皮表，多为邪热外达的顺证；若紧束有根，如履透针，如矢贯的，为热毒锢结的逆证，预后多不良。正如余师愚所说："苟能细心审量神明于松浮、紧束之间，决生死于临证之顷。"

2. 色泽　斑疹红活荣润为顺，是气血流畅、邪热外达的征象。若红如胭脂为血热炽盛；若色紫赤如鸡冠花为热毒深重；若晦暗枯槁则为邪气深入，气血郁滞，正气衰退的危象；若色黑为火毒极盛，病势严重，但黑而光亮，说明气血尚充，治疗有望；若黑而隐隐，四旁赤色，此为火郁于内，气血尚活，亦可救治；若黑而晦暗，则不仅热毒锢结，而且正气衰败，预后不良。总之，斑疹的颜色加重，说明病情加重，正如雷少逸说："红轻、紫重、黑危"。另外，若见斑疹色淡红，则多为气血不足，无力透发之象，病情多危重。

3. 分布　指疏密和部位。斑疹发出量少，稀疏均匀，为热毒较轻，邪热有外达之机，预后较好；若发出的数量过多，甚至稠密融合成片，则标明邪热过盛，病情深重，预后不良。叶天士指出：斑疹"宜见不宜见多"。疹的外发部位，一般从胸腹部沿躯干到达四肢，再到手足掌心或骶尾部，并依次消退的为顺证，反之则为逆证。

4. 兼症　斑疹透出后，若身热渐退，脉静身凉，神志转清，呼吸平稳，为外解里和的顺证。若斑疹已出，身热不退，烦躁不安，或斑疹刚出即隐，神昏谵语，是正气内溃的逆证。若斑疹已出，二便不通或腹泻不止，或呼吸急促，鼻煽痰鸣，或痉厥，或体温骤降，大汗淋漓，四肢厥冷等，均为逆证或险重证。

临床上由于各种药物引起的药物性皮炎，亦称药疹，中医学认为其发病多与先天禀赋不足，复受药毒之邪有关，多为毒邪入于营血，外侵肌肤腠理，内传经络脏腑而致。临床辨证治疗可以参考温病辨治斑疹的思路。

二、辨白㾦

白㾦是在湿热类温病发展过程中，皮肤上出现的细小白色疱疹。在湿温病、暑湿病、伏暑病中多见。

1. 形态

包括晶㾦和枯㾦两种。前者形如粟米，内含浆液，白色晶莹，表面隆起。后者内无浆液，平塌凹陷，形如糠皮。白㾦一般不融合成片，周围无红晕，摸之碍手，消退时皮屑脱落，无色素沉着和斑痕形成。

2. 病机

晶瘖主要由于湿热病邪留恋气分，胶结难解，湿热郁蒸肌肤而成。每随发热汗出而透发，但湿性黏腻，热蒸湿动，非一次所能透尽。枯瘖为正不胜邪，津气俱竭而成。

3. 临床意义

白瘖是湿热病证的重要体征。观察白瘖有助于辨别病证的性质及津气盛衰情况。凡出现晶瘖，分布均匀，颗粒清晰，透出后热势渐减，神清气爽者，为津气俱足，正能胜邪的佳象；反之，若白瘖色如枯骨，空壳无浆，或透发后身热不退，甚则神昏谵语者为津气俱竭的危象。

4. 治法

晶瘖当清热祛湿，宣畅气机；枯瘖当养阴益气为主，佐以清泄湿热。忌用辛温疏散，或纯用苦寒清里，故吴鞠通说："纯辛走表，纯苦清热，皆在所忌。"

第三节 辨 舌

舌诊是中医的重要诊断方法之一，温病学家对此作出了重大的贡献。舌为心之苗，脾之外候，人体有很多经络与之相通，所以感邪的轻重、邪气的性质、病变的浅深、津液的盈亏、病情的顺逆、卫气营血和三焦所属脏腑的功能失常、实质性损害等，均可从舌象的变化中表现出来。

辨舌分为辨舌苔、舌质两部分内容。舌苔主要反映卫分和气分的病变，舌质主要反映营分和血分的病变，临床上应注意将二者相互结合。

一、舌苔

临床上通过观察舌苔的色泽、厚薄、润燥等变化，辨别病邪在卫在气，病性属湿属热，以及津伤的程度。

（一）白苔

白苔有薄厚、燥腻之分，主要反映卫分的病变。薄者主表，病多属卫分，病变较为轻浅，多见于温病初期；厚者主里，病多属气分，病变较重，但也见湿温初起湿重于热证。润者津伤不甚，燥者为津液已伤。

1. 舌苔薄白欠润，边尖略红 温病热邪初袭，客于肺卫，多见于风温初起。风寒表证也可见薄白苔，但质地润泽，舌淡红。

2. 舌苔薄白而干，舌边尖红 较之薄白欠润更为干燥少津，为温邪未解，肺津已伤。也可见素体阴亏而外感风热，或燥热病邪初犯肺卫。

3. 舌苔薄白而腻 湿热病邪初犯，郁遏卫气分。多见于湿温初起，卫气同病证。风热夹湿或湿温后期，余湿未尽，邪在肺卫亦可见。

4. 舌苔白厚而腻 湿阻气分，浊邪上泛。多见于湿温病，邪在气分，湿浊偏重。

5. 舌苔白厚而干燥 脾湿未化，胃津已伤，津液不能上承；或胃燥肺气受伤不能布化津液。

6. 舌苔白腻而质红绛　为湿遏热伏的征象。一般属于气分病变，邪热入营又兼气分湿邪未化也可见。临床当结合其他表现予以鉴别。

7. 舌质紫绛苔白厚如积粉　温疫病湿热秽浊极甚，郁闭膜原的征象，证多凶险。

8. 舌苔白厚如碱状（白碱苔）　温病兼有胃中宿滞，夹秽浊郁伏，多见于湿热类温病。

9. 舌苔白厚质地干硬如砂皮（白砂苔）　邪热迅速化燥入胃，苔未及转黄而津液被劫。

10. 满舌生有松浮的白衣，或如霉状，或生糜点（白霉苔）　主秽浊之气上泛，胃气衰败，多见于温病后期，预后较差。

总之，舌苔白薄，主邪在表在卫；舌苔白厚，主邪在里在气。润为津未伤，干则液已亏。腻主湿，浊厚则夹秽浊。白苔所主，一般病情较轻，预后较好。但白苔中的白砂苔、白霉苔却是危重症的表现。白砂苔示里有热结，证非轻浅；白霉苔则为正气衰败，预后较差。

（二）黄苔

黄苔多由白苔转化而来，为邪热深入气分的标志之一。有薄厚、燥腻之分，薄者病变较为轻浅，为温邪初入气分；厚者则病变较为深重，一般见于温病中期、极期的气分邪热炽盛之证。润泽者为津伤不甚，干燥者为津液已伤。

1. 舌苔黄白相兼　为邪热初传气分，卫分证未罢；邪热入于少阳亦可见到。

2. 舌苔薄黄不燥　邪热初入气分，热邪未盛，津伤不重。

3. 舌苔薄黄干燥　气分热盛津液已伤。

4. 舌苔老黄，焦燥起刺，或中有裂纹　为热结肠腑，阳明腑实的征象。

5. 舌苔黄腻或黄浊　皆为湿热病湿渐化热，蕴蒸气分的征象，多见于湿温病湿热流连气分的邪热偏盛或湿热俱盛证。

总之，黄苔多由白苔发展而来。黄苔主里，属实，属热，主气分之热。苔色愈深或愈厚，则里热愈盛；察苔质燥腻，可明津伤、湿滞程度。

（三）灰、黑苔

灰、黑苔一般提示病情趋向严重。分润燥两类，所主病证不同。灰燥苔多从黄苔演化而来，主热盛阴伤；灰而润者，多从白腻或黄腻转化而来，主痰湿或阳虚。灰苔较黑苔色浅，黑苔多在黄苔、灰苔的基础上发展而来。温病过程中的灰、黑苔，多主热证、实证。

1. 舌苔灰、黑厚而焦燥甚至质地苍老　为阳明应下而失下，邪热内结，阴液耗损，病在气分的征象。

2. 舌苔薄黑焦燥，舌质绛而不鲜，舌体枯萎　为温邪深入下焦，耗竭真阴的征象。

3. 舌苔干黑，舌质淡白无华　为气血虚亏，气随血脱的征象。常见于湿温病湿热化燥传入营血，灼伤肠络，大量便血之证。

4. 舌苔灰、黑粘腻　温病兼痰湿内阻。为胸膈素有宿痰，复感温邪的征象，多伴发热、胸闷、渴喜热饮等。

5. 舌苔灰黑滑润　湿温病湿邪从阴化寒变为寒湿证，肾阳衰微时可见。多伴舌淡肢冷、脉细无力等。

总之，灰、黑苔所反映的病理变化，有寒热虚实及痰湿之异，可根据舌苔、舌质和伴见症状加以区别。灰、黑苔亦主痰湿和阳虚有寒，临床当结合脉证综合分析，为辨证治疗提供可靠依据。

二、舌质

临床上通过观察舌质色泽、荣枯等变化，以辨别温病营血分的病变，以及病势的浅深轻重、邪正的消长。温病的舌质变化，主要有红舌、绛舌、紫舌等类型。

（一）红舌

指比正常人舌色稍红的舌质，多为邪热炽盛渐入营分的标志。温邪在卫分，舌红局限在边、尖部位，罩有薄白苔；邪在气分，舌红，多罩黄苔。皆与邪入营分全舌质纯红无苔不同。另有舌色较正常人舌色淡的舌质变化，也归在此类，多见于温病后期气血不足之证。

1. 舌红赤而苔黄燥 为气分热邪炽盛，津液受伤之征象。

2. 舌光红柔嫩，望之似觉潮润，扪之却干燥无津 为邪热乍退而肺胃津液未复，或热久津伤，津液无源上布之征象。

3. 舌尖红赤起刺 多见于红绛舌的早期，为心营之热初起或为心火上炎之征象。

4. 舌红中有裂纹如人字形，或舌红中生有红点 为心营热毒炽盛的征象。

5. 舌淡红无津，色不荣润 为心脾气血不足，气阴两虚之征象。见于温病后期，邪气已退，津亏血伤未复。

总之，温病过程中见红舌大多为邪热内盛之征象，或为气分热盛，或为心营火毒。若舌红而苔燥则属邪热在气分；若红赤鲜明而无苔垢者则属邪热深入营分。若热邪初退，津伤失布，或失血伤气，舌多红嫩或淡红而不荣。

（二）绛舌

绛为深红色，多由红舌发展而来。叶天士说："其热传营，舌色必绛。"故绛舌多为邪热深入营血分的标志。根据绛舌的色泽浅深，质地的润泽、荣枯，苔垢的有无、厚薄，临床常见类型如下：

1. 舌纯绛鲜泽 为热入心包的典型舌象。

2. 舌绛而干燥 提示邪热入营，营阴受伤。

3. 舌绛而兼黄白苔 为邪热初传营分，气分之邪未尽。

4. 舌绛上罩粘腻苔垢 为热在营血而兼有痰湿秽浊之气。

5. 舌绛光亮如镜（镜面舌） 为温病后期，邪热渐退而胃阴衰亡之征象。

6. 舌绛不鲜，干枯而萎 为邪热久留，肾阴欲竭之象，病情危重。

总之，温病过程中见绛舌大多为邪热入营之征象，表明病情较为深重。绛舌也分虚实，实者绛舌鲜艳干燥，虚者光亮如镜，或干枯不荣。察绛舌上罩苔垢，黄苔为气分之热未尽；上罩粘腻苔垢者，为兼痰湿秽浊之气。

（三）紫舌

较绛舌更深且暗，或青赤色，多为绛舌的进一步发展而来。热极、阴竭、温邪夹瘀等可致紫舌。

1. 舌紫起刺，状如杨梅（杨梅舌）　为血分热毒极盛，常为动血或动风之先兆。

2. 舌紫晦而干，色如猪肝（猪肝舌）　为肝肾阴竭，预后不良之象。

3. 舌紫而瘀暗，扪之潮湿　为温病兼夹瘀血的征象。其瘀血部位常有固定刺痛。

4. 舌淡紫青滑　为阴寒内盛，血络瘀滞之象。多伴有恶寒、肢冷、脉微细见症。可见于温病后期，阴损及阳，阳气外脱。

总之，紫舌有寒热之别，色深紫质干枯者属热，为热毒内壅，津枯血络瘀滞之征象；淡紫青滑者属寒，为寒凝血滞，阳气外脱之象。紫舌在温病中出现，多属危重病症。

三、舌态

观察舌的形态变化对温病辨证有重要的参考价值，在温病的一些危重症中常见舌形态的异常变化。

1. 舌体肿胀　较正常舌体明显增大。色赤为热毒侵犯心脾，导致络血沸腾，气血壅滞之征象；若兼舌苔黄垢腻，则为湿热蕴毒上泛于舌。

2. 舌体强硬　为气液不足，络脉失养所致，每为动风痉厥之兆。若并见舌苔垢腻，多为湿热痰浊郁于心脾，蒙蔽清窍之象。

3. 舌卷囊缩　为热入手足厥阴之危象，可伴见抽搐、昏谵等危重征象。

4. 舌体短缩　多为热盛动风，内夹痰浊，阴液失养之征象。

5. 舌斜舌颤　为热入厥阴肝经，动风发痉之征象。

6. 舌体痿软　为温病后期肝肾阴竭，不能濡养筋脉所致。

四、温病舌诊注意点

温病的舌象包括了舌苔、舌质、舌态三部分，舌诊除了准确掌握以上三部分的征象外，还要辨别其病理变化以及所主病证。临证尤其注意以下两点：

（一）舌苔舌质互参

温邪侵犯人体，反映在舌苔和舌质上的邪正状况应该是一致的，但有所侧重，通过舌质的征象，一般可表明邪热的盛衰，预测热邪对气血、脏腑的影响和病位的浅深，判断营血、津液的盛衰；而通过舌苔的征象，一般可表明病邪的性质，判断津液的盈亏以及病变的阶段。如舌红而苔黄燥者反映了热邪炽盛于气分，津液已伤，病位尚不深入。但也有二者的变化不一致的情况，如舌质红绛可与白苔并见，其中有舌红绛而苔白滑腻者，为湿浊未化而邪热已入营分，气分之邪未尽之征象。因此，在舌诊时必须把舌苔与舌质的变化结合起来进行综合分析，才能得出正确的判断。

（二）注重舌象的动态变化

在温病的发展过程中，不但要对舌苔、舌质、舌态的征象进行综合判断，而且还要观察其动态的变化，舌苔与舌质往往有较快的变化，要有效把握其邪正的进退和气血、津液的盛衰。如舌苔从薄白苔变黄再转为灰黑，表示病邪从表入里，邪势渐甚；如舌苔、舌质由润转燥，提示津液已伤，或湿邪逐渐化燥；如舌苔从厚浊变薄，或由胶滞板结而转浮罩松散状，多为病邪消退之象；如原有舌苔突然退净而光洁如镜，则预示胃阴已经衰亡。如伏气温病初起舌红无苔而渐显舌苔，多为内伏邪热由营血分外转气分之象；如舌质由红绛而突然转为淡红，多为阳气暴脱所致。

舌诊时引入西医学观察舌象的经验，可提示某些病变的出现，如有人通过对流行性出血热舌象观察得出以下结果：若出现舌有瘀斑，常有颅内出血或腔道大出血的危险，应该及时进行凝血功能检查和针对性治疗；若出现绛舌或光剥舌则预示病情危重；若舌通体紫暗，舌下血脉粗大而紫黑者，多发生顽固性休克。

结合现代检测手段对临床病例进行观察，发现舌苔的变化与周围血象中白细胞的变化有密切关系。舌苔由薄转厚，苔色由白变黄再变灰黑，舌质色泽由淡转深，其血中白细胞总数及中性粒细胞相对值随之而增高，与感染程度密切相关。

除了在临床进行验证和总结外，许多学者还进行了各种实验研究。比如舌苔研究方面：实验提示黄苔中的角化和角化前上皮细胞、基底细胞、中性粒细胞和淋巴细胞等都比薄白苔为多，尤其以中性粒细胞的升高更为明显，还会出现大量单核细胞及巨噬细胞。还提出黄苔与炎症及感染发热导致消化系统功能紊乱有密切关系，还与丝状乳头增殖、局部染色作用、舌的局灶性炎性渗出等原因有关。有学者认为厚苔的形成与舌上皮增殖加快、角化细胞脱落延迟、剥脱减慢和细胞间黏着力增加等因素有关。关于舌质研究方面：有学者认为舌质红绛的形成机制是多方面的，如脱水、维生素缺乏、缺钾等原因，造成舌体的炎症，黏膜固有层毛细血管增生充血扩张而致舌红绛。若舌红绛而光剥，则说明舌黏膜上皮发生退行性变化、剥脱，进而上皮萎缩。还有学者从血液流变学角度研究舌质，认为青紫舌与血液黏稠度的各项指标，如血球压积、血浆黏度、全血粘度等升高有关，因血粘度增加可使血流变慢；此外，还与血中还原血色素比例增加等因素有关。

第四节 验 齿

验齿是温病诊法中的独特内容。叶天士说："温热之病，看舌之后，亦须验齿。齿为肾之余，龈为胃之络，热邪不燥胃津，必耗肾液。"所以临证通过观察牙齿及牙龈的色泽、润燥等，可帮助判断温病发展过程中邪热轻重、津液存亡等情况。

一、齿燥

齿燥多由于津液不能上布，牙齿得不到润泽所致，门齿尤为明显。

1. 牙齿光燥如石 指齿燥不枯，仍有光泽。为胃热津伤，肾阴未竭之象，伴见壮热、烦渴、舌红苔黄燥等。也可因温病初起，肺卫郁遏，表气不通，津不上布，伴见恶寒、无汗、舌苔薄白欠润、脉浮等。

2. 牙齿干燥如枯骨 指齿面枯燥而无光泽，为肾阴枯竭，多见于温病后期真阴耗损之证，预后不良。

3. 齿燥色黑　指齿面干燥无津，其色焦黑。为邪热深入下焦，肝肾阴伤，虚风欲动之象。

二、齿缝流血

齿缝流血有虚、实之分。早期多属实，病变在胃；后期多属虚，病变在肾。

1. 齿缝流血，齿龈红赤肿痛　为胃火冲激，其证属实。出血鲜红且量多。

2. 齿缝渗血，牙龈暗红无肿痛　为肾阴耗伤而虚火上炎动血，其证属虚。出血暗赤且出血量亦少。

三、齿垢

齿垢指齿根部面上积有的垢浊。多由热邪蒸腾胃中浊气而成，也有因中焦湿热熏蒸而成。

1. 齿焦有垢　多为热盛伤津，但气液未至衰亡。

2. 齿焦无垢　为肾水枯，胃液竭，病多危重。

3. 垢如灰糕　为胃肾两虚，津气耗竭，独湿浊用事。

第五节　察咽喉

咽喉为肺胃之门户，咽通胃腑，喉通于肺，手太阴肺经从咽喉与肺结合部横出；足阳明胃经，其支者，循喉咙；足少阴肾脉循喉咙；足厥阴肝经循喉咙之后；足少阳胆脉上行咽部而出于口。可见，咽喉的异常，可反映诸多脏腑的病变，而尤其反映肺、胃、肾的变化。因此望咽喉可与望舌验齿同时进行，是温病望诊的特点之一。

温病察咽喉主要有以下几方面：

1. 咽喉红肿疼痛　多属于风热袭肺，风温初起常见，伴有发热咳嗽。秋燥病燥热上干清窍者也常出现。若为湿热蕴毒上壅之证，常伴有发热、胸痞腹胀、舌苔黄腻等。

2. 咽喉红肿疼痛溃烂　为肺胃热毒上冲，是烂喉痧必有见证。温疫病疫毒上攻也见此证。若咽喉腐烂而颜色紫黑，为热毒极盛，属危证。

3. 咽喉色淡红，不肿微痛　多为气液两虚，虚热上扰而致，常伴见喉痒干咳等症。若咽喉红色娇嫩，为肾阴亏损，虚火上炎。咽后壁有颗粒状突起，色暗红，为阴液耗损，气血瘀滞。

4. 咽喉上覆白膜　若擦之不去，重剥出血，剥后旋而复生，伴咳嗽声嘶者，为白喉，多由肺胃热毒伤阴所致。伪膜经久不退，或有自行脱落，喘息痰鸣，声如犬吠，或直视抽搐，脉绝，属白喉凶证，为疫毒攻心，痰浊郁闭咽喉。

总之，咽喉的征象主要表现为红肿与疼痛，辨证可虚可实。红肿多属于实者，为温热类病邪侵犯肺胃所致。湿热邪气也可蕴毒上攻，但常伴湿热证的其他征象。色淡多属于虚者，为肺胃气液两虚，或肾阴亏损，虚热上扰。

第六节 诊胸腹、切脉象

诊胸腹、切脉象是温病诊断中的一项重要内容，诊胸腹主要判断胸膈脘腹部的受病情况，而脉诊也是温病诊断方法的一个方面，临床应综合全面情况，进行分析辨证。

一、胸腹

胸腹指胸、膈、胁、脘、腹。胸腹与脏腑、经络有着生理上的内在联系，故凡脏腑功能失调及实质损害，多在胸腹上反映出某些异常征象，故许多古代医家都重视检查胸腹。如俞根初说："胸腹为五脏六腑之宫城，系阴阳气血之发源，若欲知其脏腑如何，则莫如按胸腹，名曰腹诊。"王孟英亦说："凡视温症，必察胸脘。"

胸腹一般分为三个部分：一为胸膈，内居心（心包）、肺和膈膜，即上焦分野；二为脘腹；三为下腹或小腹，为脐下部位，属下焦分野。诊胸腹包括询问胸腹的不适，如是否有胀、痛、满、痞等自觉症状，用手掌触扪胸腹，掌力分轻、中、重，如同诊脉有浮、中、沉。以轻手循抚，自胸上而至脐下，感知皮肤的润燥、寒热，来判断病证的寒热性质；中、重力触扪，并询问、观察患者胸腹软硬度或是否有疼痛感，以察病邪结聚，气血阻滞的程度，辨病变的虚实，作为温病辨证施治的重要依据。

一般来说，若扪之胸腹灼手，皮肤潮润有汗者，多为热证；若扪之皮肤干燥而不温者，多属于寒证。如胸腹自觉不甚疼痛，或有隐痛，按之较痛者，则为邪结不甚；若自觉胸腹疼痛，按之痛甚者，为邪结较盛。若脘腹疼痛，扪之板硬，按之疼痛，或松手疼痛反甚，则为实证；若脘腹隐隐作痛，按之舒缓虚软，多为虚证。此外，温病的胸腹征象往往与气郁、痰湿、积滞、瘀血有关，故察胸腹还可判断温病的兼夹之邪。

（一）胸胁

1. 胸部闷胀 轻者仅有憋闷感，重者胸部胀满窒塞。多因热邪郁于肺脏、胸膈，胸肺气机失畅所致，伴见壮热、咳喘气促等。也可因痰湿或痰热结于胸膈所致，伴见咳唾痰涎等。

2. 胸闷脘痞 自觉胸闷痞塞，按胃脘部濡软，不痛。多为湿邪闭郁胸脘气机。正如薛生白所说："湿蔽清阳则胸痞"。常伴见发热恶寒，身热不扬，午后热甚，头身重痛，舌苔白腻，脉濡缓等。

3. 胸部疼痛 自觉胸部疼痛，部位固定，或刺痛或压痛，多为肺热壅闭，热瘀络伤所致。常伴见发热，咳喘，咳甚则牵引胸痛，咯痰带血或腥臭脓痰等。

4. 胸胁胀痛 胸胁疼痛胀满，以胁部为主。若为痰热郁阻肝胆，气机失畅所致，伴见寒热往来，口苦心烦，脉弦滑等。若为痰湿邪热郁阻少阳，三焦气机郁滞，水湿停留所致，伴见胸闷脘痞，胁腹胀满，小便不利，呕恶等。

（二）胃脘

1. 脘腹痞满 胃脘按之濡软而不痛，常并见胸痞。为湿邪遏困中焦，脾胃升降失常所致。伴见呕恶，不饥不食，便溏，舌苔腻等。

2. 胃脘满痛　胃脘部痞满、胀满，按之坚硬或疼痛拒按，多为湿热、痰浊内阻，气机失畅所致。并见舌苔黄浊为湿热或痰热互结于胃脘之征；并见舌苔白腻为湿邪痰结，阻滞气机所致，多伴见呕恶等。

（三）腹部

1. 腹胀硬痛　腹部胀满疼痛按之板硬，痛不可按，多为热结阳明，腑气不通所致。并见潮热、便秘等。

2. 腹痛阵作　腹部疼痛呈阵发性发作，发作时疼痛难耐，多为温邪与肠腑宿滞相搏，肠道气机不通所致。若湿热与肠中积滞相结，肠道传导失司，则并见便溏不爽，或如败酱，或如藕泥，甚至大便胶闭不通，舌苔黄腻等；若燥热与食积相结，腑气郁滞，胃气上逆，则见腹痛欲便，便出不爽，色黄如糜状，便后稍觉舒缓，并有恶闻食气，嗳腐吞酸等症。

3. 小腹膨满紧迫　小腹自觉胀满难以忍受，触之有膨胀感。为水蓄膀胱之象，并见小便不利等。

4. 少腹硬满疼痛　少腹部位自觉胀痛，触之硬满，按之痛剧。多为下焦蓄血之证，常并见神志如狂，大便色黑，舌质紫绛等症。在温病过程中，若适逢月经来潮，热入血室，瘀热互结，也可出现少腹硬满疼痛，并可见寒热往来、神志异常等症状。

此外，温病夹气郁者，常兼有胸胁脘腹满痛，正如何廉臣说："夹气为无物，为虚邪，舌苔薄白，胸膈满痛，半软而可按。"若胸膈素有瘀血，邪热与宿血相结，则胸胁固定性疼痛或如针刺样疼痛，且多拒按。

二、切脉象

脉诊属温病中重要诊法之一，其内容非常丰富，现仅就温病过程中的比较常见的脉象简要介绍如下：

（一）浮脉、洪脉、数脉、滑脉

浮、洪、数、滑几种脉象，常见于温病热盛邪实阶段。

浮脉：主表，候卫分病证。若脉浮数，多为温病初起，邪在卫分。若脉浮大而芤，则为阳明热盛而津气已虚。若脉浮而促，为热壅于内而有外达之机。

洪脉：即浮大洪盛的脉象，主热证、实证。多为阳明气分热盛之证。若洪大而兼芤象，则又为阳明热盛而津气受伤。若洪大之脉仅见于寸部，则为热伤肺气之证。

数脉：多主热证，但其中也有多种类型。如数而兼浮，为温邪袭表；数而洪大有力，为气分邪热炽盛；脉数躁疾，不浮不沉，为热郁于内；脉数而细，多为热入营血，营阴受损或温病后期，热陷下焦，耗伤真阴之象；如脉见虚数，则为虚多邪少，内有虚热之证。

滑脉：主热盛邪实。若脉弦而滑，多属痰热结聚之象。若脉濡滑而数，多为湿热交蒸之象。

（二）濡脉、缓脉、弦脉、沉脉、伏脉

濡、缓、弦、沉、伏脉在温病中亦较常见。

濡脉：多湿邪为病。若脉濡而数，为湿热交蒸之象；若濡缓而小，为湿邪偏重。若脉濡细无力，则又为病后正虚，胃气未复之证。

缓脉：主见于湿温病，乃湿邪阻遏，气机不宣所致；病后胃气未复，也可出现缓脉，但都缓而无力。

弦脉：若脉弦细而濡，为湿温初起，邪阻气分之候。若脉弦而数，多为热郁少阳，胆火炽盛之象。若弦而滑，则多为温病夹痰之象。脉弦劲而数，则主热邪亢盛，肝风内动之象。

沉脉：一般主里证，多为实邪内结，凡脉沉实有力，为阳明腑实，但下焦蓄血亦可见沉实之脉。但沉脉也有属于虚证者，如脉沉而无力或沉弱，多为腑实未除而津液亏虚。脉沉细而数，亦有疫毒内壅，经气阻遏，而见六脉沉细的，此为阳极似阴的脉象。若沉细而涩，则为热灼真阴的表现。如脉见沉涩小急且四肢厥冷的，又系阴液亏耗，阳亦欲脱，气血大虚的脉象，病势最为重险。

伏脉：主里证。有轻重凶吉之别。温病过程中，由于正邪交争，而欲作战汗时，每多出现伏脉，且兼肢冷、爪甲青紫等。这是一种暂时现象，一旦正气抗邪外出，历时不久，脉即逐渐显现。温病热毒内壅，邪闭心包，内闭外脱，阴阳离决，亦可见脉伏肢冷。

现代研究也有侧重从速率、节律和力度等方面，对脉搏进行诊察。如脉率增速，多见于温病邪热炽盛或阴液耗伤之候；脉率减慢多见于湿盛阳微之证。温热类温病的脉搏曲线与体温曲线一般是平行的，若体温升高，脉搏未相应增加，称相对缓脉，多见于湿温病。脉律不规则，常提示心脉之气不相接续，多为温病邪热炽盛，阳热内郁，或湿痰阻滞，脉气被遏，或气液两竭，脏气衰微。温病的危重阶段，还须注意脉搏的力度，若脉搏微弱，沉细欲绝，或脉浮散空虚，多为温病亡阳虚脱之变。

第五章
温病的治疗

温病的治疗，是以温病辨证论治理论为指导，根据温病的证候表现，探明致病原因，明确证候性质、病证类型、邪正的消长、有无兼证以及患者体质属性等，然后确立相应的治疗原则和方法，选用适宜的方药，以祛除病邪，扶助正气，调理阴阳，促使患者恢复健康。

第一节　温病治疗原则

一、祛除温邪

无论是何种病邪，都可造成人体脏腑功能失调和实质损害。温病的主因是温邪，因此，祛除温邪是治疗温病的关键。吴又可说："大凡客邪贵乎早逐，乘人气血未乱，肌肉未消，津液未耗，病人不至危殆，投剂不至掣肘，愈后亦易平复，欲为万全之策者，不过知邪之所在，早拔去病根为要耳。"可见，治疗温病"祛邪为第一要务"，尽早祛除病邪，可尽快减少温邪对机体的损害，减少并发症的发生，阻止病变的进一步发展。不同的季节发生的温病，其病邪性质有风热、暑热、湿热、燥热等区别。这些病邪侵袭人体，具有各自的致病特点，表现出病性、病机、证候等的不同，而治疗方法有异。故要审证求因，审因论治，即根据不同的病邪，确定针对病因的特异治疗方法，如风热在表法当疏风泄热；若暑湿在表或燥热在表，则分别采用清暑化湿透表或疏表润燥等法。

在温病的发生发展过程中，温邪主要导致卫气营血和三焦所属脏腑的功能失调和实质损害，其中包括了病变的层次、阶段、病位、病性等，病理变化不同，所用治法亦不相同。在各种温病辨证中，辨明不同温病的病程阶段，卫气营血的病理变化尤为重要，叶天士根据卫气营血病机演变，提出不同阶段的治疗原则："在卫汗之可也，到气才可清气，入营犹可透热转气，……入血就恐耗血动血，直须凉血散血。"在临床实践中可根据具体病情而灵活应用。如邪在卫分"汗之可也"，要进一步根据表邪的性质，制定出针对风热病邪、暑湿病邪、湿热病邪、燥热病邪等的具体治法。又如"到气才可清气"，除了掌握气分阶段无形邪热炽盛，可采取辛寒清气、清热泻火等治法外，还要认识到气分阶段的其它重要治疗方法，诸如通下法、化湿法、和解法等。吴鞠通根据三焦所属脏腑病理变化的证候特点，确立了上焦、中焦、下焦证候的治疗大法，指出："治上焦如羽（非轻不举）；治中焦如衡（非平不安）；治下焦如权（非重不沉）。"指明温病初起，邪在肺卫，宜用质轻辛凉之品，轻宣上焦邪热。温邪传入中焦，用药既不可轻清越上，又不可重坠趋下，宜平衡气机升降为准。温邪传入下焦，耗伤真阴，以质重咸寒之品填补肝肾之阴为主要方法。还要注重根据脏腑的不同病理变化特点，顺应调节各脏腑的功能活动，例如邪热壅肺，病在气分，治当"清气"，更要结合肺脏的宣降气机功能，采取宣发与肃降肺气的具体治法。

二、扶助正气

温病的发生发展过程始终是邪正交争，盛衰消长的过程。正胜则邪却，正虚则邪陷。所以在治疗中要时刻权衡感邪的轻重与多少，正气盛衰与强弱，合理使用祛邪与扶正的方法。根据病情，在温病初期和极期，邪势较盛，正气亦不虚，当祛邪为主，兼顾扶正，使邪去而正安。若虚实夹杂则应扶正祛邪并施。温病后期，邪势已衰，正气也虚，多以扶正为主，兼以祛邪。一般说来，病在卫气分阶段，以祛邪除热为主，扶正养阴为辅；邪入营血分时，伤阴逐渐加重，应由祛邪为主根据具体病情逐渐转移到养阴扶正、逐邪外出上来；温病后期真阴耗竭，则以复阴为主。

确立温病的治法，还要兼顾兼证的治疗。临床有不少患者除本证外，还有兼夹证出现，如夹痰、夹瘀、夹饮食积滞以及气郁等。故辨证论治基础上对兼夹证予以合理的治疗，如兼以化痰、祛瘀、消积、理气等法。此外，有的温病治法还涉及症状治疗。

确立温病的治法，还要注意患者的体质因素，因人施治。同一证候，相同治法，应用于不同的体质类型患者，治疗效果各有差异，需因人而异。如使用清解气热法时，若患者为阳虚体质，只能清凉到十之六七，过用寒凉，则易损伤阳气。若患者为阴虚火旺体质，服药后即使热退身凉，也要防止炉烟虽息，灰中有火。若确有余热，应继用清凉，祛邪务尽。

温病的治疗，还要注意辨证与辨病的结合，参考现代临床研究新进展，吸取辨病治疗的新方法，以提高疗效。

第二节 温病的主要治法

温病的主要治法分为以下三类，一是祛邪为主的治法，这是温病治法的主要内容，包括泄卫透表法、清解气热法、和解表里法、祛湿清热法、清营凉血法、通下逐邪法等；二是以扶正为主的治法，这是温病后期的主要治法，即滋阴生津法；三是用于急救的治法，包括开窍息风法、固脱法等。以上属于内治法，此外还可配合外治法。

一、泄卫透表法

泄卫透表法是驱除在表温邪，解除卫分表证的治法。具有疏泄腠理，逐邪外出，泄热解表的作用。适用于温病初起，邪在卫表。根据温病在表之邪有风热、暑湿、湿热、燥热等不同，本法主要可分为以下几种：

1. 疏风散热

用辛凉轻透之品，疏散肺卫风热病邪。适用于风温初起，邪在肺卫。症见发热，微恶寒，口微渴，无汗或少汗，舌边尖红，苔薄白。代表方剂如银翘散。

2. 解表清暑

用辛温芳化清凉之品，外解肌表之寒束，清化在里之暑湿。适用于夏日暑湿蕴阻于内，寒邪复侵犯于表。症见发热恶寒，头痛无汗，心烦，口渴，脘痞，舌红苔腻等。代表方剂如新加香薷饮。

3. 宣表化湿

用芳香透泄、宣肺祛湿之品，疏化肌腠湿邪。适用于湿温初起，邪郁肌表，气机失畅。症见恶寒，头重如裹，身体困重，汗出胸痞，苔白腻，脉濡缓等。代表方剂如藿朴夏苓汤。

4. 疏卫润燥

用辛宣凉润之品，解除卫表燥热之邪。适用于秋燥初起，燥热侵袭肺卫。症见发热，微恶风寒，头痛，口鼻咽喉干燥，咳嗽少痰，舌红苔薄白。代表方剂如桑杏汤。

泄卫透表法中疏风散热法和疏卫润燥法均用于温热病证初起，肺卫失宣。前者辛凉轻清宣透表热，后者尚兼甘凉濡润之功。解表清暑法用于表里卫气同病，辛温之品外散表寒，清暑化湿之品解除在里暑湿。宣表化湿法侧重宣肺、芳化，以解除湿热侵袭卫气之证。

根据病情的需要，泄卫透表法常与滋阴、益气、化痰、消导、清气、透疹、解毒、凉血等治法配合使用，均须以有助于驱邪外出、解除表证为原则，若配合他法反而妨碍解表，则是本末倒置。

运用泄卫透表法应当注意，温病一般忌用辛温发汗，否则可助热化火，出现发斑、出血、谵妄等，此即吴鞠通所说："温病忌汗，汗之不惟不解，反生他患。"其"客寒包火"证不排除辛温之品的应用，但也只需微辛轻解，迨至表邪一解，即当清里为主。

现代研究提示，本法具有促进汗腺分泌功能及血管舒张反应，加快人体散热，促使体温下降，增强人体免疫功能，改善全身和病变局部的循环功能，促进局部炎症消散等功能。

二、清解气热法

清解气热法是清泄气分热邪，解除气分热毒的一种治法。又称"清气法"。本法具有清热除烦、生津止渴的作用，属于八法中的清法。适用于温热病卫分之邪已解，气分里热亢盛，尚未入于营血分者。气分证范围广，清气泄热法的应用较广，主要分为以下几种：

1. 轻清宣气

用轻清之品透泄邪热，宣畅气机。适用于温邪初入气分，热郁胸膈而热势不甚或里热渐退而余热扰于胸膈的证候。症见身热微渴，心中懊恼不舒，舌苔薄黄，脉数。代表方剂如栀子豉汤加竹叶、连翘等。

2. 辛寒清气

用辛寒之品透解邪热，大清气分。适用于阳明气分，邪热炽盛，表里俱热的证候。症见壮热烦渴，汗出，舌苔黄燥，脉洪数。代表方剂如白虎汤。

3. 清热泻火

是用苦寒之品直清里热，泻火解毒。适用于邪热内蕴，郁而化火的证候。症见身热口渴，烦躁不安，口苦咽干，小便黄赤，舌红苔黄，脉数。代表方剂如黄芩汤或黄连解毒汤。

清解气热法适用范围较广，上述三法仅是其中较有代表性者。轻清宣气法重在清宣气热，作用偏于上焦胸膈；通过清凉轻灵的药物，既清热又宣透肺胸气机，使邪热外解。辛寒清气法重在清透气热，作用偏于中上焦（肺胃）；通过辛凉重品和大寒药物，既直折阳明无形大热，又宣透里热于外，使肺胃表里之热皆解。清热泻火法重在清泻火毒，作用在于三焦；通过苦寒药物，直折火热，清降邪热于下。

气分证的临床表现复杂，所以清气法在具体运用时，还应注意与其他治法配合。若热邪初入气分，倘表邪未尽，则须在轻清宣气中加入透表之品。若气分热邪炽盛，津液耗伤，则须在辛寒清气中加入生津养液之品。若火郁成毒，毒聚成肿成结者，则须在清热泻火中加入解毒消肿散结之品。若热在气分，邪热壅肺，当配合宣肺降气之品。若热郁肝胆当配疏利肝胆之品。

运用清解气热法时还应注意：本法主治气分无形邪热，若邪热已与有形实邪相结，如湿邪、燥屎、食滞、痰浊、瘀血，必须祛除实邪才能解除邪热。热邪未入气分者不宜早用，以免寒凉冰伏邪气。素体阳气不足，不可过用之，应中病即止，防止寒凉过度而伐伤阳气。苦寒药有化燥伤津之弊，热盛阴伤或素体阴虚者慎用。

现代研究提示，本法对细菌、病毒等病原微生物具有一定的抑制、杀灭作用；对细菌内毒素有中和与解毒作用；可降低毛细血管的通透性，具有一定的抗炎、抗渗透作用；可增强白细胞的吞噬功能及人体淋巴细胞母细胞的转化能力，促进抗体生成等调整免疫功能的作用；还具有解热、镇静、升压、强心、止血和修复机体组织器官等作用。

三、和解表里法

和解表里法是以和解、疏泄、宣通气机达到外解里和的治法。本法属于八法中的和法。在温病运用中，本法具有清泄少阳、分消走泄、开达膜原的作用。适用于温病邪已离表又尚未入里成结，而是郁滞于少阳或膜原、流连三焦的半表半里证。主要分为以下几种：

1. 清泄少阳

用辛苦芳化之品清泄少阳热邪，兼以化痰和胃。适用于热郁少阳，兼有痰湿犯胃的证候。症见寒热往来、口苦喜呕、胁脘闷痛、烦渴溲赤、舌红苔黄腻、脉弦数等。代表方如蒿芩清胆汤。

2. 分消走泄

用辛开苦泄之品宣展气机，清化三焦气分痰热或湿热。适用于邪留三焦，气化失司，所致痰热、湿浊阻遏的证候。症见寒热起伏，汗出不解，胸痞腹胀，尿短，苔腻。代表方如温胆汤加减，或以叶天士所说的杏、朴、苓之类为基本药。

3. 开达膜原

用辛通苦燥之品疏利透达湿浊之邪。适用于湿热秽浊之邪郁闭膜原的证候。症见寒甚热微，脘痞腹胀，身痛肢重，舌红绛或紫绛，苔白厚浊腻如积粉等。代表方如雷氏宣透膜原法或达原饮。

和解表里法在临床上有广泛的应用，以上几个治法，虽然同治半表半里证，但由于邪气所在部位、性质和感邪轻重各不相同，选择的治法也不尽相同。清泄少阳法虽有透邪泄热作用，但其清热力量较弱，故只适用于邪热夹痰湿郁阻于少阳，对气分里热炽盛者不宜用。分消走泄、开达膜原法以疏化湿浊为主，热象较著及热盛津伤者不宜单用，可配合清热法、养阴法等。湿浊偏盛，也可加用祛湿的治法。

使用和解表里法时还应注意，其具有表里、上下、脏腑、气血同治以及湿与热并除的特点，而有别于解表、清气、攻下等单纯从某一途径驱邪的治法。

现代研究提示，本法具有一定的解热、抗菌、消炎、利胆、调节肠胃功能和免疫功能等作用。

四、祛湿清热法

祛湿清热法是驱除三焦湿热的治法。本法具有宣畅气机、运脾和胃、通利水道等化湿泄热的作用。适用于湿热性质的温病。临床根据湿热所在的部位和湿与热的轻重，分为以下几种：

1. 宣气化湿

用芳化宣通之品疏通表里气机、透化湿邪。适用于湿温病初起，湿中蕴热，湿遏表里气机的证候。症见身热不扬，午后热甚，或微恶寒，汗出不解，胸闷脘痞，小便短少，舌苔白腻，脉濡缓。代表方如三仁汤。

2. 燥湿泄热

用辛开苦降之品疏通中焦气机，祛除湿热邪气。适用于中焦湿热遏伏，湿渐化热，遏伏中焦的证候。症见身热而汗出不解，口渴不多饮，脘痞腹胀，泛恶欲吐，舌苔黄腻，脉濡数等。代表方如王氏连朴饮、杏仁滑石汤。

3. 分利湿热

用淡渗之品清热渗湿，使湿从小便而出。适用于湿热阻于下焦，膀胱气化失司的证候。症见小便短少，甚则不通，热蒸头胀，渴不多饮，舌苔白腻等。代表方如茯苓皮汤。

上述三法，其作用和适用证各有偏重，宣气化湿法偏于"宣上"；燥湿泄热法偏于"畅中"；分利湿热法偏于"渗下"。但由于三焦为一个统一的整体，并且气机之宣畅，水道之通利，相互影响和促进，所以用药需配合使用，以利于湿邪的上下分消。例如分利湿热法虽用于湿热在下焦，但上焦、中焦有湿时，也可配合其它化湿法使用。此外，祛湿法还可根据病情需要，热邪较盛，配合清热法；湿热郁蒸三焦，面目一身俱黄，可配合退黄法；湿热与积滞相结，还配合消导化滞法；湿热中阻胃气上逆，则配合和胃降逆法等。

使用本法还应注意对于湿邪已经化燥者，不可再用。湿盛热微者，苦寒药当慎用或不用，应以辛温开郁，苦温燥湿为主。虽有湿邪而阴液亏损者慎用。总之化湿法的应用须权衡湿与热的偏轻偏重及邪之所在部位而选用相应的化湿方药。

现代研究提示，本法具有一定抗感染、调节胃肠功能、利尿等作用。

五、通下逐邪法

通下逐邪法是攻导里实，涤除热结的治法。本法具有通腑泄热、荡涤积滞、通瘀破结、排除邪毒，给邪以出路的作用。属于八法中的下法。主要适用于热邪与有形实邪如燥屎、湿滞、瘀血等互结于肠腑的证候。由于内结实邪的性质、部位的不同，分为以下几种：

1. 通腑泄热

用苦寒攻下之品泻下阳明实热燥结。适用于热入阳明，内结肠腑之证。症见潮热便秘，或热结旁流，时有谵语，腹部胀满或硬痛拒按，舌苔黄燥或焦黑起刺，脉沉实。代表方如调胃承气汤、大承气汤。

2. 导滞通便

用苦辛合苦寒之品通导肠腑湿热积滞。适用于湿热积滞胶结肠道的证候。症见身热，脘腹痞满，恶心呕逆，便溏不爽，色黄如酱，舌苔黄垢浊腻。代表方如枳实导滞汤。

3. 增液通便

用甘寒滋润合苦寒通下之品滋养阴液兼以通下。适用于阳明热结而阴液亏虚之证即所谓"热结液亏"。症见身热不退，大便秘结，口干唇裂，舌苔焦燥，脉沉细等。代表方如增液承气汤。

4. 通瘀破结

用攻下合活血化瘀之品通泄下焦瘀热互结之邪。适用于温病燥结和瘀血蓄于下焦的证候。症见发热，少腹硬满急痛，小便自利，大便秘结，或神志如狂，舌紫绛或有瘀斑，脉沉实。代表方如桃仁承气汤。

通下逐邪法在温病治疗中较为常见，尤其通腑泄热法，如能恰当运用，则奏效甚捷。正如清代柳宝诒所说："胃为五脏六腑之海，位居中土，最善容纳。……温热病热结胃腑，得攻下而解者，十居六七。"可见通下逐邪在温病治疗中占有很重要的位置。通腑泄热法，攻下热结，逐邪泄热，主治燥结肠腑；导滞通便法，清化湿热，导滞化积通下，逐湿热积滞，主治湿热夹滞阻于肠腑；增液通便法，攻下与滋阴增液并用，攻补兼施，主治热结而津液已伤；通瘀破结法，攻下活血并用，给瘀热蓄结以出路，主治瘀热互结于下焦。临床还可随症加减化裁，例如腑实而正虚者，攻下当配合扶正；腑实而兼肺气不降者，攻下当配合宣肺；腑实而兼热蕴小肠者，攻下当配合清泄小肠之火热；腑实而兼邪闭心包者，攻下当配合开窍；腑实而阳明邪热亢盛者攻下当配合清解气热。

本法驱邪力猛，若使用不当，容易伤正，故要注意里热未成实结或无郁热积滞者不可妄用；平素体虚者，或在温病过程中阴液、正气耗伤较甚，虽有热结，也不宜一味单用攻下之法，应配合扶正药同用；阴亏肠燥便秘者，属无水舟停，忌单用苦寒通腑泄热。下后邪气复聚，若必须再度用下法，应防止过下伤正。

现代研究提示，本法具有一定的抗菌、消炎、排除肠道及全身毒素的作用，促进新陈代谢；增强胃肠蠕动，改善肠管的血液循环，降低毛细血管通透性，增强机体的免疫力；还具有利胆、利尿等作用。

六、清营凉血法

清营凉血法是清解营血之热，消散营血分瘀滞的治法。本法具有清营养阴、凉血解毒、滋养阴液、散血活络的作用，也属于八法中清法的范围。适用于温病热入营血分，营热或血热亢盛的证候。温病的营分证和血分证没有本质的区别，但有证情的轻重和病位的浅深之不同，所以以将清营法与凉血法合并论之。可分为以下几种：

1. 清营泄热

用甘苦寒合轻清凉透之品，清营养阴，清透热邪外达，以祛除营分邪热。适用于温病的热入营分，郁热阴伤之证。症见身热夜甚，心烦时有谵语，斑疹隐隐，舌质红绛等。代表方如清营汤。

2. 凉血散血

用甘苦寒合活血散瘀之品，清解血热、散瘀宁络以清散血分瘀热之邪。适用于温病热盛血分，迫血妄行，热瘀交结之证。症见灼热躁扰，甚则昏狂谵妄，斑疹密布，各种出血，舌质紫绛或有瘀斑等。代表方如犀角地黄汤。

3. 气营（血）两清

用清营法或凉血法与清解气热法互相配用，双解气营或气血之邪热。适用于温病气分与营（血）分的同病证候，即气营（血）两燔证。若偏于气营同病，则出血倾向不重。症见壮热口渴，烦扰不寐，舌绛苔黄，代表方如加减玉女煎；若为气血两燔，热毒深重之证，则见壮热躁扰，甚或神昏谵妄，两目昏瞀，口秽喷人，周身骨节痛如被杖，斑疹密布，出血，舌质紫绛，苔黄燥或焦黑，代表方如化斑汤、清瘟败毒饮。

以上三种治法，均有各自作用特点，清营泄热法在清解营分同时，强调了透达营分郁热从气分外出而解。凉血散血法在凉血解毒宁络的同时，重在活血养阴以达到瘀散血止的目的。而气营（血）两清法则是针对温病过程中两个阶段相兼证的代表治法。热入营血，易致伤阴、闭窍、动风之变，须分别配合养阴、开窍、息风等法。

运用本法应注意热在气分而未入营、血分者，不可早用。营分、血分病变兼有湿邪者，应慎用本法，以防本法所用药物寒凉滋腻之弊。

现代研究提示，本法具有抗感染、消炎、中和内毒素、改善微循环、减轻血管内弥散性微血栓形成、镇静、强心等作用。

七、开窍息风法

开窍息风法包括了开窍与息风两种治法。开窍法是开通窍闭、苏醒神志的治法。具有清泄心包邪热，芳香清化中焦湿热痰浊，醒神利窍的作用。适用于温病邪入心包或痰浊上蒙机窍所引起的神志异常证候。具体应用分为清心开窍法和豁痰开窍法。息风法是平肝息风，解除挛急的治法。具有凉泄肝经邪热，滋养肝肾阴液，以控制抽搐的作用。适用于温病热盛动风或阴虚生风的证候。具体应用分为凉肝息风法和滋阴息风法。由于在温病过程中神昏、痉厥经常并见，为热犯手足厥阴所致，因此将开窍法、息风法合并讨论。

1. 清心开窍

用辛香透络、清心化痰之品清泄心包痰热，促使神志苏醒，适用于温病痰热内闭心包的证候。症见神昏谵语或昏聩不语，身体灼热，舌謇肢厥，舌质红绛或纯绛鲜泽，脉细数等。代表方如安宫牛黄丸、紫雪丹、至宝丹。

2. 豁痰开窍

用芳香辟秽、化痰清热之品宣通窍闭，适用于湿热郁蒸，酿生痰浊，蒙蔽清窍的证候。症见神识昏蒙，时清时昧，时有谵语，舌苔黄腻或白腻，脉濡滑或数。代表方如菖蒲郁金汤、苏合香丸。

3. 凉肝息风

用甘苦合酸寒之品凉肝解痉、透热养阴，适用于温病邪热内炽，肝风内动的证候。症见灼热躁扰，四肢拘急，甚则角弓反张，口噤神昏，舌红苔黄，脉弦数。代表方如羚角钩藤汤。

4. 滋阴息风

用咸寒合酸甘之品育阴潜阳，滋水涵木，适用于温病后期热入下焦，日久真阴亏损，肝木失涵，虚风内动的证候，症见低热，手足蠕动，甚则瘈疭，肢厥神疲，舌干绛而萎，脉虚细等。代表方如三甲复脉汤、大定风珠。

使用开窍法必须首先辨别窍闭的性质，清心开窍法属凉开，非热入心包而病在营血分者不用；豁痰开窍属芳香开窍，适用于湿热酿痰，病在气分。开窍息风法是一种应急措施，须根据证情与他法配合运用。开窍息风法常与清营、凉血、息风、化瘀、益气固脱等治法同用，豁痰开窍法常与清热化湿法同用。若为气分热盛引起的神昏、动风则要配合清气或攻下之法。小儿患者病在卫气分阶段，热扰心神或热邪淫及肝经，出现神志异常或抽搐，要结合其他脉症，多以清热透泄为主，热势一退，抽搐自止，或根据病情需要酌用息风之品。痉厥也有实风、虚风之异，实风之治重在凉肝，虚风之治重在滋潜，虚实二证的治法不可混淆。

热入营分而未至神昏、痉厥者一般不宜早用本法。壮火尚盛，不得用滋阴息风法。用驱风药止痉，尤其是虫类药须防其劫液，用滋阴药须防其敛邪。使用开窍法后神苏即止，不可过用，因辛药易耗气。元气外脱，心神外越的脱证禁用开窍法。

现代研究提示，本法具有解热、降低颅内压、减轻脑水肿、纠正体内电解质平衡紊乱、镇静、强心等作用。

八、滋阴生津法

滋阴生津法是滋阴养液，补充阴津损耗的治法。本法具有润燥生津、滋养真阴、壮水制火的作用，属于八法中的补法。适用于温病后期邪热渐退，阴液耗伤之证。在温病发生发展过程中温热邪气自始至终损伤人体的阴液，病到后期尤其突出，阴液的耗损程度与疾病的发展及其预后密切相关，正如古人云："留得一分津液，便有一分生机"。因此，在温病初期就应该时刻顾护阴液，若后期阴液耗伤明显，便要以救阴为务。根据阴液耗伤的程度和脏腑病位的差异，具体分为以下几种：

1. 滋养肺胃

用甘寒清润之品滋养肺胃津液，又称甘寒生津法。适用于温病气分邪热渐退，而肺胃阴液未复，或肺胃阴伤之证。症见干咳少痰或无痰，口干咽燥，或干呕不欲食，舌光红少苔或干。代表方如沙参麦冬汤、益胃汤。

2. 增液润肠

用甘咸寒生津养液之品润肠通便，又称"增水行舟"法。适用于温病气分热邪渐解，津枯肠燥而便秘的证候。症见大便数日不下，口干咽燥，舌红而干。代表方如增液汤。

3. 滋补真阴

用甘酸咸寒之品填补真阴，壮水制火，又称"滋补肝肾"法。适用于温病后期，邪热久羁，真阴耗损，邪少虚多的证候。症见低热不退，手足心热甚于手足背，颧红，口干咽燥，神疲欲寐，或心中憺憺大动，舌绛少苔或干绛枯萎，齿燥，脉虚细或结代等。代表方如加减复脉汤。

以上三种治法，滋养肺胃法和增液润肠法是针对温病后期气分邪热渐解，出现肺胃津伤或肠液耗伤；滋补真阴法是针对温病后期营血分热邪炽盛，劫灼肝肾之阴而设。前两种治法阴液耗损较轻，病位较浅；后者真阴损伤较重，病位较深。

温热类温病自始至终伤津耗液，湿热类温病湿邪化燥后也具有伤阴的特点，故滋养阴津的治法使用的机会较多。但阴伤而热邪仍在者，当与他法同用，常配合滋阴解表法、滋阴攻下法、滋阴清热法、滋阴息风法、益气敛阴法等。

滋阴生津法使用应注意温病伤阴兼有湿邪未化者，不可纯用本法，要滋阴而不碍湿，化湿而不伤阴。气热壮甚而阴伤不明显者，不可用本法。

现代研究提示，本法具有一定的直接补充多种营养素和电解质，调节机体的免疫功能，促进损伤修复，兴奋垂体－肾上腺皮质功能，改善微循环和凝血功能，防治弥散性血管内凝血，抑制病原微生物，中和内毒素，促进胃肠蠕动，调节神经系统功能等作用。

九、固脱救逆法

固脱救逆法是救治气阴外脱或亡阳厥脱证的治法。本法具有益气敛阴、回阳救逆的作用，属于八法中"补法"的范围。适用于温病中患者正气素虚而邪气太盛，或汗出太过，阴液骤损，阴伤及阳，导致气阴外脱或亡阳厥脱之危急证候。分为以下两种：

1. 益气敛阴

用甘温、甘酸补气敛阴之品益气生津，敛阴固脱。适用于温病气阴两伤，正气欲脱的证候。症见身热骤降，汗多气短，体倦神疲，舌光少苔，脉散大无力。代表方如生脉散。

2. 回阳固脱

用甘温、辛热益气温阳之品固脱救逆。适用于温病过程中阳气暴脱证。症见四肢逆冷，大汗淋漓，神疲倦卧，面色苍白，舌淡苔润，脉微细欲绝。代表方如参附汤或参附龙牡汤。

上述两法各有适应证，益气敛阴法适用于津伤气脱证；回阳固脱法适用于阳气暴脱证。但临床往往出现阴津与阳气俱脱，此时应将两法配合运用。还可视病情的需要与其它法配合使用，若气阴或阳气欲脱，而神志昏沉，手厥阴心包症状仍显著者，此为内闭外脱之候，则固脱法须与开窍法并用。

本法为急救之法，运用固脱法应注意用药要快速、及时、准确。生脉散、参附汤现已制成相应的注射剂，供静脉滴注，临床可选用。给药次数、间隔时间及用药剂量等都必须适当掌握，并随时注意病情的变化，作相应调整。另外，一旦阳回脱止，就要注意有无火热复炽、阴气欲竭的现象，并根据具体情况辨证施治。

现代研究提示，本法具有一定的强心、抗休克等作用。

十、外治法

外治法是在中医整体观和辨证论治原则的指导下，通过皮肤、诸窍、腧穴等给药方式来治疗温病某些证候的一种方法。具有退热消肿，止痛解毒，醒神开窍等作用。与内治法相比，外治法具有起效快捷，使用方便、安全的特点，尤其对于难以内服药物的昏迷患者或小儿发热患者更为适用。可见，外治法与内治法的作用相辅相成。常用的外治法有以下几种：

1. 洗浴法

常用中药荆芥、薄荷或鲜芫荽等煎水进行全身沐浴或局部浸洗，具有散热、透疹、托毒外出的作用。适用于温病高热，无汗，或疹出不畅、隐而不透。此外，对高热而无恶寒者，还可采用25℃～35℃30%的乙醇擦浴，或用32℃～34℃温水擦浴，也有明显的散热降温效果。

2. 灌肠法

根据辨证论治所确定的方剂，将药物煎成汤液，用作保留灌肠或直肠点滴以发挥疗效。主治病证比较广泛，尤其适用于较难口服的患者，肠道疾患和肾衰竭患者也有较好效果。

灌肠液过滤去渣，温度保持在38℃左右，患者宜取左卧位，肛管插入20～30cm，将药液灌入，灌肠次数依病情而定。如痢疾病证用白头翁煎汤灌肠。流行性出血热急性肾衰竭，用泻下通瘀合剂作高位保留灌肠等。

3. 敷药法

用药物制成膏药、擦剂、熨剂等在病变局部或穴位作外敷，具有退热和消肿止痛的功效。主治各种温病发热和局部热毒壅滞等病证。如将具有清热、解表、通达阳气的药物研细，常用大黄、山栀、生石膏、葱白等，用米醋或蛋清调成糊状，外敷涌泉穴或手足心处，包扎固定，4～6小时取下，具有迅速降温的作用，适用于壮热、烦渴，甚至神识昏迷的证候；将具有清热解毒、活血散瘀作用的药物研细，和醋或黄酒调敷肿痛之处，具有消肿止痛退热的作用，适用于痄腮、颜面丹毒等局部的肿痛。如用水仙膏外敷（敷后皮肤出现小黄疮者，可改用三黄二香散），用于温毒肿痛。又如温病热盛衄血，可用吴茱萸、大蒜捣烂敷于涌泉穴，以引热下行而止衄；疟疾病用二甘散（甘遂、甘草各等份）外敷神阙穴，或用毛茛捣烂外敷内关等穴。

4. 搐鼻法

把辛窜芳香气味的药物研细，抹入鼻孔少许，通过鼻腔黏膜的吸收，或使病人打喷嚏，达到开窍醒神的目的。适用于温病热入心包或中暑神昏。代表方如朱丹溪的通关散（细辛、皂角按6：1调配），治疗高热头痛或神昏、呼吸不畅、鼻塞等症。又如用蟾酥、冰片、雄黄各2g、牛黄1g研细，取少许放入鼻孔以取嚏，可治疗中暑昏迷、卒倒、牙关紧闭等症。

5. 吹喉法

把具有清热解毒、去腐生新作用的药物研细，吹于喉部少许，治疗烂喉痧咽喉红肿糜烂，具有解毒消肿，利咽清热的作用。代表方如锡类散。

温病的外治法还有很多，如雾化吸入、熏蒸、吹耳、灸疗、冰敷、拭齿等，这些外治法多数与内服药合并运用，可以起到相得益彰的作用。使用外治法也要注意辨证论治，不可机械搬用。一些外治药物对皮肤、黏膜有一定的刺激性，因此必须掌握一定的药量、治疗时间和使用方法，了解禁忌证。如吹鼻和吹喉的药量不宜过多，以免进入气管；高血压、脑血管意外、癫痫病人不宜使用取嚏法。

第三节　温病兼夹证的治疗

在温病发展过程中，不仅温病的主要病因温邪和正气起着重要的作用，而且一些兼夹的病理因素如痰饮、食滞、气郁、瘀血等，对温病的病理演变、病情发展和预后都具有重要的影响。

一、兼痰饮

温病兼夹痰饮，一方面为患者素体有停痰宿饮，感受温邪后，即与痰湿互结，出现痰湿气阻的兼夹证。另一方面由于在温病过程中体内津液不能正常布化所致：如湿热类病邪流连三焦，使三焦气机阻滞，水道通调失利，津液输布受阻而成痰饮；或热邪炽盛，煎熬津液，炼液成痰，痰热互结。

常用于兼夹痰饮的治法有以下两种：

1. 燥湿化痰理气

适用于痰湿气阻者，症见胸脘痞闷，拒按，泛恶欲呕，渴喜热饮而不欲多饮，舌苔粘腻。可在主治方中加半夏、陈皮、茯苓等，也可用温胆汤类。

2. 清热化痰开结

适用于痰热互结者，由于痰热所在病位不同，其证情与治疗用药也随之不同。痰热壅肺者，症见身热，咳嗽或气喘，胸闷甚则胸痛，痰黄而黏稠，舌苔黄腻，可在主治方中加瓜蒌、川贝、蛤粉、胆南星等。痰热结胸者，症见发热，胸下按之痛，舌苔黄滑腻，脉滑数等，可在主治方中加用小陷胸汤等。痰热闭窍者，症见神昏，舌謇肢厥，喉中有痰声，舌红绛苔黄腻，可在清心开窍剂中加用胆南星、天竺黄、竹沥、菖蒲、郁金及猴枣散等。痰热阻于肝经者，症见灼热，肢体抽搐，甚至角弓反张，喉间痰鸣，舌质红绛苔黄滑，脉弦滑数，可在清热息风剂中加用牛黄、天竺黄、竹沥等。

二、兼食滞

温病兼夹食滞，一方面由于病前宿食未消，停滞于中；另一方面由于病中脾胃的受纳运化功能减弱，勉强进食，难以消化，以致食滞内停而成。尤其多见于温病的恢复期。根据食滞部位的侧重不同，常用以下两种治法：

1. 消食和胃

适用于食滞胃脘，症见胸脘痞闷，嗳腐吞酸，恶闻食臭，舌苔厚垢腻，脉滑实。常在主治方中加用消食化滞之品，如神曲、山楂、麦芽、莱菔子、陈皮等，也可加保和丸。

2. 导滞通腑

适用于食滞肠腑，症见腹胀而痛，肠鸣矢气，其气臭秽，大便秘或泻，舌苔厚而浊腻，脉沉涩或滑。常在主治方中加用消导化滞，通导肠腑之品，如枳实、槟榔、大黄、厚朴，也可用枳实导滞丸。

三、兼气郁

温病兼夹气郁，多因情志失调而引起气机郁结，主要见于肝脾不和之证。症见胸胁满闷或胀痛，时有嗳气或叹息，泛恶，不思饮食，脉沉伏或细弦。常在主治方中加用理气解郁、疏肝理脾之品，如香附、郁金、青皮、枳壳、木香、苏梗、佛手、绿萼梅等，也可用四逆散。

四、兼血瘀

温病兼夹血瘀，主要原因有三种：一是素有瘀血宿伤，比如外伤所致的瘀血内停，及各种疾病引起的血瘀证，当感受温邪以后，易形成瘀热互结；二是温病过程中热盛动血，迫血妄行，离经之血停蓄在体内，或热邪炽盛，耗阴灼液，血液黏稠，脉络血行不畅；或温病后期脏气虚衰导致血行无力；三是恰逢妇女经血适来或产后而病温，热陷血室，热瘀互结，导致经停或恶露不行成瘀。温病血瘀的治法除在"温病常用治法"中的凉血散血和通瘀破结等法论及外，根据温病过程中瘀血所在部位不同，还有以下相应的治法：

1. 清营血，化宿血

是用清解营血、活血化瘀之品以治疗体内原有瘀伤宿血和热入营血并见证。症见身体灼热，胸胁或脘腹刺痛或拒按，舌质有瘀斑或紫晦，扪之湿润。常在清营凉血方中加入活血散瘀之品，药如桃仁、红花、赤芍、丹皮、丹参、当归尾、延胡索、山楂等。

2. 清血室，化瘀热

是用凉血化瘀之品以治疗热入血室证。症见壮热或寒热往来，小腹胀满，昼日明了，暮则谵语等。常在小柴胡汤中加延胡索、当归尾、桃仁等。

第四节　温病瘥后调理

温病瘥后调理是指温病邪气已退，但机体尚未恢复正常状态，或者余热未清，津液尚未恢复，此时应采取一些积极有效的调理措施，促使病体早日康复。瘥后调理包括内容很多，如调节饮食、劳逸结合、调适精神、适避寒热以及药物调理等。药物调节是一个重要环节。以下按温病瘥后的常见临床表现分别论述药物调理方法。

一、正虚未复

在温病过程中，由于热邪炽盛，耗伤人体津气，加上患病后人体脏腑功能的失调，尤其是脾胃受纳和运化的能力减弱，致使气血津液的生成减少，故经常出现体虚未复的表现。根据虚弱的部位和性质的不同，主要有以下三种治法：

1. 补益气液　是用补气生津养阴之品以治疗温病后期气阴两虚者。症见精神委顿，不饥不食，睡眠不酣，口渴咽燥，舌干少津。代表方如薛氏参麦汤（西洋参、麦冬、木瓜、石斛、鲜莲子、生谷芽、生甘草）或三才汤。

2. 滋养胃肠　是用养阴增液之品以治疗胃肠阴液亏虚者。症见口干咽燥或唇裂，大便秘结，舌光红少苔。代表方如益胃汤、增液汤。

3. 补养气血　是用补益气血的药物以治疗温病后气血亏虚者。症见面色少华，气弱倦怠，声音低怯，语不接续，舌质淡红，脉弱无力。代表方如八珍汤加减或集灵膏。

二、余邪未尽

在温病过程中邪热消退后，正气虚衰，体内尚存未尽之余邪，此时需根据正气之强弱及余邪的种类而分别采取各种治法。

1. 清解余热，益气养阴　是用辛凉、甘寒之品以治疗温病后期余热未净、气阴两伤之证。症见低热不退，虚羸少气，口干唇燥，呕恶纳呆，舌光红少苔，脉细数。代表方如竹叶石膏汤。

2. 芳化湿邪，醒胃和中　是用芳香清凉之品以化湿清热，恢复胃气治疗温病后期湿热余邪未净而胃气未复之证。症见身热已退，脘闷不畅，知饥不食，舌苔薄白微腻。代表方如薛氏五叶芦根汤（芦根、薄荷叶、荷叶、枇杷叶、藿香叶、佩兰叶、冬瓜仁）。

3. 理气化湿，健脾和中　是用理气化湿健脾之品以治疗温病后期余湿阻气，脾气虚弱之证。症见胃脘微痛，饮食不香，四肢倦怠，大便溏薄，舌苔薄白而腻，脉虚弱，甚至可见肢体浮肿。代表方如参苓白术散加藿香、佩兰、荷叶、砂仁等。

4. 化湿利水，温补肾阳　是用补肾阳、利水湿之品治疗温病后期阳气虚衰而水湿内停之证。症见形寒肢冷，身疲乏力，心悸眩晕，面浮肢肿，小便短少，舌淡苔白，脉沉细。代表方如真武汤。

三、复证治法

温病复证是指在温病瘥后，因正气未复，调摄不当而邪热复起，又称"复病"或"病复"。如《重订广温热论》中说："温热复证，有复至再三者，皆由病人不讲卫生，病家不知看护所致。"根据引起复证的不同原因，又可分为以下几种：

1. 劳复证　是指温病瘥后，正气未复，或余热未清，因为过早劳作重新发热者。根据病情具体分为以下三种：

若属气虚劳复者，症见发热，畏寒怕冷，四肢倦怠，少气懒言，舌淡少苔而润，脉虚。治以益气健脾，甘温除热。代表方如补中益气汤。

若属阴虚劳复者，症见发热，五心烦热，颧红盗汗，口干舌燥，或心悸失眠，舌红少苔，脉细数。治以养阴清热。代表方如加减复脉汤。

若属余热劳复者，症见发热，心烦懊憹，胸闷脘痞，或胸胁不舒，口苦咽干，食少纳呆，舌苔薄黄，脉微数。治以清透余热，解郁除烦。代表方如枳实栀子汤。兼呕恶者，加半夏、竹茹；兼舌红口渴者，加天花粉、石斛、竹叶；兼食滞者，加山楂、麦芽、神曲等。

2. 食复证　是指温病瘥后，脾胃虚弱，余热未尽，暴饮暴食或过食油腻之品而复伤脾胃，导致饮食停滞，余邪复作发热。症见发热头痛，嗳腐吞酸，烦闷呕恶，不欲饮食，甚至烦渴谵语，大便闭结，腹部胀满，舌苔厚腻，脉沉实或滑实。治以消食化滞，和胃理气。代表方如香砂枳术丸，病情较重者可用大柴胡汤等。

3. 感复证 是指温病瘥后，余热未尽，复感新邪，导致病发。症见发热恶风，头痛恶寒或口渴舌燥，咽痛，咳嗽，舌尖红，苔薄白欠润，脉浮数；或发热恶寒头身痛，舌淡红，苔薄白润，脉浮紧。治以辛凉解表剂或辛温解表剂。

此外，在温病后期，由于感邪过重，邪热侵犯脏腑，引起实质性的损害；或失治误治，调理失当，出现肢体或清窍失灵等证，又称为温病遗证。其治疗的方法可参考有关的康复专著。

综上所述，温病的证候复杂多变，因此治法也要灵活变通，知常达变。首先要明确病证的性质，如同为中焦气分证，则有热盛津伤和湿热交蒸的不同；同属痉证，有实证和虚证的区别；同是神志异常证候，有热闭心包和湿热酿痰、蒙蔽清窍的不同。二是发病类型，如同是初起的证候，有发于卫表和发于气分甚至发于营血分的不同，还有卫气同病或卫营同病者。三是邪气的兼夹和邪正的虚实。如温病兼夹痰饮、瘀血、食积、气滞者，治疗当分别加以化痰、祛瘀、消导、行气的药物；热盛又有明显的阴伤表现，清热当与养阴并用。四是体质的状况。人的体质有阴阳气血的偏盛偏衰，年龄有老幼的差别，治疗也有区别。对于肾阴素虚者，为了防止其邪乘虚而入，必要时可酌用滋肾养阴药，以"先安未受邪之地"。

另外，传统理论认为治温病应避用温药。自从刘河间提出寒凉为主的治法以后，又经明清温病四大家的完善，温病学派形成了一套以清热养阴药为主的治疗体系，但并不排斥温法的运用。温病中温法可归纳为温散法、温阳法、甘温益气法。温散法：有学者认为阳热郁结是温病的重要特点，因此治疗使用辛温开通以散热结必不可少。在临床上，凡遇表气被闭之证，单纯用辛凉之品往往不能达邪，必须佐以辛温之品，如银翘散中用豆豉、荆芥。另外，使用辟秽透邪之品也属温散法。温阳法：有的患者素体阳虚，又经汗、吐、下而阳气大伤，有的患者在病变过程中阴损及阳，这些都须及时用温阳法来治疗。甘温益气法：早在《内经》里就已提出"壮火食气"，夏暑之际，最易耗气，暑温病变过程中，气虚者须佐用甘温益气之品以助达邪。因此甘温益气法是治疗暑温病的一种变法。温病用温药，虽说是治疗中的变法，却并不违背辨证论治的精神，相反更好地体现了中医学辨证论治的实质。

第六章

温病的预防

预防是指在机体健康的情况下，预先采取一定的方法和措施以防止疾病的发生。温病是一类急性外感热病，大多具有传染性，起病急骤，来势凶猛，如果不及早加以预防，就可能会发生传播，在一定范围内形成流行，严重影响人民的健康，甚至威胁生命。因此，温病的预防就显得格外重要，必须引起我们高度的重视。

第一节　历代医学家对预防温病的认识及成就

一、对预防温病的认识

关于预防疾病的思想，早在两千多年前的《内经》就已奠定了基础。如《素问·四气调神大论》说："圣人不治已病治未病，不治已乱治未乱，此之谓也。夫病已成而后药之，乱已成而后治之，譬犹渴而穿井，斗而铸锥，不亦晚乎。"生动而形象地阐明了"治未病"的重要性，充分表明了当时对于无病早防的重要性的深刻认识。同时，古代医学家还观察到某些疾病可以传染并造成流行，如《素问·刺法论》指出："五疫之至，皆相染易，无问大小，病状相似。"在此基础上又提出了积极的预防方法："如何可得不相移易者？……不相染者，正气存内，邪不可干，避其毒气。"主张保持人体正气的强盛以抵御病邪侵袭，同时设法不与病邪接触，以避免染病。这些论述，至今对于预防温病仍然具有很重要的指导意义。

《内经》以降，历代医家对温病的传染性和流行性有了进一步的认识。如关于传染的概念，早在《汉书》中就有"天行疫疠，人相传染"之说。刘河间在《伤寒标本心法类萃》一书中，则把疫疠称为"传染"，并把"传染"列为专节讨论。

以后，又逐渐发现了温病的传播途径和传播媒介。明代虞搏《医学正传》说："其侍奉亲密之人，或同气连枝之属，熏陶日久，受其恶气，多遭传染。"清·王清任在《医林改错》中指出："遇天行触浊气之瘟疫，由口鼻而入气管，由气管达于血管。"这些论述都阐明了温病可以通过呼吸道而传染。唐·孙思邈在《备急千金要方》中指出："原夫霍乱之为病也，皆因饮食，非关鬼神。"隋·巢元方《诸病源候论》也指出："人有因吉凶坐席饮啖，而有外邪恶毒之气，随饮食入五脏。"这些均指出了消化道是温病的传播途径之一。北宋《太平圣惠方》云："刀箭所伤，针疮所裂，冒触风寒毒气外邪，从外所中，始则伤于血脉，久则攻于脏腑。"说明了皮肤创伤可感染温病。在此基础上，宋代以后的医家较重视邪从口鼻侵袭人体而致病。吴又可在《温疫论》中明确提出疠气"从口鼻而入"，其后叶天士有"温邪上受"之说，都是强调温病可由呼吸道或消化道而传染。薛生白在《湿热病篇》中说："湿热之邪从表伤者十之一二，由口鼻入者十之八九。"概括指出了皮肤、呼吸道、消化道均是温病的传播途径。在传播媒介方面，清代洪稚存在《北江诗话》中说："时赵州有怪鼠，白日入人家即伏地呕血死，人染其气，亦无不立殒者。"清代汪期莲《瘟疫汇编》中记载："忆昔年入夏，瘟疫大行，有红头青蝇千百为群，凡入人家，必有患瘟而死亡者。"这些都是我国历史上以昆虫和动物为传播媒介而引起温疫流行的记录，前者指出了老鼠在传播某种烈性传染病（鼠疫）中所起的作用，后者指明了苍蝇与温疫发生的密切关系。

二、在预防温病方面的成就

由于历代医家对温病的传染性及流行性的正确认识，以及对温病的传播途径和传播媒介有了一定了解，所以采取了一系列预防温病发生、流行的积极的有效的措施。

（一）重视环境卫生

在环境卫生方面，古人极其重视，并积累了丰富的经验和有效的方法。商代的青铜器上已有洒扫人的象形铭文。周代《礼记·内则》要求人们："鸡初鸣，……洒扫室堂及庭"。说明当时已有清晨打扫室外环境卫生的习惯。在河北易县挖掘到的战国时代燕国下都的陶质阴沟管道，是我国早期的地下排水系统。从汉代文物"箕帚俑"断定，至少在这个时期，城市中已有了专门从事清洁卫生的职业人员。《后汉书·张让传》载，在当时有毕岚"作翻车渴乌施于桥西，用洒南北郊路"，即用抽水洒水器具以减少路面尘土的飞扬，保持道路清洁。殷墟甲骨文中有"圂"字，即为厕所，而后汉邯郸淳《笑林》中又载，当时城市中设有"都厕"，即为公共厕所。唐代《备急千金要方》中有"常习不唾地"之说，要求人们不随地吐痰。以上措施，对于保持环境卫生，减少传染病的发生，均有非常重要的作用。

（二）注意个人卫生

我国人民自古以来就有良好的个人卫生习惯，如重视衣冠整洁，勤换衣服，经常沐浴，还很早使用了牙刷、口罩等个人卫生器具，并提倡饭前便后要洗手。战国时代的诗人屈原《楚辞·渔父》中有"新沐者必弹冠，新浴者必振衣"的记载。元代郭金玉《静思集》有"南州牙刷寄来日，去腻涤烦一金直"之句，说明当时已有使用植毛牙刷清洁牙齿的习惯。据《马可·波罗行记》载：元制规定，向大汗献食者，皆用绢巾蒙口鼻，以防唾沫污染食品。这是使用口罩的较早记录。良好的卫生习惯对于预防温病的发生具有非常重要的意义。

（三）保持饮食卫生

在保持饮食卫生、防止"病从口入"方面，古人亦采取了许多有效的方法和措施。在殷周之前就使用了水井，并且要定期"浚井改水"。在甲骨文中就有"井"字。王孟英在《霍乱论》中指出："人烟稠密之区，疫疠时行……故为民上及有心有力之人，平日即宜留意，或疏浚河道，毋使积污；或广凿井泉，毋使饮浊。"说明了保持水源洁净对于预防疫疠的重要性。我国人民历来就有不喝生水的良好习惯。《吕氏春秋·本味篇》指出：饮水必须"九沸九度"。宋代庄绰在《鸡肋篇》中说："纵细民在道路上，亦必饮煎水"。不饮生水对于防止许多消化道传染病的发生有重要的意义。在饮食卫生方面，古人强调食物不可污染。汉代王充《论衡》说："饮食不洁净，天之大恶也。"《金匮要略》中亦有"六畜自死皆疫死，则有毒不可食之"的记载，《论语·乡党》中说："鱼馁而肉败不食，色恶不食，臭恶不食"，均指出不可食用腐败变质的食品。《诸病源候论》中提出："勿食鼠残食"，《备急千金要方》中说："勿食生肉"，说明古代十分强调饮食卫生以预防疾病的发生。

（四）除害灭虫

我国很早就重视对某些可以传播疾病的昆虫和动物的防避和杀灭。敦煌石窟中还保存着一幅"殷人薰火防疫图"，描述殷商时代以火燎、烟熏的方法来杀虫、防疫的情景。南宋陈元靓《岁时广记》引《岁时杂记》中载有："都人端午作罩子，以木为骨，用色纱糊之以罩食"的防蝇食罩。赵学敏《本草纲目拾遗》中把"蝇、蚊、虱、蚤、臭虫"列为暑夏之五害。历代本草书中还记载了用百部、藜芦、苦楝子、矾水、藁本等药物灭蝇，用草乌、芥子、皂荚等药物灭蛆。我国至迟在后汉时期就较普遍地使用了蚊帐。而在周代以前，人们已知道采用药草薰蚊驱蚊。《月令辑要》中引《千金·月金》载："浮萍阴干，和雄黄些少，烧烟去蚊"。据《夷坚志》载，宋朝在南昌已有专门从事制造出售蚊药的职业者。对于虱子，古人早就知道经常洗浴、更衣可有效地消灭虱子及其卵——虮子。《淮南子》云："汤沐而虮虱相吊"。历代本草书中还记载了用雄黄、藜芦、百部、白矾、轻粉等药物杀虱子及虮子。对于跳蚤，也有采用菖蒲、芸草等药物驱杀的方法。对于臭虫则有采用楝花米、黄柏、木瓜、荞麦秸、百部、雄黄等药物驱杀的方法。除此之外，《诗经》中已有"穹室熏鼠"的记载，《山海经》中记录了白矾可以毒鼠，后世多以砒霜制成食饵来诱杀老鼠。说明古人对于捕杀老鼠亦很重视。

（五）避邪隔患

古代医家非常重视对外来病邪的躲避，对温病患者的隔离。《素问·上古天真论》提出："虚邪贼风，避之有时"。《晋书·王彪之传》记载，有"朝臣家有时疾染易三人以上者，身虽无疾，百日不得入宫"这一严格的隔离措施。即不仅注意到对已有病人的隔离，而且还注意到对已与病人有接触但尚未发病者的隔离。明代肖大享《夷俗记》载，在内蒙一带的少数民族有"凡患痘疮，无论父母、兄弟、妻子，俱一切避匿不相见"的习惯。明·李时珍《本草纲目》提出："天行瘟疫，取出病人衣服，于甑上蒸过，则一家不染"，提出了消毒病人衣物的方法。清初设有"查痘章京"一职，专司检查京城的天花患者，一旦发现，即令其迁出四五十里以外。并开始对外来海船实行海关检疫，以防瘟疫等病传入国内。这可视为我国早期的检疫制度。清·熊立品提出了隔离的具体要求："当合境延门，时气大发，瘟疫盛行，递相传染之际，……毋近病人床榻，染其秽污；毋凭死者尸棺，触其臭恶；毋食病家时菜，毋拾死人衣服……"

（六）药物预防

我国古代医家很早就提出使用药物来预防温病的发生。《诸病源候论》中明确地说温病可以"预服药及为法术以防之。"《备急千金要方》认为："天地有斯瘴疠，还以天地所生之物防备之。"至于具体的方法，早在《素问·刺法论》中就用小金丹预防疫病。在晋代《肘后方》、唐代《备急千金要方》等古医籍中都列有辟温方，如后者载有雄黄丸、太乙流金散、杀鬼烧药、虎头杀鬼丸、金牙散等，都是采用药物来预防温病的发生。元代滑寿主张在麻疹流行期间用消毒保婴丹、代天宣化丸来预防温病。历代常用预防温病的药物有雄黄、朱砂、菖蒲、白芷、芜荑、踯躅花等，用药的方法大致有制成丸剂、散剂、药酒等内服，或作熏药，或作随身佩带等。

（七）接种免疫

接种免疫是预防传染的最有效的措施，也是增强人体正气的方法。古代医家很早就发现某些传染病在发病之后，一般不会再患该病。明·万全《痘疹世医心得》中说："至于疹子则与痘疹相似，彼此传染，但发过不再作耳。"于是就产生了对健康人预先接触病邪进而使体内产生抵抗力的方法，亦即现在所说的"人工免疫"法。"免疫"之说在我国18世纪医学文献中即已出现，而《肘后备急方》中提出的："疗猘犬咬人方，仍杀所咬犬，取脑敷之，后不复发。"以及《诸病源候论》中所说的射工病预防可"得其病毒，仍以为屑，渐服之"等，均是人工免疫法的尝试。而真正具有实用价值的，则是人痘接种术的发明。有文献记载，我国至少在明代以前就已经发明了种痘法以预防天花，这是医学科学的一项重大成就。《医宗金鉴》记载的已有痘衣法、痘浆法、旱苗法、水苗法等。种痘术的发明，不仅对当时保护人民健康起了很大作用，而且为1796年英国人琴纳发明牛痘疫苗预防天花，以至在全球消灭天花奠定了基础。

第二节　温病的预防方法

温病的传染和流行有一定的环节。现代研究表明，这些环节基本上有三个，即传染源、传播途径和易感人群，如其中任何一个环节得以控制，就不会发生传染，形成流行。因此，针对这些环节，预防工作一方面要采取综合措施，如经常开展卫生运动等，另一方面要根据不同病种特点和当时当地具体情况，抓住关键环节，采取重点措施。在实际工作中往往两者结合，取长补短，相辅相成，才能达到预期目的。如发动群众除"四害"，妥善处理粪便、污水、垃圾、搞好饮食卫生、保护水源、防止空气污染、保护人们赖以生存的自然环境等，均是行之有效的。一旦发生疫情，应立即按规定上报，并采取各种防疫措施，以减少或杜绝其传染和形成流行。预防的具体方法很多，现代常用的特异性人工免疫法对预防相应的传染病有肯定效果，这里不予介绍。运用中医中药预防温病的方法主要有以下几个方面：

一、培固正气，强壮体质

《内经》云："正气存内，邪不可干，邪之所凑，其气必虚。"人体正气充足，体质壮实，温邪就不能侵犯人体，即使感受了温邪也不会发病，即使发病其病情也较轻微，易于治愈康复。培固正气，强壮体质的方法，大致有以下几种：

1. 锻炼身体，增强体质

我国医学家和广大劳动人民创造了许多强身健体的方法，如五禽戏、太极拳、八段锦、气功、保健按摩及武术运动等，都可以增强人的体质。可以根据个人的条件，如年龄、职业、居住环境、爱好等，选择锻炼项目，提高自身的防病抗病能力。

2. 顺应四时，调适寒温

人类生存在大自然中，与自然界的四时气候变化息息相关。在日常生活中，应根据季节的变化和气温的升降，及时调整衣被和室内温度。冬日不可受寒也不宜保暖过度，夏日不可过分劳作也不宜贪凉安逸、恣食生冷。这对于小儿尤为重要，因小儿脏腑娇嫩，形气未充，易受气候变化的影响而生病。《素问·移精变气论》云："失四时之从，逆寒暑之宜，贼风数至，虚邪朝夕，内至五脏骨髓，外伤空窍肌肤，所以小病必甚，大病必死。"强调了如果不能顺应自然界气候的变化而影响人体正气的危害性。因此，顺应四时气候的变化是保护人体正气的一个重要方面。

3. 保护阴精，固守正气

人体内的阴精是人体正气的重要组成部分，对于抵御外来温邪的侵袭具有非常重要的作用。因而必须着重保护阴精，其方法除避免早婚、早育、房劳过度外，还要注意日常生活中必须劳逸结合，保持心情舒畅，情绪稳定等。《素问·金匮真言论》说："夫精者，身之本也，故藏于精者，春不病温。"强调了保护体内阴精对预防温病的重要意义。《素问·阴阳应象大论》指出："冬不藏精，春必病温"。吴鞠通在《温病条辨》中说："不藏精三字须活看，不专主房劳说，一切人事之能摇动其精者皆是。"

4. 注意环境，搞好卫生

经常保持工作和生活环境的整洁卫生，居住地要空气新鲜、阳光充足、温度适宜、没有污染。要养成良好的个人卫生习惯，不随地吐痰，饭前便后要洗手。在饮食上不食用腐败变质食物，不过食辛辣炙煿之品，不嗜烟酒等。

现代开展的大规模的人工免疫接种，也可以看作是增强人体正气的一项有效措施。

二、及时诊治，控制传播

对具有传染性的温病患者，必须早期诊治，及时隔离，控制传播。并迅速向有关防疫部门报告，使防疫部门能随时掌握疫情，采取相应措施。

1. 早期诊治

早期发现并治疗传染病人，是彻底治愈病人，使病人早日康复的需要。确诊早晚，治疗的是否及时，直接关系到病势的发展及预后，万不可掉以轻心。这不仅对于提高治愈率，缩短病程，减少病死率和后遗症有重要意义，而且对于及早控制传染源，预防传染病的传播有直接的作用。因此，密切注意气候是否异常，当地是否有传染病的流行，并熟悉传染病的初始表现等，都是非常重要的。

2. 及时隔离

对传染性温病患者，要及时进行隔离，对烈性传染性的温病患者，应立即严格隔离，对肠道传染病患者应作病室隔离，对于疑似病人、病源携带者也要区别不同情况进行观察、检疫，必要时应隔离。尽量减少病人与健康人的接触，如需接触时，也要有一定的隔离措施，如戴口罩、穿隔离衣等。对患者的痰液、呕吐物、粪便等均不可随便向外排放，应集中起来做消毒处理。患者的衣物及生活用具也要经过消毒处理。

3. 控制传播

传染性温病的感受途径不同，因此可采用不同的措施来阻断其传播途径。如对呼吸道传染病，可在流行期间进行室内空气消毒，并保持公共场所的空气流通，尽量避免或减少去人群拥挤的地方，外出时可戴口罩。对通过消化道传染者，应特别注意饮食和环境卫生，不饮生水，保护水源，管好粪便，勤剪指甲，消毒饮食用具，谨防"病从口入"。对于通过蚊子、跳蚤、虱子、老鼠等动物传播者，则要采取各种措施予以杀灭。

三、预施药物，防止染病

在温病流行或可能流行的季节，必须根据具体情况，对可能感染温邪的人群预施药物，以防止温病的发生与传播。目前较多采用的预防方法和使用的药物主要有：

1. 熏蒸预防法

即用药物燃烧烟熏，或将药物煮沸蒸熏。此法一般适用于以呼吸道为传播途径的温病的预防。如在风温病流行期间，可用食醋按每立方米 2~10ml 加等量清水，在居室内煮沸蒸熏 1 小时，可预防该病的发生。又如采用苍术、艾叶烟熏剂在室内燃烧烟熏，对预防腮腺炎、水痘、猩红热、流感等传染病有显著效果。

2. 滴喷预防法

即用药物滴入鼻腔内，或用药粉吸入鼻腔内或喷入咽喉。此法多用于呼吸道传染性温病的预防。例如：在风温、春温、暑温流行期间，将食醋用冷开水稀释后滴鼻，有一定预防作用。或用白芷 3g，冰片 1.5g，防风 3g，共研细末，取少量吹入两侧鼻孔，或放在口罩内任其缓慢吸收，也有预防作用。又如在缠喉风（白喉）流行时，用锡类散喷入咽喉部，有预防的效果。

3. 中药预防法

即用一味或多味中药煎服以预防温病。如预防风温可用银花、连翘、野菊花、贯众等；预防春温可选用大蒜、银花、连翘、千里光、贯众、野菊花、蒲公英、鲜鬼针草等；预防暑温可选用大青叶、板蓝根、鱼腥草等；预防湿温可选用黄连、黄柏等；预防烂喉痧可选用黄芩、忍冬藤等；预防麻疹可选用紫草、丝瓜子、贯众、胎盘粉等；预防痢疾可选用马齿苋、大蒜、食醋等。在使用时，可选其中一味或数味煎汤内服，每日 1 剂，连服 2~4 天。

4. 食物预防法

有意识地食用某种食物，有助于预防某些温病。此法简便易行，易被人们接受。如秋末冬初，气候干燥，多饮甘蔗汁、蜜枣汤、胡萝卜汤等，对缠喉风有一定的预防作用。大蒜适量，进餐时拌食用，或马齿苋加大蒜煎服，可预防痢疾。每日吃大蒜 5g 左右，可预防流脑。

此外，尚有许多流传于民间的预防温病的方法，简便易行，效果良好，应注意挖掘整理。

上述预施药物的方法，可据情一法独用，或数法同施，以达最佳预防效果。

各论

第七章

温热类温病

温热类温病是指由不兼湿邪的温邪如风热病邪、温热病邪、暑热病邪、燥热病邪等所引起的一类急性外感热病，主要包括风温、春温、暑温、秋燥等。由于其致病邪气为阳热性质，具有火热、酷烈、活动等特性，所以此类温病以起病较急、热象明显、易伤津耗液、传变较快、易内陷生变等为特征，治疗以清热祛邪为主，并注意时时顾护阴津。

第一节　风　温

一、概述

风温是感受风热病邪所引起的急性外感热病。其特点为初起以肺卫表热证为主要证候，临床常见发热、微恶风寒、口微渴、咳嗽等表现。本病四季均可发生，但以冬春两季多见，发于冬季者，也叫冬温。

风温一名，首见于汉代张仲景《伤寒论》："太阳病，发热而渴，不恶寒者，为温病，若发汗已，身灼热者，名曰风温。"但仲景所指的风温是热病误汗后的坏证。唐代孙思邈《备急千金要方》引《小品方》之葳蕤汤作为治疗张仲景所述风温的主方。后世医家还续有不少有关风温的论述，但多把伏气温病认作风温，如宋代庞安时在《伤寒总病论·卷五》中说："病人素伤于风，因复伤于热，风热相搏，则发风温。四肢不收，头痛身热，常自汗出不解，治在少阴厥阴，不可发汗，汗出则谵语。"提出了其对风温病因、证、治的看法。至清代，叶天士则明确指出风温为新感温病，如《三时伏气外感篇》所说："风温者，春月受风，其气已温，《经》谓春病在头，治在上焦。肺卫最高，邪必先伤。此手太阴气分先病，失治则入手厥阴心包络，血分亦伤。"这不仅提出了风温是感受时令之邪所致的新感温病，而且还阐明了风温的病机特点和传变趋势。尔后，陈平伯的《外感温病篇》对本病进行专门论述，如其曰："风温为病，春月与冬季居多，或恶风或不恶风，必身热，咳嗽，烦渴。"指明了本病的发生季节和初起临床证候特点。此外，清代的一些著名医家如吴鞠通、吴坤安、王孟英等，都对风温病的因、证、脉、治作了阐述和补充，从而进一步丰富了风温病辨证论治的内容。

根据本病的好发季节及临床表现，与西医学中的大叶性肺炎、病毒性肺炎，或冬春季节上呼吸道感染、流行性感冒、急性支气管炎等疾病相似，这些疾病可参考风温辨证论治。

二、病因病机

风温的病因为风热病邪。春季风木当令，阳气升发，气候温暖多风；素禀不足，正气虚弱，卫表不固者，若因起居不慎，寒温失调，即可感受风热病邪，着而成病。正如吴鞠通所说："风温者，初春阳气始开，厥阴行令，风夹温也"。冬季虽属寒气当令，但如气候反常，应寒反暖，或冬初气候温暖多风，亦可导致风热病邪形成，在人体正气不足时，风热病邪即可入侵而发病，正如吴坤安所说："凡天时晴燥，温风过暖，感其气者即是风温之邪"。因此，风温的发生多因感受春季或冬季的风热病邪所致。

风热病邪属阳邪，其性升散、疏泄；侵犯人体，多从口鼻而入，先犯肺卫。如叶天士说："肺主气属卫"、"肺位最高，邪必先伤"。风热初袭，病在手太阴肺经，肺卫失宣，故初起即见发热，微恶风寒，咳嗽，口微渴等肺卫证候。风温初起邪在肺卫，若感邪不甚，并经及时治疗，即可终止病变发展，早期治愈。如肺卫之邪不解，则其发展趋向大致有两种情况：一是顺传于胃，二是逆传心包。凡邪热由卫入气，顺传于胃，多呈阳明邪热炽盛之证；如邪热逆传心包，即叶天士所说："温邪上受，首先犯肺，逆传心包"，则邪热扰闭心窍，必见神志异常表现。在病变过程中，常有因邪热壅肺而出现痰热喘急，或因邪热窜扰血络而外发红疹；另外，素体下焦阴亏，肺经病变严重者，肺之化源欲绝，可出现骤然大汗淋漓，喘咳不止，鼻煽，脉散乱，甚则咳唾粉红色血水，烦躁欲竭等表现。

总之，人体感受风热病邪，病变以肺经为主。初起以肺卫表热证为特征，肺卫之邪内传，即可顺传气分，壅塞肺气，或入阳明，或郁于胸膈；亦可逆传直接内陷心营。病变过程中易化燥伤阴，后期多见肺胃阴伤病变。

三、诊断要点

1. 多发于春、冬两季。
2. 发病较急，初起以肺卫见证为特征。
3. 传变较速，易见逆传心包证候。
4. 病程中以肺经病变为主，也有阳明胃肠病变之证。

四、辨证治疗原则

风温以手太阴肺为病变中心，初起即见发热、微恶风寒、咳嗽等肺卫见证，少有骤然寒战高热者。继则传里，邪热壅肺，出现身热、咳喘、汗出、口渴等表现；若损伤肺络者兼见胸痛、咯吐血痰；引动肝风者兼见抽搐；肺经病变严重者，可见化源速绝，出现大汗淋漓、鼻煽、脉散大等危急证候。肺经病变的证候表现复杂多样，临证应注意其不同病变阶段证候的辨析，同时也要重视肺经病变与相关脏腑病变的证候之联系与区别，如肺热传胃，症见壮热、大汗、口渴、脉洪大；肺热移肠，其热结者可见潮热、便秘，热迫大肠者下利色黄热臭；肺经邪热波及营分，窜扰血络者，则见肌肤红疹等；若邪热灼津为痰，结于胸膈胃脘，可见胸脘痞闷，按之疼痛等。风热病邪由肺卫传入气分肺、胃、肠腑等，其热势虽盛，但一般病情较轻。若出现神昏谵语，多为邪热逆传心包或邪热内陷心包所致，应注意辨别是内闭心包抑或内闭外脱。

风温的治疗原则，初起邪在肺卫，治宜辛散凉泄，透邪外达，并注意辨别证偏于卫表抑或偏于肺经，相应调整施治；邪渐入里，独见肺经邪热壅盛者，宜清热宣肺平喘；邪热灼津为痰，结于胸膈胃脘者，宜辛开苦降，使痰热分解而易于清化。至于邪热传于胃肠，其在阳明之经者，犹可辛寒透泄，达邪出表；其下迫肠腑，下利热臭者，宜苦寒清热止利；其热结肠腑，腑气不通者，则宜苦寒攻下，导热下行而解。若邪热逆传心包或内陷心包，机窍内闭者以清心开窍为急；其阳气外脱者，以固敛阳气为要。病变后期肺胃阴伤者，宜甘寒滋养肺胃之阴。本病初起大忌辛温消散，因为辛温发汗，一则劫夺心液，二则耗散心阳，易致昏谵；再者，温病最善伤阴，发汗则加重阴伤，加速病情变化，正如邵新甫所说："风为天之阳气，温乃化热之邪，两阳熏灼先伤上焦，种种变幻情状，不外手三阴为病薮，头胀、汗出、身热、咳嗽必然并见，当与辛凉轻剂，清解为先，大忌辛温消散，劫烁清津"。此外，风温初起也不可重用寒凉，以免凉遏卫气，阻碍气机，冰伏邪气，使邪热难于外达，反致传变内陷。

第二节　春　温

一、概述

春温是由温热病邪内伏而发的急性热病。其特点为起病即见里热证候，临床常见发热、心烦、口渴、舌红、苔黄等表现，严重者可见神昏、痉厥、斑疹等。本病多发生在春季或冬春之交或春夏之际。

本章所论之春温乃伏邪温病。有关本病的论述肇端于《内经》，其中有言"冬伤于寒，春必病温"，"藏于精者，春不病温"，晋代王叔和演绎为"冬时严寒，……中而即病者，名曰伤寒，不即病者，寒毒藏于肌肤，至春变为温病"，说明古人认为春温的发生外因冬伤于寒，内因身不藏精，且病邪在体内有相当时间的伏藏蕴化过程。其后有关春温的论述很多，其概念内涵也较繁杂，如首先提出"春温"病名的宋代医家郭雍在《伤寒补亡论》中说："冬伤于寒，至春发者，谓之温病；冬不伤寒，而春自感风寒温气而病者，亦谓之温；及春有非节之气中人为疫者，亦谓之温。……然春温之病，古无专治之法，温疫之法兼之也。"可见郭氏所谓春温是对春季所患温病的总称，其中包括感受春季时令温邪而即刻发病的新感温病如风温、温疫等。直到明初，王安道则明确提出本病为怫热自内而达于外，故起病即见里热之证，从而揭示了春温的证候机理，并强调治疗以"清里热"为主；叶天士在《三时伏气外感篇》中进而发挥道"昔贤以黄芩汤为主方，苦寒直清里热，热伏于阴，味苦坚阴，乃正治也。知温邪忌散，不与暴感门同法。若因外邪先受，引动在里伏热，必先辛凉以解新邪，继进苦寒以清里热"；清代俞根初在《通俗伤寒论》中对春温的发病部位及证候类型有颇为精辟的阐述："伏温内发，新寒外束，有实有虚，实邪多发于少阳募原，虚邪多发于少阴血分、阴分"；陆子贤在其《六因条辨》中列"春温条辨"专篇，对本病证治条分缕析，切合临证实用。

根据本病的发病季节和证候特点，发生于春季的流行性脑脊髓膜炎、病毒性脑炎、重症流感等发病即见里热较重的病证，可参照本病内容辨证施治。

二、病因病机

温热病邪是春温病的主要致病因素。一般认为，温热病邪的产生是由于冬天感受寒邪，潜伏于体内，郁久化热而成，在春季阳气回升的特殊气候条件下，引动郁热外发而致病。而邪气之所以能伏藏于体内，还与人体正气的强弱和感邪的微甚有关。正气内存，则邪不可干，若阴精素亏，正气不足，则邪气易感而为病，正如《素问·金匮真言论》所言："夫精者，身之本也，故藏于精者，春不病温。"吴鞠通在《温病条辨》中认为："不藏精三字须活看，不专主房劳说，一切人事之能摇动其精者皆是。"所以凡摄身不慎，过度操劳，思虑多欲，房事不节，汗泄过度，大病之后，禀赋不足等，均可导致阴精亏损，失于封藏，形成正气不足之伏邪体质。若感邪重则即发为时病，若感邪较轻则不即发病而伏藏于里，过时而发成春温，如近代医家张锡纯在《医学衷中参西录·医论》所说："是以寒气之中人也，其重者即时成病，即冬令之伤寒也。其轻者微受寒侵，不能即病，由皮肤内侵，潜伏于三焦脂膜之中，阻塞气化之升降流通，即能暗生内热，迨至内热积而益深，又兼春回阳生触发其热，或更受外感以激发其热，是以其热自内暴发而成温病，即后世方书所谓伏气成温也。"总之，本病多由于素体阴精亏虚，邪气内伏，蕴生内热，自内而发，或新感引发而致病。

由于人体感邪轻重，体质情况有所不同，春温初期，有病发于气分和病发于营分之别，其病势发展也不一样，初起发于气分者，邪热虽盛，但正气未衰，一般病情相对较轻，若治疗及时，邪气多可外透而解，如病情进一步发展，可向营分或血分深入。初起发于营分者，病情较邪发气分者为重，邪热炽盛，营阴亏虚，多表现为热郁营分，若经治疗后病情好转，正气恢复亦可逐邪外达，转出气分而解，邪气向外透达，属于佳象；若邪热炽盛，治不及时，正气耗损者亦可使热邪深入血分。春温初起虽以里热证为主，但少数因"新感引动伏邪"而发病者可有短暂的卫表见症。病程中每因阴液耗损严重而呈虚实错杂之候；病变初期，虽里热炽盛而兼有阴津不足，但邪实为病机关键；病至极期，邪热盛极，阴伤渐重，甚或出现气阴两伤，或动风、动血、闭窍等病理变化；病至后期，总以虚多邪少为其病理基础，素体阴精亏损之体，更加邪热久郁不退，耗损阴精，故易致肝肾阴亏，甚或虚风内动之候，病情危重，预后亦差。

总之，本病由感受温热病邪所致，邪热极易炽盛，致使起病急骤，病情较重，变化较多。具有郁热内伏，热势亢盛，易伤阴液和动风动血等病理特点。

三、诊断要点

1. 多见于春季或冬春之交、春夏之际。
2. 发病急骤，热象偏盛，初起即见里热证候，有发于气分、发于营分之别。
3. 素体阴虚，病程中伤阴突出，后期尤以肝肾阴亏为著。
4. 易出现神昏痉厥证候。

四、辨证治疗原则

本病初期有发于气分和营分的不同，辨在气在营，系春温初发证治辨识之关键。发于气分者多从少阳而发，病情尚轻，症见身热、口苦而渴、心烦溲赤、舌红苔黄、脉数等；发于营分者，病情较重，症见身热夜甚、心烦躁扰、甚或时有谵语、咽燥口干、口反不甚渴饮、斑疹隐现、舌红绛、脉细数等。若系"新感引动伏邪"，可兼见短暂的恶寒、无汗等卫表见症。病在气分，可见阳明经气热盛或腑实热结之证，并伴有不同程度阴津亏损之象而见口舌干燥、甚或倦怠少气、目昏神迷、脉沉细或弱等气阴两虚的表现；邪热盛极，引动肝风则见抽搐挛急之候。若邪入营血，可引起热闭心包或动血伤络之变而出现神昏、狂乱或斑疹、出血等表现。若气分未解，邪已入营血，则成气营（血）两燔之势，既有壮热、口渴、苔黄等气分热盛表现，又可见烦躁、斑疹、出血、舌绛等营血分热盛表现。病变后期，虽然肝肾阴伤上升为主要矛盾，仍要注意分辨有邪无邪、邪多邪少，若以身热、心烦不得卧、脉细数等为证候特点，是心火仍炽；若以身热不退、手足心热甚于手足背、神疲咽干、舌干绛、脉虚细等为证候特点，是真阴亏损，虚多邪少；若以手足蠕动、筋惕肉瞤、心中憺憺大动、时时欲脱、形消神疲、舌干绛、脉虚细促等为证候特征，是虚风内动，邪气衰微，甚至纯虚无邪；若以夜热早凉、热退无汗等为证候特点，是余邪留于阴分。

春温治疗应以清泄里热为主，并须注意透邪外出，顾护阴精。由于本病病变部位广泛，病情虚实错杂，临证时应根据不同的病变部位和病变阶段，虚实的多寡等灵活变化，清热者有辛寒、苦寒、甘寒、咸寒的区别；透邪者，或宣郁透表、辛寒宣泄直接达邪于外，或轻清透转气分，或泄卫透络，导邪出阴；养阴者，或凉润生津，或厚味滋补。初起热郁少阳气分，宜苦寒清透；热在营分以清营透转为法；如兼表邪者则表里同治或先表后里。热在阳明则辛寒泄热，或通腑泄热；热盛动风者治宜凉肝息风；热盛动血，迫血妄行而见斑疹或出血的，治宜清热凉血解毒；后期热伤肝肾之阴，治以滋养肝肾阴精为主，兼有虚风者，配合柔筋潜阳息风；壮火仍炽者，配合苦寒清热；邪留阴分者，注意领邪出阴。春温病热势燎原，最易灼伤阴液，阴液一伤，往往变证蜂起，故其治疗，又当步步顾护阴液，谨防大剂辛温发汗，恐过汗反致心阴心阳耗散，或真阴灼竭而发生神昏窍闭或动风痉厥等变证。

第三节　暑　温

一、概述

暑温是感受暑热病邪所致的急性外感热病。其特点为初起以阳明气分热盛为主要证候，临床常见壮热、烦渴、汗多、面赤、脉洪大等表现。本病多发生在夏至至立秋之间。

暑温的病名确立于清代，在此之前一直隶属于暑病的范畴。在《内经》中就有对暑病的病因、发病季节、临床症状的描述，如《素问·热论》曰："凡病伤寒而成温者，先夏至日者为病温，后夏至日者为病暑"，《素问·生气通天论》曰："因于暑，汗，烦则喘喝，静则多言，体若燔炭，汗出而散。"汉代张仲景亦指出了暑病的病因、临床证候和治疗方药，在《金匮要略·痉湿暍病脉证》中曰："太阳中热者，暍是也，汗出恶寒，身热而渴，白虎加人参汤主之"，此"中热"即中暑，"暍"即暑之气。宋元时期对暑病有了进一步的认识，《太平惠民和剂局方》有"中暑"、"伤暑"、"冒暑"、"伏暑"之分；朱丹溪在《丹溪心法·中暑三》中指出"暑乃夏月炎暑也，盛热之气者，火也。有冒、有伤、有中，三者有轻重之分，虚实之辨"；此期提出以辛甘寒凉之剂治暑，并重视补气生津的治疗方法。明代张景岳认为暑病有阴暑阳暑之分，"阴暑者，因暑而受寒者也"，"阳暑者，乃因暑而受热者也"，并指出"暑有八症：脉虚，自汗，身热，背寒，面垢，烦渴，手足微冷，体重是也"；王肯堂《证治准绳》中指出暑病有"伏寒化热"与"暴感暑热"之分；王纶提出了治暑之要法："治暑之法，清心利小便最好。暑伤气，宜补真气为要"。到清代对暑病的认识日臻完善，喻嘉言指出"盖暑病乃夏月新受之病"，明确了暑病属新感，非伏寒化温所致；叶天士《幼科要略》中说"夏暑发自阳明"及"暑必兼湿"，明确了暑病的病理特点；吴鞠通首创"暑温"病名，并明确了暑温病的性质及证候特点，其在《温病条辨》中曰"暑温者，正夏之时，暑病之偏于热者也"，"形似伤寒，但右脉洪大而数，左脉反小于右，口渴甚，面赤，汗大出者，名曰暑温"。在此之前，论暑有"暑必兼湿"和"暑多兼湿"两种观点，暑兼湿为患亦是临床常见病证，暑湿在湿热类温病中讨论。

根据暑温的发病季节和临床表现，西医学中发生于夏季的流行性乙型脑炎、登革热和登革出血热、钩端螺旋体病、流行性感冒等病与本病颇为相似，可参考本病辨证论治。

二、病因病机

暑温的病因为暑热病邪。夏季暑气当令，暑性炎热酷烈，在此季节人若劳倦过度，汗出过多，津气耗伤，致正气亏虚；或素禀不足，正气虚弱，机体抗御外邪的能力减弱，暑热病邪则乘虚侵袭人体而发病。正如王安道所说"暑热者，夏之令也，大行于天地之间，人或劳动，或饥饿，元气亏乏，不足以御天令亢极，于是受伤而为病……"

暑热乃火热之气，燔炎酷烈，伤人极速，侵袭人体多径入阳明，一病即见壮热、烦渴、汗多、面赤、脉洪大等阳明气分热盛的证候，即所谓"夏暑发自阳明"；若起病兼有卫分证者，大多暑热兼夹其他病邪为患，但卫分证很短暂，一现即过。暑热内炽气分，内蒸外迫，烧灼津液，逼津外泄，"壮火食气"，极易伤津耗气，甚则导致津气欲脱；暑热内盛阳明，耗劫胃肠津液，液亏肠燥，邪热与肠中糟粕搏结形成燥屎而大便秘结。若气分暑热不能及时清解，暑气通于心，暑热之邪最易内陷心营；且暑热可煎熬津液为痰，即戴思恭所说的"有暑即有痰"之意，痰热互结可闭阻心窍，而见神昏谵语；暑热内盛可引动肝风，风火相煽，里热愈炽，极易发生痉厥；暑热燔灼营血，脉络受损及血热妄行而见各种出血等危重病证；正如王孟英所说"温热暑疫诸病，邪不即解，耗液伤营，逆传内陷，痉厥昏狂，谵语发斑等证"。若暑热炽盛时，适逢人体正气虚弱，尤其在小儿稚阴稚阳之体，暑热可直中心包而猝然神昏肢厥，名曰"暑厥"；暑热直入肝经而突发痉厥，名曰"暑风"，亦称"暑痫"；暑热炽盛亦可犯及肺，甚至损伤肺络，而骤然咯血、衄血、咳嗽气促，名曰"暑瘵"。暑温后期，邪热渐退，津气未复，多见暑伤心肾、气阴亏虚及余邪兼痰夹瘀留滞等正虚邪恋的证候；部分在病程中因闭窍、动风而神昏、痉厥持续时间较长的病例，可因痰热瘀滞留伏而出现各种后遗症。

总之，本病发病急骤，传变迅速，病变初起径犯阳明，病程中极易伤津耗气，易出现闭窍、动风及津气欲脱等危重病变。

三、诊断要点

1. 病发于夏季暑热当令之时。
2. 起病急，初起以阳明气分热盛为主要证候，较少见卫分过程。
3. 病程中暑热伤津耗气，易见津气欲脱、神昏、痉厥、出血等危重证候。
4. 后期多表现气阴亏虚、正虚邪恋的证候；部分病程中闭窍、动风持续时间较长者，常有痰、热、瘀留滞的后遗症。

四、辨证治疗原则

暑温初起暑入阳明气分，见壮热、烦渴、大汗、脉洪大等里热炽盛证候；若兼见恶寒头痛等卫分表证者，多为暑热兼夹其他病邪为患，但卫分阶段较短暂，其辨治方法可参见湿热类温病有关证治；暑热内炽阳明，极易伤津耗气，见身热心烦、口渴自汗、气短而促、神疲肢倦、小便短赤等症；若汗出太多，而见背微恶寒，此并非邪在卫分，而是气随汗泄的表现，临证时应注意分辨；若津气耗伤太甚，可致津气欲脱，而见身热骤降、汗出不止、喘喝不宁、脉散大等症；暑热内炽阳明，郁蒸肠腑，伤津耗气，邪热与糟粕搏结形成阳明腑实证者，见身灼热日晡为甚、腹胀满硬痛、大便秘结或热结旁流、时有谵语、循衣摸床、舌卷囊缩、舌红苔黄燥、脉沉数等症。暑热内陷心营，炼津为痰，痰热闭窍，或因正气虚弱，猝发暑厥者，可见身热肢厥、神昏谵语、舌謇、舌绛、脉数，或突然昏仆、不省人事、身热肢厥、气粗如喘、牙关紧闭等症；暑热引动肝风或猝发暑风者，可见身灼热、手足抽搐，甚则角弓反张、神志不清等症；若暑热犯肺，可见身热、头晕、心烦、咳痰等表现，损伤肺络而见骤然咯血、衄血、咳嗽气促、头目不清、灼热烦渴、舌红苔黄、脉弦数等症。若暑热燔灼血分，迫血妄行，扰乱心神，引动肝风，则可见身灼热躁扰、神志谵妄、四肢抽搐、斑疹密布、各种出血见证、舌绛苔焦等症。暑温后期多正虚邪恋，多表现为暑伤心肾之心热烦躁、消渴不已、麻痹、舌红绛、苔黄黑干燥、脉细数等症；或肝肾阴虚，虚风内动之手足徐徐蠕动，甚则瘛疭、形消神倦、齿黑唇裂、舌光绛无苔、脉虚弱等症。后遗症者为余邪兼夹痰热瘀留滞所致，若痰热余邪留滞包络，机窍失灵者，见痴呆、失语、失聪等症；若痰瘀阻滞经络，筋脉不利者，见肢体强直、手足瘫痪等症；若气阴两虚，瘀血阻滞，筋脉失养者，见筋肉润动、肢体震颤等症。

暑温的治疗原则是清暑泄热，顾护津气。初起暑入阳明气分，治宜辛寒清气，涤暑泄热；暑伤津气，治宜清热涤暑，益气生津；津气欲脱者，治宜益气敛津，扶正固脱；正如张凤逵所说"暑病首用辛凉，继用甘寒，再用酸泄酸敛"。此期用药须权衡暑热与津气亏损的轻重，若暑热较重则重用清热涤暑之品；若津气耗伤较重则重用益气生津之药；若亡阴导致亡阳，则应益气敛津与回阳救逆并用，随证施治。暑热劫液致热结阳明，治宜通腑泄热，清热解毒，益气养阴并用。暑热内陷心包，痰热闭窍，治宜清营泄热，化痰开窍；猝中心营之暑厥，治宜清心开窍，苏醒神志，并在药物治疗的同时配合针刺，以加强泄热醒神的功效。若暑热内陷肝经，引动肝风，治宜清热涤暑，息风定痉；猝中肝经之暑风（暑痫），治在清热涤暑，息风定痉的同时注意配合清心醒神之治；若抽搐频繁，难以控制者，可加入虫类止痉药以加强息风止痉的作用，但应中病即止，以防更伤阴液。暑热犯肺者，宜清暑宣肺，化痰止咳；暑热损伤肺络，治宜清宣肺络，泻火解毒，凉血止血；暑热燔灼血分，迫血妄行，扰乱心神，引动肝风，治宜大剂凉血解毒，并根据临床症状配合清心开窍，凉肝息风，凉血止血等方法治疗，此期用药要及时果断，切不可延误病情。暑温后期多正虚邪恋，在益气养阴的同时要注意祛除余邪，如暑伤心肾，治宜清心泄火，滋肾养阴；肾水亏虚，肝木失养，治宜滋养肾阴，凉肝息风。后遗症者，应辨明余邪留滞的部位、是否兼夹其他病邪为病；若痰热余邪留滞包络，机窍失灵，治宜清热化痰，清心开窍；若痰瘀阻滞经络，筋脉不利，治宜清热化痰，活血祛瘀，祛风搜络；若气阴两虚，瘀血阻滞，筋脉失养，治宜滋阴养血，活血通络等；并根据病情辨证施治的同时，配合针灸、按摩等康复治疗。

第四节　秋　　燥

一、概述

秋燥是感受燥热病邪所致的急性外感热病。其特点为初起以邪在肺卫见证为主，并具有津液干燥的表现。本病发生在秋季，多见于立秋至小雪之间。

有关燥邪致病早在《内经》就有记载，其中有云"清气大来，燥之胜也"，"岁金太过，燥气流行"，"岁木不及，燥乃大行"，明确了燥邪形成与岁运时令密切相关，并把燥邪列入六淫之一加以论述，指出了燥邪致病的特点为"燥胜则干"等；同时确立了"燥者润之"，"燥者濡之"，"燥化于天，热反胜之，治以辛寒，佐以苦甘"等治疗燥邪为病的大法。金元时期刘河间在《素问玄机原病式·燥类》中指出"诸涩枯涸，干劲皲揭，皆属于燥"，补充了《内经》病机十九条中燥气为病的缺如。当时大多数医家均从内燥来认识燥热为患，朱丹溪的四物汤加减、李东垣的润肠丸等均为内燥而设，自从明代李梴指出燥有内外之分后，外感燥邪致病才引起医家们的重视。清代喻嘉言《医门法律》立"秋燥论"专篇论述，不仅首创了秋燥病名，并对内燥、外燥做了较系统的论述，认为燥属火热，易伤肺之阴液，治疗"大约以胃气为主，胃土为肺金之母也"，并创制了清燥救肺汤治疗因于肺胃之燥而致的诸气膹郁、诸痿喘呕者。随着对外燥致病认识的不断深入，许多医家对燥邪的性质提出了不同的见解，沈目南在其《燥病论》中说"燥病属凉，谓之次寒"；吴鞠通认为燥邪之寒热属性与五运六气之胜复气化有关，指出"秋燥之气，轻则为燥，重则为寒，化气为湿，复气为火"；俞根初在《通俗伤寒论·秋燥伤寒》中指出"秋深初凉，西风肃杀，感之者多病风燥，此属燥凉，较严冬风寒为轻。若久晴无雨，秋阳以曝，感之者多病温燥，此属燥热，较暮春风温为重"；王孟英、费晋卿等医家亦都认为秋燥有温、凉两类。至此，对燥邪为患的认识日趋完善，明确了燥有内、外之分，内燥为内伤津血，阴液干枯之证；外燥为秋季外感时令之邪所致，又有温燥、凉燥之别。本节所讨论之秋燥，实指温燥，病以早秋为多发。

根据秋燥的发病季节和临床表现，其与西医学中发于秋季的上呼吸道感染、急性支气管炎及某些肺部感染等疾病相似，这些疾病可参考本病辨证论治。

二、病因病机

秋燥的病因为感受秋季的燥热病邪。当初秋承夏，久晴无雨，秋阳以曝之时，易形成燥热病邪；若机体正气不足或摄身不慎，防御外邪的能力减弱，燥热病邪易通过口鼻侵入肺卫而发病。

肺脏属金，燥金之气，同气相求，故燥热病邪入侵，以肺为病变中心；肺主气属卫，外合皮毛，燥热病邪从口鼻入，先犯肺卫，正如喻嘉言所说"燥其先伤上焦华盖"，张景岳亦说"若秋令太过，金气胜而风从之，则肺先受病"，表现出肺卫燥热证；因燥干津液甚，热邪亦伤津液，两邪相合为患故伤津液最速，初起邪在肺卫即有明显津液干燥见症。若肺卫燥热之邪不能及时外解，内郁于肺，可化火随经上扰清窍，而致清窍不利；内壅于肺之燥热可灼伤肺络，而见络伤咳血或衄血等症；亦可进一步耗伤肺之阴液而成肺燥阴伤等证；肺之经络与胃相连，肺与大肠相表里，肺之燥热易下移胃肠，导致肺胃肠津液亏损，而见肺燥肠热、阴伤腑实、肺胃阴伤等证；少数正气亏虚，感邪较重的患者，燥热也可内陷营血，而致气营（血）两燔证，或可深入下焦，耗伤肝肾之阴，而致燥伤真阴等证。

总之，本病以燥伤阴液为主要病理变化，以肺经为病变中心，病程中易损伤肺络，移热胃肠，影响到胃肠津液，传变较少，较少病入下焦，病情较轻。

三、诊断要点

1. 病发于早秋燥热偏盛时节。
2. 初起除具有肺卫表热证外，必伴有口、鼻、咽、唇、皮肤等干燥的见症。
3. 病程中以燥干阴液为主要病理变化，病变重心在肺，影响到胃肠；病情较轻，传变较少，极少出现邪入营血或下焦肝肾的病变。
4. 后期多见肺胃阴伤之证。

四、辨证治疗原则

秋燥病以肺为病变重心。初起邪在肺卫见发热、微恶风寒、头痛、咳嗽、口鼻咽干燥等见症。邪入气分，燥热炽盛，更伤津液；若燥热化火，上扰清窍，见发热、口渴、耳鸣、目赤、龈肿、咽痛、苔黄而干、脉数等症；若燥热内炽，壅遏于肺，肺失宣降，见发热、口渴、心烦、干咳气喘、胸满胁痛、咽干鼻燥、舌边尖红、苔薄而干、脉数等症；若肺中燥热下移大肠，而致肺燥肠热，见咽痒干咳、胸胁疼痛、腹部灼热、大便泄泻、舌红苔黄、脉数等症，若兼燥伤肺络，则有咳血见症；若燥热伤肺，肺失宣降，肺不布津，肠失濡润，传导失司，而致肺燥肠闭，见咳嗽不爽而多痰、胸满腹胀、大便秘结、舌红而干等症。病至后期，多为肺胃阴伤，见身热已退或身微热、干咳或少痰、口鼻咽唇干燥、口渴、舌干红少苔、脉细数等症；少数病例，正虚邪盛，燥热内陷营血，而致气营（血）两燔，可见身热、口渴、烦躁不安、甚或吐血、咯血、衄血、舌绛苔黄燥、脉数等症；若燥热耗伤肝肾之阴，则见夜热早凉、口渴、或干咳、或不咳、甚则痉厥、舌干绛、脉虚等症。

秋燥病的治疗原则是清热润燥并重。初起邪在肺卫，治宜辛凉甘润，轻透肺卫，正如叶天士所说"当以辛凉甘润之方，气燥自平而愈"。邪入气分，以清热、泻火、润燥为基本治法，如燥干清窍，治宜清宣气热，润燥利窍；燥热伤肺，治宜清泄肺热，养阴润燥；肺燥肠热，治宜清热润肺，清肠坚阴，若兼有络伤咳血，应加入凉血止血药；肺燥肠闭，治宜肃肺化痰，润肠通便。气分燥热炽盛之证，慎用苦寒，正如汪瑟庵所说"燥证路径无多，故方法甚简。始用辛凉，继用甘凉，与温热相似。但温热传至中焦，间有当用寒苦者，燥证则惟喜柔润，最忌苦燥，断无用之之理矣"。若治燥热为患必须用苦寒药物以泄热者，当与滋润之品同用，中病即止，方能达到祛邪不伤正之目的。病至后期，肺胃阴伤，应甘寒滋养肺胃阴液。少数病例燥热内陷营血，气营（血）两燔者，治宜清热凉营，凉血养阴；邪入下焦，燥伤肝肾之阴者，则应滋填真阴，潜镇虚风等，与其他温邪深入营血、深入下焦之辨治方法基本相同。

古方书记载"上燥治气，中燥增液，下燥治血"，是针对秋燥病不同阶段的病理特点归纳出的基本治疗大法。"上燥治气"针对秋燥病初起，燥热郁闭肺气，燥伤肺之津液的病变提出的治疗方法；燥热伤肺，肺气抑郁，肺失宣降，治宜清热宣肺，甘寒滋润，调养肺之气阴。"中燥增液"针对郁滞在肺之燥热化火，移于胃肠，导致胃肠津液耗损的病变提出的治疗方法；燥热盛于中焦，灼伤胃、肠阴液，治宜在清泄里热的同时，用甘凉濡润之品滋养胃肠的阴液，胃肠阴液充足了，肺之燥热亦易清除；因为肺胃经脉相连，肺与大肠相表里，三者之气阴相互为用。"下燥治血"针对病之后期，少数正虚邪盛的病例，燥热化火传入下焦，耗伤肝肾阴液的病变提出的治疗方法；燥伤真阴，水亏火旺，水不涵木，机体失养，治宜滋养肝肾、填补真阴而奉养精血，阴血充足燥热亦易清除；因为肝藏血、肾藏精，精血同源，从补阴血能达到补肝肾阴液的目的，此时当重用血肉有情之品。

第五节　温热类温病主要证治

温热类温病发展过程中的病理变化，主要反映了温热性邪气对人体卫、气、营、血的功能活动和营养物质的病理损害。故后世医家多采取卫气营血辨证纲领，用以判断温热病的浅深轻重，分析疾病的发展和预后，并指导临床治疗。

一、卫分证治

温热类温病的卫分证以发热、微恶寒、口微渴为主证，可伴见头痛、少汗、咳嗽、舌苔薄白、舌尖边红、脉浮数等。本类温病的致病邪气虽有风热、温热、暑热和燥热多种，但犯卫表者以风热和燥热为多，治疗以解表透邪为基本大法，宜选用辛凉之剂，解表泄热，透邪外出，而忌予辛温发散之剂。暑湿病邪也会伤表，但多夹湿夹寒同时为患，故在湿热类温病主要证治中论述。

1. 风热犯卫

【证候】 发热，微恶风寒，头痛，无汗或少汗，口微渴，微咳，咽喉红痛，舌边尖红，舌苔薄白欠润，脉浮数。

【分析】 此为卫阳被遏，肺气失宣。风热之邪自口鼻而入，首先犯肺，外应于卫，故肺卫先病。风热袭表，卫阳郁闭，正邪相争而发热恶寒并见；腠理表气郁闭，开合不利则少汗或无汗；肺气失宣，上逆为咳；风热上壅故咽红咽痛；邪热初伤津液则口微渴；舌边尖红，苔薄白欠润，脉浮数为风热在表之征。发热，微恶风寒，口微渴，咽喉红痛，苔薄脉浮数为本证辨证要点。

【治法】 辛凉解表，宣肺泄热

【方药】

银翘散（《温病条辨》）

连翘 银花 桔梗 薄荷 竹叶 生甘草 荆芥穗 淡豆豉 牛蒡子 鲜苇根

吴鞠通说："治上焦如羽，非轻不举，"本方取轻清宣透之品以清宣肺卫之邪。方中芥穗、豆豉、薄荷解表透邪，祛邪外出；牛蒡子、甘草、桔梗轻宣肺气以除咳嗽；连翘、银花、竹叶辛凉清解以退热；苇根生津止渴。

桑菊饮（《温病条辨》）

杏仁 连翘 薄荷 桑叶 菊花 桔梗 苇根 生甘草

本方亦为辛凉解表之剂。药用桑叶、菊花、连翘、薄荷辛凉轻透以泄风热；桔梗、甘草、杏仁宣开肺气以止咳嗽；苇根以生津止渴。

银翘散与桑菊饮均为辛凉解表方剂，适用于风热侵犯肺卫之证，但两者清解之力有轻重区别。银翘散中荆芥、豆豉等辛散透表之品合于大队辛凉药物中，其解表之力较胜，故称为"辛凉平剂"，且银花、连翘用量大，并配竹叶，清热作用较强；桑菊饮多为辛凉之品，力轻平和，其解表之力较逊于银翘散，为"辛凉轻剂"，方中杏仁肃降肺气，止咳作用较银翘散为优。所以风温初起邪袭肺卫而偏于表热较重，以发热微恶寒、咽痛为主症者，宜用银翘散；偏于肺失宣降，表证较轻，以咳嗽为主症者，宜用桑菊饮。

临证运用时，制剂宜轻，药物不可久煎；如口渴较甚，加天花粉、沙参以生津清热；兼项肿咽痛，加马勃、玄参以解毒消肿；咳嗽较甚，杏仁、桔梗合用以宣利肺气；痰多者加瓜蒌、川贝等化痰止咳。

2. 燥热犯卫

【证候】 发热，微恶风寒，头痛，少汗，干咳无痰或少而黏，咳嗽，甚则声音嘶哑，咽干鼻燥，口微渴，舌边尖红，舌苔薄白而燥，右脉数大。

【分析】 此为燥热袭表，肺津受伤。燥热病邪自口鼻而入，首先犯肺，外应于卫，症见发热重，恶寒轻，并有头痛、少汗等肺卫表证；燥邪易伤津液，肺津受伤，津液干燥，故见干咳无痰或少而黏，咳声嘶哑，咽干鼻燥，口微渴等；舌边尖红，舌苔薄白而燥，右脉数大为燥热上犯肺卫见证。发热，微恶风寒，干咳，咽干鼻燥，苔薄而燥，为本证辨证要点。

【治法】 辛凉甘润，清透肺卫

【方药】 桑杏汤（《温病条辨》）

桑叶 杏仁 沙参 贝母 豆豉 栀皮 梨皮

本证为燥热袭于肺卫。辛温之品不可用，纯用辛凉又非所宜。根据温者宜凉，燥者宜润的治则，取桑杏汤辛凉甘润，透邪不伤津，润燥不碍表。方中以桑叶、豆豉轻宣透热解表；杏仁、贝母宣肺止咳；栀皮轻入上焦清热；沙参、梨皮生津润燥。共奏疏表润燥之效。

临证运用时，若咽喉红肿干痛，加牛蒡子、桔梗、玄参、生甘草清利咽喉；干咳少痰者，加海蛤壳、瓜蒌皮、枇杷叶润燥化痰；发热较重，加银花、连翘清透表热。若燥热化火上犯清窍者，症见发热，清窍干燥，苔薄黄而燥，改用翘荷汤（薄荷、连翘、黑栀皮、桔梗、绿豆皮、生甘草）加减以清透燥热。

二、气分证治

风温、秋燥初起，表邪不解，传入气分；或春温、暑温，病之初起即见气分证。气分证是温邪入里，正邪相争，造成脏腑功能紊乱，病属里热实证的一类证候类型。其复杂多变，临床表现除具备发热、不恶寒、口渴、苔黄等基本证候外，可依病位在肺、胸脘、胸膈、胃、肠、肝、胆、三焦等的不同，出现相应的临床表现。治疗宜寒凉药物直接清泄里热，早期不可过用寒凉，如叶天士所说："到气才可清气"。

（一）邪热在肺

1. 肺热壅盛

【证候】身热，汗出，口渴，咳喘，咳痰黏稠不爽，甚则气急鼻煽，胸痛，舌质红苔黄，脉数。

【分析】此为邪热壅盛，肺失宣降。肺热郁蒸，迫津外泄，则身热、汗出；里热伤津则口渴，甚则烦渴引饮；邪热壅肺，肺气宣降失司，故喘咳较剧，甚则气急鼻煽；肺气郁闭，脉络不通，故胸闷胸痛；肺气不宣，邪热炼液，则咳痰黏稠不爽；舌红苔黄，脉数为里热征象。身热，咳喘，口渴，苔黄，脉数，为本证辨证要点。

【治法】清热宣肺平喘

【方药】麻杏石甘汤（《伤寒论》）

麻黄 杏仁 甘草 生石膏

本方以麻黄、杏仁开宣肺气，平喘止咳；石膏清泄里热；麻黄配杏仁重在宣肺定喘，麻黄配石膏重在清宣肺热；甘草调和诸药。合之共奏清宣肺热之效。本方重在清气热而不在化痰。本证咳喘有痰，黏稠不利，但痰之由来，为肺热不能肃化，津液聚而变为痰，痰由热生，热退津行，则痰自消，故清气热则痰可去。

临证运用时，如痰多咳甚气急者，加葶苈子、桑白皮以肃降肺气；胸痛加郁金、佛手、桃仁理气通络；痰中带血者加白茅根、侧柏叶、仙鹤草以凉血止血；若咳嗽痰黄稠，加瓜蒌实、浙贝母、鱼腥草以清肺化痰；如痰热瘀血壅结于肺，蕴蓄成痈，故以咳吐腥臭黄痰，甚则痰中带血，苔黄腻，脉滑数者，方以苇茎汤合桔梗汤（苇茎、薏苡仁、冬瓜仁、桃仁、桔梗、甘草）清肺化痰，逐瘀排脓；若暑热犯肺，症见身热，头晕，心烦，咳痰，宜选雷氏清宣金脏法（牛蒡子、川贝母、马兜铃、杏仁、瓜蒌皮、桔梗、冬桑叶、枇杷叶）清暑宣肺，化痰止咳。

2. 燥热伤肺

【证候】身热，干咳无痰或少痰，甚则痰中带血，气逆而喘，胸满胁痛，鼻咽干燥，心烦口渴，少气乏力，舌边尖红赤，苔薄白燥或薄黄燥，脉数。

【分析】此为燥热壅肺，损伤气阴之证。气分燥热炽盛，则身热，脉数；热灼阴伤则口渴，心烦；邪在肺，肺失清肃，则出现气逆咳喘；气机不畅，络脉阻滞则胸满胁痛；燥伤肺津，津液不布则干咳无痰，鼻咽干燥；舌边尖红赤，苔薄或白或黄而干燥，皆为燥热之象。以身热、干咳无痰或少痰、气逆而喘、鼻咽干燥、脉数苔燥为辨证要点。

【治法】清肺泄热，养阴润燥

【方药】清燥救肺汤（《医门法律》）

生石膏　冬桑叶　甘草　人参　胡麻仁　阿胶　麦冬　杏仁　枇杷叶

本方取桑叶辛凉轻清，宣透燥热；杏仁、枇杷叶宣肃肺气而止咳；石膏辛寒清泄肺热；阿胶、胡麻仁养阴润燥；人参、麦冬、甘草益气生津。全方共奏清泄肺热，滋阴润燥之功。

临证运用时，若卫表尚有郁热，酌加连翘、牛蒡子等以透邪外出，并去阿胶以防恋邪；痰多者，可加瓜蒌、贝母以化痰；痰中带血者，可加侧柏叶、白茅根、仙鹤草等以凉血止血；胸满胁痛甚者，酌加丝瓜络、郁金、橘络等和络止痛。

3. 肺热腑实

【证候】身热，痰涎壅盛，喘促不宁，腹满，便秘，苔黄腻或黄滑，脉右寸实大。

【分析】本证是肺经痰热壅阻，肠腑热结不通之肺肠并病之证。气分邪热不解则身热；痰热阻肺，肃降无权，致使痰涎壅盛，喘促不宁；阳明腑实热结，腑气不通则腹满，便秘；右脉实大，舌苔黄腻或黄滑为痰热征象。由于肺气不降则腑气难得下行，腑气不通则肺热无从外泄，所以本证实系肺与大肠之邪互相影响所致。痰喘，潮热，便秘为本证辨证要点。

【治法】宣肺化痰，泄热攻下

【方药】宣白承气汤（《温病条辨》）

生石膏　生大黄　杏仁粉　瓜蒌皮

此上下同病，法当脏腑同治。方取白虎、承气方义相合而成。方中以生石膏清泄肺胃之热；杏仁、瓜蒌皮宣降肺气，化痰定喘；大黄攻下腑实。腑实得下，则肺热易清；肺气清肃，则腑气易通。所以本方为清热宣肺、泄热通腑、肺肠合治之剂。正如吴鞠通所说："以杏仁、石膏宣肺气之痹，以大黄逐肠胃之结，此脏腑合治法也"。因有宣肺通腑之效，故称宣白承气汤。

临证运用时，肺系感染性疾病在高热、咳喘的同时，常伴有便秘，清泄肺热佐加通腑，可提高疗效；若肺热炽盛，加黄芩、桑白皮、鱼腥草以清泄肺热；若痰涎壅盛，加浙贝母、葶苈子以泻肺涤痰；如胸闷甚者，可加入郁金、枳壳以宽胸理气。若系燥热伤肺，肺津不布，燥干肠液，传导失司而成肺燥肠闭证，宜选用五仁橘皮汤（甜杏仁、松子仁、郁李仁、柏子仁、桃仁、橘皮）肃肺化痰，润肠通便。

4. 肺热发疹

【证候】身热，咳嗽，胸闷，肌肤红疹，苔薄白，舌质红，脉数。

【分析】本证为肺经气分热邪波及营络所致。肺经气分热邪不解，肺气不宣则见身热、咳嗽、胸闷；陆子贤《六因条辨》中说："疹为太阴风热"，因其病变中心在肺，肺热波及营分，窜入血络，则可外发红疹，疹点一般红润，粒小而稀疏，按之可暂退；苔薄白，舌红，脉数为邪热入里之征。肌肤红疹，发热，咳嗽为本证辨证要点。

【治法】宣肺泄热，凉营透疹

【方药】银翘散去豆豉，加细生地、丹皮、大青叶，倍玄参方（《温病条辨》）

连翘　银花　桔梗　薄荷　竹叶　生甘草　荆芥穗　牛蒡子　鲜苇根　细生地　丹皮　大青叶　玄参

银翘散系辛凉平剂，原用于风温初起，邪袭肺卫之证。本证用之，意在取其轻清上行，宣泄肺热，体现了"治上焦如羽，非轻不举"的用药原则；邪不在表，去豆豉以防耗伤营阴；肺热及营而发红疹，故加生地、丹皮、大青叶、玄参等凉营泄热解毒。本方两解气营，宣透气机，使邪从外解，邪去则红疹自退，以共奏宣肺泄热、凉营透疹之效。

临证运用时，若无卫表见症，荆芥亦可去之；升麻、柴胡、当归、防风、羌活、白芷、葛根、三春柳等辛温升散之品，因劫阴动血，故应忌用。

（二）热在胸膈

热在胸膈

【证候】身热不甚，心烦懊恼，起卧不安，甚或身热不已，面红目赤，胸膈灼热如焚，烦躁不安，唇焦，咽燥，口渴，口舌生疮，齿龈肿痛，或大便秘结，舌红，苔黄，脉滑数。

【分析】本证初起为上焦无形热盛，郁扰胸膈，故懊恼心烦；邪热初入气分，里热不甚，津液尚未大伤，故身热不甚，更无伤津口渴之症。若胸膈郁热不解，病情发展，势必燔灼充斥上下。邪热燔灼，熏蒸胸膈，故身热不已，面红目赤，胸膈灼热如焚；胸膈炽热扰心则烦躁不安；火热炎上，灼伤津液，故唇焦，咽燥，口渴，口舌生疮，齿龈肿痛；炽热及肠，腑失通降，故大便秘结；舌红，苔黄，脉滑数均为里热燔灼之象。身热不甚，心烦懊恼，或热甚，烦躁，胸膈灼热如焚为本证辨证要点。

【治法】清宣郁热或清泄膈热

【方药】栀子豉汤（《伤寒论》）

栀子　豆豉

本证虽热在气分，但热势不甚，蕴郁胸膈，当"火郁发之"，治宜轻宣郁热。方中豆豉发而不烈，宣透胸膈郁热，兼以除烦；栀子味苦气轻，具流动之性，可清热除烦。二药配合，一清一宣，清中寓宣，使胸膈郁热得以轻清宣透。

凉膈散（《太平惠民和剂局方》）

大黄（酒浸）　芒硝　甘草　山栀子　薄荷　连翘　竹叶　黄芩（酒炒）　白蜜

胸膈郁热燔灼，充斥上下，应治以凉膈泄热，清上泻下。方中连翘、山栀子、黄芩、薄荷、竹叶清泄头面胸膈灼热以治上；大黄、芒硝通腑泻热，意在"以泻代清"而治中；甘草、白蜜缓急润燥。合之共奏凉膈泄热，泻下清上之功。

临证运用时，如兼津伤口渴，加天花粉生津止渴；兼呕逆，加生姜、竹茹和胃降逆；若兼咳嗽，加杏仁、枇杷叶、牛蒡子宣肺止咳；如热甚重用黄芩直折里热；热灼胸膈证不论有无便秘，均可使用凉膈散；如上中焦火毒炽盛，可加入生石膏、知母、黄连等以泻火解毒；

如口渴、咽燥，可加入花粉、芦根以生津止渴。如邪热炼津为痰，结于胸膈胃脘而见身热面赤、心下痞、按之痛者，可选用小陷胸加枳实汤（半夏、黄连、瓜蒌、枳实）辛开散结，苦寒降泄。

（三）邪热犯胃

邪热犯胃

【证候】壮热，不恶寒反恶热，面赤，多汗，心烦，渴喜凉饮，舌质红苔黄燥，脉洪大有力。

【分析】本证为邪正剧争，热炽伤津之证。胃经多气多血，邪热入里，正邪剧烈交争，里热蒸腾，发越内外，故壮热面赤，不恶寒反恶热；热迫津液外泄则多汗；里热伤津、汗多失津，引水自救故口渴引饮；热扰心神则心烦；舌红苔黄燥，脉洪大有力为里热炽盛之征。壮热，多汗，渴饮，脉洪大为本证辨证要点。

【治法】清热生津

【方药】白虎汤（《伤寒论》）

生石膏　知母　生甘草　粳米

由于本证病理特点为里热蒸腾，热炽津伤，治疗当因势利导，清泄宣透，施以"辛凉重剂"白虎汤。方以石膏性味辛寒，入肺胃二经，辛能宣透，寒可清泄，能清热解肌，达热出表，可除气分高热；知母苦寒而性润，入肺胃二经，清热养阴，知母配石膏，可增强清热止渴除烦之力；生甘草泻火解毒，配粳米可护养胃气；配石膏甘寒生津，祛邪而不伤正。四药配伍，共奏清热生津之功效。白虎汤虽为气分热炽良剂，但药专力猛，临证时应慎重使用。吴鞠通提出白虎汤的使用禁忌，可作参考，"白虎本为达热出表，若其人脉浮弦而细者，不可与也；脉沉者，不可与也；不渴者，不可与也；汗不出者，不可与也。常须识此，勿令误也。"凡表邪未解，里热未甚者，一般不宜使用白虎汤。至于里热盛而兼有表证或里虚阴伤者，可依据病情加减使用。

临证运用时，如兼肺热痰咳，可加入杏仁、瓜蒌皮、银花、鱼腥草以清肺化痰；若火炽津伤者，症见高热，小便短涩不利，口渴无汗，苔黄燥苍老，可用冬地三黄汤（麦冬、细生地、玄参、黄连、黄芩、黄柏、银花露、苇根汁、生甘草）清热泄火，甘苦化阴；若气分燥热炽盛，波及营血，扰动心神，而见身热，烦渴，斑疹出血，苔黄舌绛者，宜用白虎加生地汤（生石膏、知母、生甘草、粳米、生地）以清气凉血养阴；若气热引动肝风，症见高热，烦渴，痉厥，脉弦数，可配合羚羊角、钩藤、菊花等以凉肝息风；如热扰神明而谵语，加水牛角、连翘、竹叶卷心、莲子心以泄热清心。

叶天士云："夏暑发自阳明"，暑热初起，阳明热盛而兼有津气耗伤，宜用白虎加人参汤；若暑伤津气明显，身热，体倦少气，脉虚无力者，方用王氏清暑益气汤（西洋参、石斛、麦冬、黄连、竹叶、荷梗、知母、甘草、粳米、西瓜翠衣）清涤暑热，益气生津；如汗出不止，津气欲脱者，症见大汗不止，气短喘喝，脉虚欲绝或散大无根，方用生脉散（人参、麦冬、五味子）补气敛津，生脉固脱；若汗出过多，阳气将脱，症见冷汗淋漓，四肢厥冷，脉微欲绝，神志不清，是属亡阳危象，应于生脉散中加附子以回阳固脱，亦可改用参附汤加龙骨、牡蛎以益气回阳，敛汗固脱。

（四）邪热在肠

1. 热结肠腑

【证候】日晡潮热，大便秘结或纯利清水，腹满硬痛，或时有神昏谵语，舌苔焦燥或起芒刺，脉沉实有力。

【分析】本证多由肺经邪热不解，传入胃肠，与肠中积滞互结而致。里热熏蒸，热结腑实已成，故日晡潮热；腑气不通，里实壅塞，浊气上扰神明，则时有谵语；邪热与肠中糟粕相结，传导失常，故大便秘结不通；亦有因燥屎内结，热迫津液下注，以致粪水从旁而下，纯利稀水，称为"热结旁流"；无论便秘不通或热结旁流，总因肠中有燥屎停滞，肠腑气滞，故腹胀硬痛，或按之作痛。苔焦燥或灰黑而燥或起芒刺，脉沉实有力，均为里热成实之象。日晡潮热，大便秘结或热结旁流，腹满硬痛，舌苔焦燥，脉沉实有力为本证辨证要点。

【治法】攻下软坚泄热

【方药】调胃承气汤（《伤寒论》）

炙甘草　芒硝　大黄

方中以大黄苦寒攻下泄热；芒硝咸寒软坚润燥；炙甘草缓硝黄之峻，其留中缓下，使燥结郁热俱可缓缓而下。三药合用，可使胃肠郁热积滞从下得解。温病与伤寒，阳明腑实证均用下法，但具体应用特点不同，温为阳邪，本已伤津，故不可用枳实、厚朴之温燥，恐更伤津，多不用大、小承气，而只用硝黄泄热软坚，并以甘草缓之，用调胃承气汤为攻下之主方。

临证运用时，若腑实兼小肠热盛，症见身热便秘，小便短赤，以"二肠合治"法，方用导赤承气汤（赤芍、生地、大黄、黄连、黄柏、芒硝）攻下热结，清泄火腑；如腑实兼热闭心包，症见身热便秘，神昏舌謇，方用牛黄承气汤（生大黄粉调服安宫牛黄丸）攻下热结，清心开窍；若腑实兼阴液亏损，症见身热便秘，口干咽燥，舌苔焦燥，治以增液承气汤（大黄、芒硝、生地、麦冬、玄参）攻下燥结，滋阴增液；如腑实兼气液两亏，症见大便秘结，口燥咽干，倦怠少气，苔焦脉弱，治以新加黄龙汤（大黄、芒硝、麦冬、生地、玄参、人参、甘草、姜汁、海参、当归）攻下燥结，补益气阴。

2. 肠热下利

【证候】身热，下利稀便，色黄秽臭，肛门灼热，咳嗽，胸脘烦热，口渴，苔黄，脉数。

【分析】肺与大肠相表里，胃与肠相连属，肺胃邪热不从外解，又不内结成实，而迫注大肠，故下利稀便，色黄秽臭，肛门灼热；邪热在肺，则见身热，咳嗽；邪热在胃，而胸脘烦热，口渴；苔黄，脉数为里热之征。身热下利、苔黄脉数为本证辨证要点。

【治法】清热止利

【方药】葛根芩连汤（《伤寒论》）

葛根　黄芩　黄连　炙甘草

本方以葛根轻清升发，升脾气而布津液，以止泻利；用苦燥之黄芩、黄连清热燥湿坚阴，使热不下迫，液不下注，则利可止；炙甘草甘缓和中，调和诸药。诸药配伍，则清热理肠，和中止利。本方并无收涩之品，而获止利之效，正如陈平伯说："温邪内逼，下注大肠则下利，治之者，宜清泄温邪，不必专于治利。"

临证运用时，如恶心呕吐，加半夏、姜竹茹以和胃降逆止呕；腹痛较重，加白芍、木香行气和营止痛；若下利赤白，加白头翁、败酱草以清热解毒，凉血止痢；肺热较甚，加桑叶、银花以清宣肺热；胃热较甚，加生石膏、知母、竹茹以清泄胃热。如肺中燥热下移大肠，见咳嗽痰少粘，甚至咳痰带血，胸胁疼痛，腹部灼热，大便泄泻，舌红苔黄干，脉数者，宜选用阿胶黄芩汤（阿胶、黄芩、甜杏仁、生桑皮、白芍、鲜车前草、生甘草、甘蔗梢）以润肺清肠。

（五）热郁少阳

热郁少阳

【证候】身热，口苦而渴，干呕，心烦，小便短赤，胸胁满闷不舒，舌红苔黄，脉弦数。

【分析】本证多因素体阴亏，复感温热病邪，少阳胆腑郁热外泄之候。胆腑邪热郁蒸外泄则身热；胆火上扰则口苦，心烦；胆火犯胃，胃失和降，则干呕不止；里热郁蒸，津液受损则口渴，小便短赤；热郁少阳，经腧不利，故有胸胁满闷不舒；舌红苔黄、脉弦数均系热郁胆腑之征象。身热，口苦，心烦，脉弦数为本证辨证要点。

【治法】苦寒清热，养阴透邪

【方药】黄芩汤加豆豉玄参方（《温热逢源》）

黄芩　芍药　甘草　大枣　淡豆豉　玄参

本方以《伤寒论》黄芩汤加豆豉、玄参组成。方中以黄芩为君，苦寒泻火，直清胆热；玄参养阴清热；芍药、甘草酸甘化阴，以清热坚阴；豆豉宣发郁热，透邪外达，兼以除烦。叶天士认为黄芩汤苦寒直清里热，热伏于阴，苦味坚阴乃正治也。前人视本证为"邪伏少阴，发于少阳"，柳宝诒深谙其理，佐加豆豉、玄参，使"清"、"养"、"透"三法兼备，确为治疗春温胆腑郁热之良方。

临证运用时，若胆经郁热较甚，可改用吴鞠通黄连黄芩汤（黄连、黄芩、郁金、豆豉）以清宣胆腑郁热；若口苦干呕较甚，加黄连、龙胆草以清泄胆火；如兼有表证，加葛根、蝉衣、薄荷以疏邪透表；兼见寒热往来，加柴胡以和解少阳胆经郁热。若火郁三焦，症见憎寒壮热，火毒充斥周身，治以升降散（白僵蚕、蝉蜕、姜黄、大黄）宣泄郁火。

（六）**热盛动风**

热盛动风

【证候】高热不退，头痛头胀，烦闷躁扰，甚则神昏，手足抽搐，颈项强直，甚则角弓反张，舌红苔黄，脉象弦数，或舌红绛，脉细弦数。

【分析】本证为热邪炽盛，灼伤肝阴，引动肝风所致，属实热动风之证。血分热毒燔灼，故高热不退，头痛头胀；邪热上扰心神，故烦闷躁扰，甚至神昏；肝经热盛，灼伤肝阴，热极风动则发痉，表现为手足抽搐，颈项强直，甚则角弓反张；舌红苔黄，脉象弦数，为气分热盛；如舌红绛、脉细弦数为热盛伤及营血之象。高热不退，烦闷躁扰，手足抽搐为本证辨证要点。

【治法】凉肝息风，增液舒筋

【方药】羚角钩藤汤（《通俗伤寒论》）

羚羊角　桑叶　菊花　钩藤　鲜生地　白芍　竹茹　川贝　茯神　生甘草

本方以羚羊角、钩藤凉肝息风，清热止痉；桑叶、菊花清凉疏散，清利头目；生地、白芍、甘草酸甘化阴，舒缓筋脉之挛急；竹茹、川贝清热化痰通络；茯神宁神定志。诸药配合，可使热清阴复，痉止风定。

临证运用时，若气分热盛而见壮热汗多，渴欲冷饮者，加生石膏、知母以大清气热；兼腑实便秘者，加大黄、芒硝攻下泄热；热毒迫血妄行，肌肤斑疹，甚或窍道出血者，加水牛角、板蓝根、赤芍、丹皮、紫草以凉血解毒；发痉较重，甚或角弓反张者，加全蝎、地龙、蜈蚣等以息风止痉；兼心经热盛神昏谵语者，加用紫雪丹或清开灵、醒脑静注射液以清心开窍，镇痉息风。

三、营分证治

营分证多由气分邪热不解，传入营分，少数则由卫分传营或直接病发营分。见于风温、春温、暑温等温热类温病的极期。由于"心主血属营"，因而营分证病变多影响到心包的功能，其病理特点：一是营热炽盛，热扰心神，热窜血络和热闭心包；二是心营阴津受损。治疗以清营透热或清心开窍为主，辅以滋养营阴。

1. 热灼营阴

【证候】身热夜甚，心烦躁扰，甚或时有谵语，斑疹隐隐，咽燥口干反不甚渴，舌质红绛而干，苔薄或无苔，脉细数。

【分析】本证多因素体营阴不足，复感温热病邪，或气分之热不解，病邪深传营分所致。邪入营分，热灼营阴，故身热夜甚；热蒸营阴，营气上潮，故咽燥口干反不渴；营气通于心，营热扰心，则心烦躁扰，甚或时有谵语；热窜血络，血热妄行，溢于肌肤，则见斑疹，邪热尚未完全入血，故斑疹隐约可见；舌绛而干，脉细数为热灼营阴之征，若邪热由气传营者，可见舌上多有薄黄之苔，若邪已深入营分，则舌呈纯绛而少苔。身热夜甚，心烦谵语，舌红绛为本证辨证要点。

【治法】清营解毒，透热养阴

【方药】清营汤（《温病条辨》）

犀角（用水牛角代）　生地　玄参　竹叶心　麦冬　丹参　黄连　银花　连翘

本方为清透营分热邪之主方。方中水牛角咸寒，清解心营热毒；黄连苦寒，配合水牛角清热解毒，惟黄连苦燥，用量宜小；生地、麦冬、玄参甘寒配以咸寒，滋营阴，清营热；银花、连翘、竹叶性凉质轻，轻清透热，宣通气机，使营热外达，透出气分而解，此叶天士"入营犹可透热转气"之法；丹参清热凉血，活血化瘀，以防瘀热互结。诸药配合，共奏清营解毒，透热养阴之效。

临证运用时，犀角改用水牛角，可加大青叶、紫草以清解营分热毒；如气营两燔，症见壮热渴饮，心烦躁扰，舌红绛，方用加减玉女煎（生石膏、知母、玄参、细生地、麦冬）以清气凉营；如热在心营，下移小肠，症见身热夜甚，心烦不寐，小便短赤热痛，舌红绛，治以导赤清心汤（鲜生地、朱茯神、细木通、麦冬（辰砂染）、粉丹皮、益元散、淡竹叶、莲子心、灯芯（辰砂染）、童便清心凉营，清泻火腑；若营热动风，症见身热夜甚，心烦谵语，痉厥，舌红绛，方中加用钩藤、丹皮、羚羊角以清营透热，凉肝息风。

2. 热陷心包

【证候】身灼热，神昏谵语，或昏聩不语，舌謇肢厥，舌色鲜绛，脉细数。

【分析】本证多因上焦肺卫证误治、失治，或素体心阴不足，心气素亏，或感邪过重，邪气猖獗，深陷内传，径入心包所致。邪热闭阻于内故身灼热；阳气不能达于四肢，而肢厥，此热闭愈重，肢厥愈重，即"热深厥亦深，热微厥亦微"；热灼津液为痰，痰热闭窍扰神，故神昏谵语或昏聩不语；痰热阻于心窍，脉络不利，舌体转动不灵，言语不利；热陷心包，热伤营阴，则舌红绛，脉细数。以身热肢厥，神昏谵语，舌色鲜绛为本证辨证要点。热灼营阴证与本证均有昏谵，其营热扰心，神志异常较之本证为轻，仅表现为心烦不寐，或时有谵语。非本证邪热直接闭阻心窍，昏谵舌謇可比。

【治法】清心凉营，豁痰开窍

【方药】清宫汤送服安宫牛黄丸，或至宝丹、紫雪丹

清宫汤（《温病条辨》）

玄参心　莲子心　竹叶卷心　连翘心　犀角尖（水牛角尖代）　连心麦冬

清宫汤专清心经包络之邪热。水牛角清心火，避秽浊为主药；玄参心、连心麦冬清心凉营，育阴生津；莲子心交通心肾；连翘心、竹叶卷心，轻清泄热，透热转气；上药合用，则达清透包络邪热之功。

安宫牛黄丸（引《温病条辨》）

牛黄　郁金　犀角（水牛角代）　黄连　朱砂　冰片　麝香　珍珠　山栀　雄黄黄芩

紫雪丹（引《温病条辨》）

滑石　石膏　木香　磁石　羚羊角　寒水石　犀角（水牛角代）　沉香　丁香　升麻玄参　炙甘草

局方至宝丹（引《温病条辨》）

犀角（水牛角代）　朱砂　琥珀　玳瑁　牛黄　麝香　安息香

安宫牛黄丸、至宝丹、紫雪丹三方皆性凉而有清热解毒，开窍止痉之功，属凉开之剂，治疗温热病窍闭神昏之危证，有温病"三宝"之称。临证时宜区别使用，其中安宫牛黄丸药性最凉，长于清热解毒，多用于高热昏迷证；紫雪丹药性偏凉，长于凉肝息风止痉，多用于高热痉厥证；至宝丹长于芳香辟秽，开窍醒神，多用于窍闭谵语证。

临证运用时，诸方中水牛角可配合大青叶、生地同用，以发挥凉血解毒作用；如痰热闭窍较甚，加竹沥、胆南星、菖蒲、郁金以豁痰开窍；如暑热卒中心包，症见盛夏炎热，卒然昏倒，不省人事，身热气粗，喉中痰鸣，脉滑数，病发中暑，甚则兼见四肢厥逆，脉沉伏或沉涩，则为暑厥，当方用安宫牛黄丸或紫雪丹以芳香开窍，宣通气机；若热陷心包兼瘀血阻络，症见灼热，昏谵，舌謇，舌紫暗，脉沉涩，方用犀地清络饮（水牛角、粉丹皮、青连翘、淡竹沥、鲜生地、生赤芍、桃仁、生姜汁、鲜茅根、灯芯草、鲜石菖蒲）以清心豁痰，通瘀开窍。

3. 内闭外脱

【证候】身热，神志昏聩不语，倦卧，汗多气短，脉细无力，甚者身热骤降，烦躁不宁，呼吸浅促，面色苍白，冷汗淋漓，四肢厥冷，脉细微欲绝。

【分析】此证多因邪盛正虚，或邪入心包，加之汗下太过，阴液骤损，气随津脱，病情迅速转化为亡阳气脱之候。邪热闭遏于内则身热；热陷灼液为痰，痰热闭阻包络，蒙蔽清窍，则神志昏聩不语；气脱失神则倦卧；气阴两伤，正气欲脱，失于固摄，则汗多，气短，脉细微无力；阳气暴脱，失于温煦则身热骤降，面色苍白，四肢厥冷；阳脱失神则烦躁不宁；阳脱肺之化源欲绝，故呼吸浅促；阳脱失于固摄则冷汗淋漓，四肢厥冷；正气外脱故脉来细微欲绝。身热，神昏，汗多，肢厥，脉微为本证辨证要点。

【治法】清心开窍　固脱救逆

【方药】生脉散或参附汤合温病"三宝"

生脉散（引《温病条辨》）

人参　麦冬　五味子

本方以人参大补元气，麦冬、五味子酸甘化阴，守阴而留阳，阴液内存，则气不外脱。本方与"三宝"相合多用于痰热闭窍于内，津气外脱者。

参附汤（《妇人良方》）

人参　熟附子

方中以人参大补元气，附子温壮元阳，合用益气固脱，回阳救逆。与"三宝"相合临床多用于痰热闭窍于内，阳气暴脱之证。

临证运用时，上述方药与温病"三宝"同时服用，以扶正祛邪，开闭固脱。回阳固脱之法，用于急救，用药当适可而止，待阳回脱止，不可再用，恐助热恋邪，须视具体证情辨治。

四、血分证治

血分证指热邪深入，引起动血、耗血所产生的一类证候。可由卫、气分之邪热不解，深陷血分；或营热不得及时转出气分，进而深入血分；或伏气温病发于血分。多见于风温、春温、暑温等温热类温病的极期。属血分邪热炽盛，化火生毒，阴血耗伤之候。病情危重，预后不佳。叶天士说："入血就恐耗血动血，直须凉血散血"，故血分证治疗应凉血解毒、滋阴增液、活血散血。

1. 热盛动血

【证候】身灼热，躁扰不安，甚至昏狂谵妄，斑疹显露，或斑色紫黑，或吐、衄、便、尿血，舌质深绛，脉细数。

【分析】本证为温邪燔灼血分所致。邪热炽盛，阴血耗伤，病属邪盛正虚，病情危重。血热燔灼故身体灼热；热入血分，迫血妄行，损伤血络，从上而出则吐血、衄血；从下而泄则为便血、尿血；外溢肌肤则为斑疹，密集成片；热扰心神，故躁扰不宁，甚则昏狂谵妄；热毒烁血致瘀，瘀热互结，则斑色紫黑，舌质深绛；脉细数属热灼阴血之象。灼热躁扰，斑疹，出血，舌深绛为本证辨证要点。

【治法】清热解毒，凉血散血

【方药】犀角地黄汤（《温病条辨》）

水牛角　生地黄　生白芍　丹皮

叶天士说："入血就恐耗血动血，直须凉血散血"。方中用水牛角清心凉血，解血分热毒；生地凉血养阴；二药相配凉血止血，滋阴养血；芍药配丹皮清热凉血，活血散瘀。四药配合，共达清热解毒，凉血散血之功。

临证运用时，若热毒较甚，昏狂斑紫，加水蛭、大黄，配以神犀丹以活血祛瘀解毒；如吐血加侧柏叶、白茅根、三七；如衄血加白茅根、黄芩、焦栀子；便血加槐花、地榆；如尿血加小蓟、琥珀、白茅根；若气血两燔，症见壮热，大渴引饮，头痛如劈，骨节烦痛，烦躁不安，甚则昏狂谵妄，或发斑吐衄，舌绛，苔黄燥者，治以清热解毒，凉血救阴，轻证方用化斑汤（生石膏、知母、粳米、生甘草、玄参、水牛角），重证方用清瘟败毒饮（生石膏、生地、水牛角、川连、栀子、桔梗、黄芩、知母、赤芍、玄参、连翘、甘草、丹皮、竹叶）。

2. 热与血结

【证候】少腹坚满，按之疼痛，小便自利，大便色黑易下，神志如狂，时清时乱，口干，漱水不欲咽，舌紫绛或有瘀斑，脉细涩。

【分析】热入血分，耗血伤阴，致血黏稠，血行不畅；或血热妄行，离经之血蓄积体内；或素有蓄血感受温邪；或妇女经期感受温邪，皆易成瘀热互结，蓄积少腹之证。血热耗血成瘀，蓄于少腹或膀胱之血络，而瘀血不在膀胱之内，亦非膀胱蓄水，故虽有少腹坚满疼痛，但小便自调；血蓄大肠，但血性柔润，故虽大便中带血色黑，但滑润易下。瘀热扰神故神志如狂；邪热伤津耗血，故口干渴，但瘀血内阻，又不欲咽；邪热耗血成瘀，血行涩滞，故舌质紫暗，脉涩不利。少腹坚满疼痛，舌紫绛或有瘀斑，脉细涩为本证辨证要点。

【治法】凉血逐瘀

【方药】桃仁承气汤（《温病条辨》）

大黄　芒硝　桃仁　芍药　丹皮　当归

热瘀相结，若独清热则瘀不去，独祛瘀则热不解，故当清热祛瘀并用。本方是以《伤寒论》桃核承气去桂枝、炙甘草，加丹皮、当归变化而成。本证因邪热所致，故去桂枝、炙甘草。方中丹皮、赤芍、桃仁清热凉血消瘀；大黄、芒硝通下泄热，行瘀破结；当归养血和血，并行血中之气，使气帅血行，以期瘀血热邪从下而解。临证运用时，可酌加水蛭、牛膝等。

五、后期证治

温热类温病，在卫、气、营、血阶段，经过恰当的治疗，病可向愈。若虽经治疗但未能及时挽回病势，而邪恋正虚，产生诸多变证。所以病至后期，可表现为邪气仍盛，而正气已虚，或邪虽退但正气虚极不复，或余邪未尽留扰阴分等。临床上须分辨不同情况，清解余邪，扶助正气，耐心调治以善后。

1. 余热未清，气阴两伤

【证候】低热，口舌干燥而渴，虚烦不眠，气短神疲，时时泛恶，纳谷不馨，舌红而干，脉细数无力。

【分析】阳明气分证后期，高热虽除，但余邪未净，故见低热；余热内扰而虚烦不眠；病至后期，胃津已伤，则口舌干燥而渴；气虚未复，则气短神疲；胃之气阴两伤，失于和降，故时时泛恶，纳谷不馨；舌红少苔，脉细数无力是邪退正虚之象。低热，口干，气短，舌红而干为本证辨证要点。

【治法】清热生津，益气和胃

【方药】竹叶石膏汤（《伤寒论》）

竹叶　生石膏　半夏　人参　麦门冬　甘草　粳米

阳明热病后期，虚实夹杂，应邪正兼顾，方选白虎汤去知母，加麦冬、半夏、竹叶、人参，如吴谦所说"以大寒之剂易为清补之方"。方中竹叶、石膏清透余邪，祛除烦热；人参、麦冬益气养阴；粳米、甘草和中益胃；半夏降逆和胃止呕。诸药配伍，祛邪不伤正，扶正不恋邪，共奏清热生津，益气和胃之功。

临证运用时，如余邪未尽，痰瘀滞络，闭阻机窍，症见低热，肢颤拘挛，神呆者，治以清解余邪，活血通瘀，化痰搜络，方用三甲散（醋地鳖虫、醋鳖甲、土炒穿山甲、生僵蚕、柴胡、桃仁泥）加减；若邪热已退，肺胃阴伤，干咳，口干渴，舌红少苔者，应滋养肺胃阴津，方用沙参麦冬汤（沙参、玉竹、生甘草、桑叶、麦冬、生扁豆、天花粉）；热退而肺胃阴伤者，偏胃阴伤者，方用益胃汤（沙参、麦冬、生地、玉竹、冰糖）；如邪热已退，气阴两伤，气短，口燥，纳差，脉细弱者，法当益气养阴，方用薛氏参麦汤（人参、麦冬、石斛、木瓜、生甘草、生谷芽、鲜莲子）。

2. 阴虚火炽

【证候】身热，心烦躁扰不寐，口燥咽干，舌红苔黄或薄黑而干，脉细数。

【分析】本证为温热邪气久羁，上助手少阴心火，下灼足少阴肾水，致使水亏火旺，火愈亢而阴愈伤，阴愈亏而火愈炽。心火炎于上，则身热，心烦躁扰，舌红苔黄；肾水亏于下，则口燥咽干，舌苔薄黑而干，脉细；阳亢不入于阴，阴虚不能纳阳，故不寐。身热，心烦不寐，舌红，脉细数为本证辨证要点。

【治法】泻火育阴

【方药】黄连阿胶汤（《温病条辨》）

黄连　黄芩　阿胶　白芍　鸡子黄

本证水亏火旺，当虚实兼顾，泻南补北。方中黄连、黄芩苦寒直折，清泻心火；阿胶、白芍滋补肝血肾精，养育真阴；鸡子黄滋补心肾。诸药配伍，上泻心火，下滋肾水，为攻补兼施之方。正如吴鞠通所说："以黄芩从黄连，外泻壮火而内坚真阴；以芍药从阿胶，内护真阴而外捍亢阳。名黄连阿胶汤者，取一刚以御外侮，一柔以护内主之义也。"

临证运用时，若暑伤心肾，症见心中烦热，消渴不已，肢体麻痹，舌红绛，苔黄燥，脉细数者，治以清心滋肾，方用连梅汤（黄连、乌梅、麦冬、生地、阿胶）。

3. 邪留阴分

【证候】夜热早凉，热退无汗，能食形瘦，舌红少苔，脉沉细略数。

【分析】本证为温病恢复期，阴液亏损，邪伏阴分之证。人体卫气日行于阳，夜行于阴，阴虚余热留伏，卫气夜入阴分与邪相争，故入夜身热；至晨卫气出阴分而行于表，邪正无争，则热退身凉，余热未随卫气外出，故热虽退而身无汗；邪留阴分，病不在胃肠，故能进饮食；余热久留，营阴耗损而不能充养肌肤，故形体消瘦；舌红苔少，脉沉细均为余热耗损阴液之象。夜热早凉，热退无汗，舌红少苔为本证辨证要点。

【治法】滋阴透热

【方药】青蒿鳖甲汤（《温病条辨》）

青蒿　鳖甲　生地　知母　丹皮

本证纯用养阴恐滋腻恋邪，单用清热又惧苦燥伤阴，只宜养阴透热并举。方以鳖甲滋阴入络搜邪；青蒿芳香透络，配合鳖甲领阴分余热外出，如吴鞠通所言"此方有先入后出之妙，青蒿不能直入阴分，有鳖甲领之入也；鳖甲不能独出阳分，有青蒿领之出也"；丹皮透泄伏火；生地养阴清热；知母清热生津润燥。合为养阴透热之方。临证运用时，可酌加赤芍、连翘等。

4. 真阴耗竭

【证候】低热不退，手足心热甚于手足背，口干咽燥，齿黑，或心悸，或神疲多眠，耳聋，舌干绛或枯萎，甚或紫晦而干，脉虚细或结代。

【分析】本证为邪热久羁不退，耗伤肝血、肾阴，而呈邪少虚多之证。肾阴亏则水不制火，虚热内生，故低热久留不退，尤以手足心热较甚；肾水不能上济，心神失养则心悸；肾阴大亏，精不养神，故神疲多眠；肾精亏损，不能充养耳齿，故耳聋、齿黑；阴血亏虚则舌干绛或枯萎甚或紫晦而干；邪少虚多则脉虚细无力；阴亏液涸则脉行艰难，搏动时止而结代。低热，咽燥，齿黑，舌干绛，脉虚细或结代，为本证辨证要点。

【治法】滋养肾阴

【方药】加减复脉汤（《温病条辨》）

炙甘草　干地黄　生白芍　麦冬　阿胶　麻仁

本方由《伤寒论》炙甘草汤去参、桂、姜、枣加白芍组成，为治疗温热病邪深入下焦，肝肾阴伤之主方，吴鞠通说："热邪深入，或在少阴，或在厥阴，均宜复脉。"方中炙甘草补益中气，以使津充阴复；生地、阿胶、白芍滋养肝肾之阴；炙甘草配白芍，酸甘化阴；麦冬、麻仁养阴润燥。诸药配伍，长于救阴，兼退虚热。

临证运用时，惟其药多属滋润之品，必真阴耗损，热由虚生者方可用之，若邪热尚盛者，则不宜用，以防恋邪。如兼心火炽盛，身热心烦不得卧，加黄连、栀子以清泄心火，或改用黄连阿胶汤。如汗出心悸，本方去麻仁，加生龙骨、生牡蛎、人参以镇摄潜阳，益气固脱。若阴液下泄，大便微溏，加牡蛎以滋阴固摄。

5. 虚风内动证

【证候】低热，手足蠕动，甚或瘛疭，心悸或心中憺憺大动，甚则心中痛，时时欲脱，形消神倦，咽干齿黑，舌干绛，脉虚细无力。

【分析】本证为肾精肝血耗损，虚风内动之候。肝肾阴虚，虚热内生则发低热；真阴欲竭，心失所养，故心悸或心中憺憺大动，甚则心中痛；阴亏至极，阴不维阳，阳气欲越，则时时欲脱；肾精肝血耗损，筋脉失养，故手足蠕动，甚或瘛疭；肾阴亏竭，无以充养，则形消神倦，咽干齿黑；舌干绛，脉虚细无力为肝肾阴亏之征。以手足蠕动，甚或瘛疭，舌干绛为本证辨证要点。热盛动风证痉厥与本证相似，但多见于温病极期，病属热极生风，四肢抽搐，强急有力，多伴有高热，神昏，肢厥，渴饮，脉弦数等症状；本证则见于温病后期，病属虚风内动，手足蠕动、震颤，徐缓无力，伴见心中憺憺大动，时时欲脱，形消神倦，咽干齿黑，舌干绛，脉虚细无力等一派虚象。

【治法】滋阴养血，柔肝息风

【方药】三甲复脉汤（《温病条辨》）

炙甘草　干地黄　生白芍　麦冬　阿胶　麻仁　生牡蛎　生鳖甲　生龟板

三甲复脉汤系加减复脉汤加牡蛎、鳖甲、龟板而成。方以加减复脉汤滋养肝血肾阴，加三甲以潜阳息风。适用于手足蠕动，心中憺憺大动，脉细促为主症的虚多邪少之虚风内动证。

大定风珠（《温病条辨》）

炙甘草　干地黄　生白芍　麦冬　阿胶　麻仁　生牡蛎　生鳖甲　生龟板　五味子　鸡子黄

大定风珠方为三甲复脉汤加鸡子黄、五味子而成。以三甲复脉汤滋阴养血，潜阳息风；加鸡子黄以增强滋阴息风之效；五味子补阴留阳以防厥脱之变。此方以血肉有情之品填阴，为救阴重剂，其药味厚滋腻，用之不当，有恋邪之弊。适用于纯虚无邪，阴虚至极，阴阳时时欲脱之虚风内动证。

临证运用时，必须抓住"虚多邪少"或"纯虚无邪"之辨证点，选择使用。

第六节　临床运用指导

一、文献辑要

（一）风温

风温者，春月受风，其气已温。经谓春病在头，治在上焦，肺位最高，邪必先伤。此手太阴气分先病，失治则入手厥阴心包络，血分亦伤。盖足经顺传，如太阳传阳明，人皆知之；肺病失治，逆传心包络，人多不知者。俗医见身热咳喘，不知肺病在上之旨，妄投荆、防、柴、葛，加入枳、朴、杏、苏、菔子、楂、麦、橘皮之属，辄云解肌消食。有见痰喘，使用大黄礞石滚痰丸，大便数行，上热愈结。幼稚谷少胃薄，表里苦辛化燥，胃汁已伤，复用大黄大苦沉降丸药，致脾胃阳和伤极，陡变惊痫，莫救者多矣。

　　……

春季温暖，风温极多，温变热最速，若发散风寒、消食，劫伤津液，变证尤速。初起咳嗽喘促，通行用薄荷（汗多不用）、连翘、象贝、牛蒡、花粉、桔梗、沙参、木通、枳壳、橘红，表解热不清，用黄芩、连翘、桑皮、花粉、地骨皮、川贝、知母、山栀；……里热不清，朝上凉，晚暮热，即当清解血分，久则滋清养阴。若热陷神昏，痰升喘促，急用牛黄丸、至宝丹之属。

（王孟英《温热经纬·叶香岩三时伏气外感篇》）

凡天时晴燥，温风过暖，感其气者即是风温之邪，阳气熏灼，先伤上焦。其为病也，身热汗出，头胀咳嗽，喉痛声浊，治宜辛凉轻剂解之，大忌辛温汗散。

……

风温吸入，先伤太阴肺分，右寸脉独大，肺气不舒，身痛胸闷，头胀咳嗽，发热口渴，或发痧疹，主治在太阴气分，栀、豉、桑、杏、蒌皮、牛蒡、连翘、薄荷、枯芩、桔梗、桑叶，清之解之。痰嗽加贝母，声浊不扬加兜铃，火盛脉洪加石膏，咽痛加射干，饱闷加川郁金、枳壳，干咳喉燥加花粉、蔗浆、梨汁，咽喉锁痛加莱菔汁。

（吴坤安《伤寒指掌》）

风温为病，春月与冬季居多，或恶风或不恶风，必身热咳嗽烦渴，此风温证之提纲也。

王孟英（《温热经纬·陈平伯外感温病篇》）

风温之病，发于当春厥阴风木行令之时，少阴君火初交之际。……其证头痛恶风，身热自汗，咳嗽口渴，舌苔微白，脉浮而数者，当用辛凉解表法。倘或舌绛苔黄，神昏谵语，以及手足瘛疭等证之变，皆可仿春温变证之法治之。

（雷少逸《时病论》）

伤寒初得宜用热药发其汗，麻黄、桂枝诸汤是也。风温初得宜用凉药发其汗，薄荷、连翘、蝉蜕诸药是也。至传经已深，阳明热实，无论伤寒、风温，皆宜治以白虎汤。而愚用白虎汤时，恒加薄荷少许，或连翘、蝉蜕少许，往往服后即可得汗。即但用白虎汤，亦恒有服后即汗者，因方中石膏原有解肌发表之力。……斯乃调剂阴阳，听其自汗，非强发其汗也。

（张锡纯《医学衷中参西录》）

（二）春温

春温一证，由冬令收藏未固，昔人以冬寒内伏，藏于少阴，入春发于少阳，以春木内应肝胆也。寒邪深伏，已经化热，昔贤以黄芩汤为主方，苦寒直清里热，热伏于阴，苦味坚阴，乃正治也。知温邪忌散，不与暴感门同法。若因外邪先受，引动在里伏热，必先辛凉以解新邪，继进苦寒以清里热。况热乃无形之气，时医多用消滞，攻治有形，胃汁先涸，阴液劫尽者多矣。

（王孟英《温热经纬·叶香岩三时伏气外感篇》）

春温兼寒，初用葱豉桔梗汤，辛凉开表，先解其外感，最稳。若不开表，则表寒何由而解？表寒既解，则伏热始可外溃。热从少阳胆经而出者，多发疹点，新加木贼煎加牛蒡、连翘以透疹；热从阳明胃经而出者，多发斑，新加白虎汤加牛蒡、连翘以透斑。疹斑既透，则里热悉从外达，应即身凉脉静而愈。若犹不愈，则胃肠必有积热，选用诸承气汤，急攻之以存津液，病多速愈，此伏气春温实证之治法也；若春温虚证，伏于少阴血分阴分者，其阴血既伤，肝风易动，切忌妄用柴、葛、荆、防，升发其阳以劫阴，阴虚则内风窜动：上窜脑户，则头摇晕厥；横窜筋脉，则手足瘛疭。如初起热因寒郁而不宣，宜用连翘栀豉汤去蔻末，加鲜葱白、苏薄荷，轻清透发以宣泄之，气宣热透，血虚液燥，继与清燥养营汤加野菰根、鲜茅根，甘凉濡润以肃清之。继则虚多邪少，当以养阴退热为主，如黄连阿胶汤之属，切不可纯用苦寒，重伤正气，此伏气春温虚证之治法也。

（俞根初《通俗伤寒论》何秀山按）

春温病有两种：冬受寒邪不即病，至春而伏气发热者，名曰春温；若春令太热，外受时邪而病者，此感而即发之春温也。辨症之法，伏气春温，初起但热不寒而口渴，此自内而发出于外也；感而即发之春温，初起微寒，后则但热不寒，此由肺卫而受也。

（吴坤安《伤寒指掌》邵仙根按）

春温无汗，虽宜解表，然必兼清里，双解散审其表里之重轻为加减可也。

（何梦瑶《医碥》）

春温之病，因于冬受微寒，伏于肌肤而不即发，或因冬不藏精，伏于少阴而不即发，皆待来春加感外寒，触动伏气乃发焉。即《经》所谓"冬伤于寒，春必病温；冬不藏精，春必病温"是也。其初起之证，头身皆痛，寒热无汗，咳嗽口渴，舌苔浮白，脉息举之有余，或弦或紧，寻之或滑或数，此宜辛温解表法为先；倘或舌苔化燥，或黄或焦，是温热已抵于胃，即用凉解里热法；如舌绛齿燥，谵语神昏，是温热深踞阳明营分，即宜清热解毒法，以保其津液也；如有手足瘛疭，脉来弦数，是为热极生风，即宜却热息风法；如或昏聩不知人，不语如尸厥，此邪窜入心包，即宜祛热宣窍法。春温变幻，不一而足，务在临机应变可也。

（雷少逸《时病论》）

原其邪之初受，盖以肾气先虚，故邪乃凑之而伏于少阴，逮春时阳气内动，则寒邪化热而出。其发也，有因阳气内动而发者，亦有时邪外感引动而发者。凡阳气内动，寒邪化热而发之证，外虽微有形寒，而里热炽盛，不恶风寒，骨节烦疼，渴热少汗（初起少汗，至阳明即多汗矣）。用药宜助阴气，以托邪外达，勿任留恋。其为时邪引动而发者，须辨其所夹何邪，或风温，或暴寒，或暑热，当于前法中参入疏解新邪之意。再看其兼夹之邪轻重如何，轻者可以兼治，重者即当在初起时，着意先撤新邪，俟新邪既解，再治伏邪，方不碍手。此须权其轻重缓急，以定其治法，不可预设成见也。寒邪潜伏少阴，寒必伤阳，肾阳既弱，则不能蒸化而鼓动之，每见有温邪初发而肾阳先馁，因之邪机冰伏，欲达不达，辗转之间，邪即内陷，不可挽救，此最难着手之危证。其或邪已化热，则邪热燎原，最易灼伤阴液，阴液一伤，变证蜂起，故治伏温病，当步步顾其阴液。当初起时，其外达之路，或出三阳，或由肺胃，尚未有定程，其邪仍在少阴界内……愚意不若用黄芩汤加豆豉、元参，为至当不易之法。盖黄芩汤为清泄里热之专剂，加以豆豉为黑豆所造，本入肾经，又蒸罨而成，与伏邪之蒸郁而发相同，且性味和平，无逼汗耗阴之弊，故豆豉为宣发少阴伏邪的对之药。再加元参以补肾阴，一面泄热，一面透邪。凡温邪初起，邪热未离少阴者，其治法不外是矣。

（柳宝诒《温热逢源》）

治法以伏邪为重，他邪为轻，故略治他邪，而新病即解。

如夹痰水、食、郁、蓄血等邪属实者，则以夹邪为先，伏邪为后，盖清其夹邪，而伏邪始能透发，透发方能传变，传变乃可解利。

（何廉臣《重订广温热论》）

治法总宜辛凉清解，预顾阴液，大忌辛温升散，鼓动风阳。

（陆子贤《六因条辨》）

治之之法，有清一代名医多有谓此证不宜发汗者。然仍宜即脉证之现象而详为区别。若其脉象虽有实热，而仍在浮分，且头疼，舌苔犹白者，仍当投以汗解之剂。然宜以辛凉发汗，若薄荷叶、连翘、蝉蜕诸药，且更以清热之药佐之。若拙拟之清解汤、凉解汤、寒解汤三方，斟酌病之轻重，皆可选用也。此乃先有伏气又薄受外感之温病也。

若其病初得即表里壮热，脉象洪实，其舌苔或白而欲黄者，宜投以白虎汤，再加宣散之品若连翘、茅根诸药。如此治法，非取汗解，然恒服药后竟自汗而解，即或服药后不见汗，其病亦解。因大队寒凉之品与清轻宣散之品相并，自能排逐内蕴之热，息息自腠理达于皮毛以透出也（此乃伏气暴发，自内达外之温病，春夏之交多有之）。盖此等证皆以先有伏气，至春深萌动欲发，而又或因暴怒，或因劳心劳力过度，或因作苦于烈日之中，或因酣眠于暖室内，是以一发表里即壮热。治之者，只可宣散清解，而不宜发汗也。此冬伤于寒，春必温病之大略治法也……

　　又有因伏气所化之热先伏藏于三焦脂膜之中，迨至感春阳萌动而触发，其发动之后，恒因冬不藏精者其肾脏虚损，伏气乘虚而窜入少阴。其为病状，精神短少，喜偎卧，昏昏似睡，舌皮干，毫无苔，小便短赤，其热郁于中而肌肤却无甚热。其在冬令，为少阴伤寒，即少阴证，初得宜治以黄连阿胶汤者也。在春令，即为少阴温病。而愚治此证，恒用白虎加人参汤，以生地黄代知母，生怀山药代粳米，更先用鲜白茅根三两煎汤以之代水煎药，将药煎一大剂，取汤一大碗，分三次温饮下，每饮一次调入生鸡子黄一枚。初饮一次后，其脉当见大，或变为洪大；饮至三次后，其脉又复和平，而病即愈矣。此即冬不藏精春必温病者之大略治法也。

（张锡纯《医学衷中参西录》）

（三）暑温

　　治暑之法，清心利小便最好；暑伤气，宜补真气为要。

（王纶《明医杂著》）

　　暑乃天之热气，流金烁石，纯阳无阴。或云阳邪为热，阴邪为暑者，甚属不经。《经》云：热气大来，火之胜也，阳之动，始于温，盛于暑。盖在天为热，在地为火，其性为暑，是暑即热也，并非二气。或云暑为兼湿者，亦误也。暑与湿，原是二气，虽易兼感，实非暑中必定有湿也。譬如暑与风，亦多兼感，岂可谓暑中必有风耶！若谓热与湿合始名为暑，然则寒与风合，又将何称？

（王孟英《温热经纬·叶香岩外感温热篇》雄按）

　　《内经》云：在天为热，在地为火，其性为暑。又云：岁火太过，炎暑流行。盖暑为日气，其字从日，曰炎暑，曰酷暑，皆指烈日之气而言也。夏至后有小暑、大暑，冬至后有小寒、大寒，是暑即热也，寒即冷也。暑为阳气，寒为阴气，乃天地间显然易知之事，并无深微难测之理，而从来歧说偏多，岂不可笑。

　　……

　　若谓暑必兼湿，则亢旱之年，湿难必得，况兼湿者，何独暑哉！盖湿无定位，分旺四季，风湿寒湿，无不可兼，惟夏季之土为独盛，故热湿多于寒湿。然暑字从日，日为天气；湿字从土，土为地气，霄壤不同，虽可合而为病，究不可谓暑中原有湿也。

（王孟英《温热经纬·仲景外感热病篇》雄按）

　　立夏以后，暑热盛行时，人有头疼恶心，身热恶寒，手足厥冷，肢节沉痛，不思饮食，或气高而喘，或气短而促，甚者用手扪之如火燎皮肤，或腹肠绞疼，或口鼻流血，病候与伤寒相似，不知者误认伤寒，用风热发汗药，或加衣出汗，则元气益虚，终不知悟。盖此证乃夏属阴虚，元气不足，湿热蒸人，暴伤元气。人初感之，即骨乏腿软，精神倦怠，昏睡懒语，其形如醉梦间，或无汗或微汗不断，或大汗不止，烦渴饮水，胸膈痞闷，小便黄而少，大便溏而频，或呕或泻或结，或霍乱不止。此等证与伤寒大异，按时而施治，据证而急疗，无不应手者。语曰勿伐天和，正因时之道也。亦有不头痛身痛恶寒者，治法皆同。治法轻者以五苓散，以利小便，导火下泻而暑自解，或香薷饮辛散以驱暑毒，木瓜制暑之要药也。或藿香正气散、十味香薷饮之类，重者人参败毒散、桂苓甘露饮、竹叶石膏汤、白虎汤之类，弱者用生脉散、清暑益气汤、补中益气汤等。若不分内外，不论轻重强弱，一概以和解，百发百中，随试随应，则无如六和汤最良矣。

　　夏月有卒然晕倒，不省人事，手足逆冷者，为暑厥。

　　忽然手足抽挛，厉声呻吟，角弓反张，如中恶状，为暑风。

（张凤逵《伤暑全书》）

　　夫暑邪袭人，有伤暑、冒暑、中暑之分，且有暑风、暑温、暑咳、暑瘵之异。伤暑者，静而得之为伤阴暑，动而得之为伤阳暑。冒暑者，较伤暑为轻，不过邪冒肌表而已。中暑者，即中暍也，忽然卒倒，如中风状。暑风者，须臾昏倒，手足遂抽。暑温者较阳暑略为轻可。暑咳者，暑热袭肺而咳逆。暑瘵者，暑热劫络而吐血。

（雷少逸《时病论》）

（四）秋燥

　　燥胜则干。

（《素问·阴阳应象大论篇》）

　　燥淫于内，治以苦温，佐以甘辛，以苦下之。

　　燥淫于内，平以苦温，佐以酸辛，以苦下之。

　　燥者润之。

　　燥者濡之。

（《素问·至真要大论篇》）

　　诸涩枯涸，干劲皴揭，皆属于燥。

（刘河间《素问玄机原病式》）

　　秋深初凉，于佳年发热咳嗽，证似春月风温证。但温乃渐热之称，凉则渐冷之意。春月为病，犹是冬令固密之余，秋令感伤，恰值夏月发泄之后，其体质之虚实不同。但温自上受，燥自上伤，理亦相等，均是肺气受病。

（王孟英《温热经纬·叶香岩三时伏气外感篇》）

　　治燥病者，补肾水阴寒之虚，而泻心火阳热之实；除肠中燥热之甚，济胃中津液之衰。使道路散而不结，津液生而不枯，气血利而不涩，则病日已矣。

凡治燥病，不深达治燥之旨，但用润剂润燥，虽不重伤，亦误时日，只名粗工，所当戒也。

（喻嘉言《医门法律》）

燥为肺金之化，秋令也。所以致燥有二：一因于寒，秋风清肃，夏令之湿至是而干，所谓风胜湿也；一因于热，夏时热盛，有湿以润之，至秋则湿退而热犹未除故燥，所谓燥万物者，莫熯乎火也。

（何梦瑶《医碥》）

燥为干涩不通之疾，内伤、外感宜分。外感者，由于天时风热过胜，或因深秋偏亢之邪，始必伤人上焦气分，其法以辛凉甘润肺胃为先，喻氏清燥救肺汤及先生用玉竹、门冬、桑叶、薄荷、梨皮、甘草之类是也。……要知是症，大忌者苦涩，最喜者甘柔。若气分失治，则延及于血；下病失治，则槁及乎上。喘咳、痿厥、三消、噎膈之萌，总由此致。大凡津液结而为患者，必佐辛通之气味；精血竭而为患者，必藉血肉之滋填。在表佐风药而成功，在腑以缓通为要务。古之滋燥养营汤、润肠丸、五仁汤、琼玉膏、一气丹、牛羊乳汁等法，各有崇司也。

（叶天士《临证指南医案》邵新甫按）

凡治燥病，先辨凉温。王孟英曰：以五气而论，则燥为凉邪，阴凝则燥，乃其本气；但秋承夏后，火之余炎未息，若火既就之，阴竭则燥，是其标气。治分温润、凉润二法。晋费卿曰：燥者干也，对湿言之也。立秋以后，湿气去而燥气来，初秋尚热，则燥而热；深秋既凉，则燥而凉。以燥为全体，而以热与凉为之用，兼此二义，方见燥字圆活。法当清润、温润，次辨虚实。叶天士先生曰：秋燥一证，颇似春月风温。温自上受，燥自上伤，均是肺先受病。但春月为病，犹是冬令固密之余；秋令感伤，恰值夏月发泄之后，其体质之虚实不同。初起治肺为急，当以辛凉甘润之方，气燥自平而愈。若果有暴凉外束，只宜葱豉汤加杏仁、苏梗、前胡、桔梗之属，延绵日久，病必入血分，须审体质证候。总之上燥治气，下燥治血，慎勿用苦燥劫烁胃汁也。又次辨燥湿。石芾南曰：病有燥湿，药有润燥。病有风燥、凉燥、暑燥、燥火、燥郁夹湿之分，药有辛润、温润、清润、咸润、润燥兼施之别。

（徐荣斋《重订通俗伤寒论》何廉臣按）

二、临床举要

临床上多种急性感染性和传染性疾病等，如果符合温热类温病所具有的热象显著、易耗伤津液等临床特点，可以结合发病季节和具体证候性质以及起病证候表现，按不同的温热类温病进行辨治。

风温以冬春季节为多，冬春季节的急性上呼吸道感染、支气管炎、肺炎、流行性感冒等肺系急性感染性和传染性疾病，如果初起见发热、恶寒、咳嗽、口渴、苔薄白、舌边尖红、脉浮数等风热表证之象，病程中易出现痰、热、喘、急等肺热壅盛之症状者，可按风温进行辨治。如陈氏将 31 例大叶性肺炎按风温辨为风热犯肺型、痰热壅肺型、肺阴虚型等，分别治以纯中药银翘散或桑菊饮、麻杏石甘汤、沙参麦冬汤等，有效率 100%，治愈率 87%，与中西医结合和西医治疗组比较无显著性差异［湖北中医杂志，1997，(5)：30］。曹氏认为，小儿支气管肺炎主要临床表现为热、咳、喘，其病理基础为肺热壅盛，以麻杏石甘汤加瓜蒌、僵蚕、地龙、山药等治疗 92 例，痊愈 64 例，总有效率为 88%（陕西中医函授，2000，2：24）。邝氏将具有发热、面赤、烦渴引饮、大汗出、咯铁锈色痰、便秘、脉洪大有力或滑数等症状的 15 例大叶性肺炎，辨为痰热壅肺，阳明腑实证，治以白虎汤合大承气汤加减，结果 12 例痊愈，3 例好转［广东医学，1997，(5)：334］。

秋燥的临床表现与风温相似，但口渴、鼻咽干燥等伤津现象较重，且季节性较强，发生于秋季的急性上呼吸道感染、急性支气管炎及某些肺部感染等，燥象明显者可按秋燥辨治。如江氏以清燥救肺汤加味治疗具有发热、干咳无痰、咽干鼻燥、胸满胁痛、气急、苔薄白或薄黄少津、舌边尖红、脉弦数等症状，辨证属于燥热伤肺的急性呼吸道感染（包括上呼吸道感染、急性支气管炎、急性支气管周围炎、肺部感染等）病人 264 例，结果治愈 209 例，好转 40 例［云南中医中药杂志，2001，(2)：9］。

春温是以发病急速、病情危重、起病即见里热炽盛表现等为特征的急性热病，春季多发的流行性脑脊髓膜炎发病后常迅速出现高热、头痛、皮肤瘀斑、烦躁甚至神昏等气营血分热盛症状，多按春温论治，有的初起有短暂的卫分证样上呼吸道感染表现，属新感引动伏邪。如福建省中医研究所流脑治疗研究小组报道中西医结合治疗流脑 178 例，中医按温病卫气营血辨证，卫分证以银翘散、桑菊饮为主加减，气分证以白虎汤、凉膈散、蒿芩清胆汤为主加减，营分证以清营汤送服神犀丹为主，气营两燔证用清瘟败毒饮，血分证以犀角地黄汤为主，开窍祛邪以安宫牛黄丸、紫雪丹等治疗，疗效显著［福建中医药，1995，(5)：15］。有报道以主治春温气（营）血两燔的清瘟败毒饮为主治疗流脑 100 例，治愈 98 例，主要症状消失时间为发热平均 2 天、头痛平均 1.6 天，呕吐平均 1.1 天［新医学，1972，(2)：30］。

暑温的发病季节为盛夏炎暑之时，初起暑热病邪多直中阳明而表现壮热、烦渴、多汗等阳明气分热盛症状，甚则热盛动风，或暑热迅速传入营血分而出现抽搐、神昏等。夏季多发的流行性乙型脑炎，发病后多迅速出现高热、恶心、呕吐、神昏、抽搐等暑热直中阳明或直犯心营、厥阴的表现，属中医暑温。如著名老中医蒲辅周先生，对 1954 年流行于石家庄的乙型脑炎按暑温治以辛凉重剂白虎汤为主加减，取得满意疗效（蒲辅周学术医疗经验继承心悟，人民卫生出版社，2000）。

值得注意的是，由于时间、环境、气候、地理等因素的变化，以及个体体质的差异，现代医学的各种急性感染性和传染性疾病与温病病种并非一一对应关系，如上呼吸道感染、肺炎等不一定就属于风温，有的甚至不属于温病范畴。乙型脑炎也不一定是暑温，如 1957 年流行于北京的乙型脑炎，因其时气候多湿，蒲辅周先生即按湿温、伏暑论治。

　　临床辨证，不同温热类四时温病，在某一病变阶段可能会出现同一证候表现，则治疗上可用同一治法方药，不必拘泥于风温、春温、暑温、秋燥病的不同。因为风热、温热、暑热、燥热病邪都是易于化火、化燥、伤阴之邪，虽然其致病初起阶段病位病机不同，但在病程发展中病及气分胃、肠、胸膈、胆、三焦，或病及营分心包等，病位病机相同，有共同的临床证候表现，则可予相同的辨证施治。另外，临床上内伤杂病或其他科的感染、传染性病证，若出现温热类温病的证候表现者，也可按照温热类温病的相应证候辨证治疗。

　　如辛凉重剂白虎汤有清泄气热的作用，不但可用于不同温病如风温、春温、暑温等发展成阳明热盛之证治，其他疾病如果出现阳明胃热的表现，也可用白虎汤加减治疗。如对于多饮、多食、易饥症状明显，胃火热盛之消渴用本方治疗有较好疗效，刘氏报道以白虎汤加减治疗糖尿病 21 例，总有效率达 95.2%［河南中医学院学报，1976，（3）：34］；陈氏报道用白虎汤加味治疗具有夏季长期发热不退、口渴、多饮、多尿、汗闭、脉数等症状，辨证属阳明气分实热的小儿夏季热 15 例，结果总有效率为 86.6%［新中医，2000，（1）：45］；梁氏等以白虎汤加味治疗肺胃实热型鼻衄 150 例，平均服药 2 剂，结果痊愈 148 例，好转 2 例；郁氏等以白虎汤合清营汤治疗 12 例变应性亚败血症极期，具有高热持续不退、汗多口渴、烦躁不安、关节剧痛、舌红、苔燥、脉洪数等症状，属气营热炽证者，结果治愈 4 例，好转 6 例［中医杂志，1991，（12）：33］。

　　辛凉平剂银翘散有辛凉解表、宣肺泄热的作用，为治疗风温邪在肺卫的主方，刘氏则以银翘散治疗病毒性心肌炎 52 例，疗效满意，并认为病毒性心肌炎病位虽在心，但与肺密切相关，初起多属温热之邪上受，故可用银翘散加减治疗［湖南中医杂志，1997，（4）：29］。高氏等治疗小儿疱疹性口炎 112 例具有发热、口疮、面赤、苔黄、便干等症状者，以疏风清热、辛凉解表、清热解毒为治则，方药用银翘散加减，痊愈 30 例，显效 68 例，总有效率为 94.6%［中国中西医结合杂志，1994，（10）：620］。胡氏本着仲景"上焦得通，津液得下，胃气因和，身濈然汗出而解"之理，用银翘散治疗属中医水肿范畴的肾病综合征 1 例，获得满意疗效［四川中医，1987，（2）：40］。

　　总之，辨证论治是中医治疗疾病的特色，临床当本着"有是证则用是法是方"的原则，灵活运用，不必拘泥。

三、临床病案

1. 风温犯肺案（腺病毒肺炎）（《蒲辅周医案》）

　　张某，男，2 岁，1959 年 3 月 10 日因发热 3 天住某医院。住院检查摘要：血化验：白细胞总数 27400/mm³，中性 76%，淋巴 24%，体温 39.9℃，听诊两肺水泡音。诊断：腺病毒肺炎。病程与治疗：住院后，曾用青、链、合霉素等抗生素药物治疗。会诊时仍高烧无汗，神昏嗜睡，咳嗽，微喘，口渴，舌质红，苔微黄，脉浮数，乃风温上受，肺气郁闭，宜辛凉轻剂，宣肺透卫，方用桑菊饮加味。处方：

　　桑叶一钱，菊花二钱，连翘一钱五分，杏仁一钱五分，桔梗五分，甘草五分，牛蒡子一钱五分，薄荷八分，苇根五钱，竹叶二钱，葱白三寸。共进两剂。

　　药后得微汗，身热略降，咳嗽有痰，舌质正红，苔薄黄，脉滑数，表闭已开，余热未彻，宜予清疏利痰之剂。处方：

苏叶一钱，前胡一钱，桔梗八分，桑皮一钱，黄芩八分，天花粉二钱，竹叶一钱五分，橘红一钱，枇杷叶二钱。再服一剂。

微汗续出而身热已退，亦不神昏嗜睡，咳嗽不显，唯大便两日未行，舌红减退，苔黄微腻，脉沉数，乃表解里未和之候，宜原方去苏叶，加枳实一钱，莱菔子一钱，麦芽二钱。

服后体温正常，咳嗽已止，仍未大便，舌中心有腻苔未退，脉滑数，乃肺胃未和，拟调和肺胃，利湿消滞。处方：

冬瓜仁四钱，杏仁二钱，苡仁四钱，苇根四钱，炒枳实一钱五分，莱菔子一钱五分，麦芽二钱，焦山楂二钱，建曲二钱。

服二剂诸证悉平，食、眠、二便俱正常，停药食养痊愈出院。

分析：本例系小儿风温，初诊时辨证为肺气郁闭而以辛凉轻剂宣肺透卫为治。患者临床表现既有高热、咳喘、口渴、舌红、苔微黄等肺热内郁表现，又因小儿体弱神怯，在痰热内郁侵扰心神情况下，而同时出现神昏、嗜睡。蒲氏根据小儿稚阴稚阳特点，药用轻清宣肺透卫，以桑菊饮加牛蒡子、竹叶、葱白为治，意在辛透凉泄，冀表邪解而里热清。服药后微汗出，郁表之邪随汗出而解，同时肺气被宣，里热渐清，热势渐退，惟余热痰邪未彻，故再予以清疏利痰之剂则热退、咳止、神苏。但热退之后，患儿大便多日未行，且苔腻、脉滑数，说明胃肠有湿热及饮食积滞，故转以消食、化积、和胃、渗湿而痊愈。该案说明，小儿邪热壅肺，不以大剂清热平喘，而重在辛凉轻透，仍可达到热退、咳止、神苏之治疗效果。此例还说明，气分邪热壅肺，灼津为痰，痰热侵扰心神，也可出现神志异常，不用开窍苏神，施以辛凉轻透仍可使邪热透达，痰热清化，而神志自然得苏。对于后期食积湿滞胃肠，出现大便多日不行，食少，苔腻等症，不以消导攻下为治，而是用杏仁肃降肺气于上，用枳实、莱菔子、麦芽、山楂、建曲健胃、消积于中，以苡仁、冬瓜仁渗湿于下，使湿化积消，气机通调，则大便通行正常。

2. 春温热结阳明（《王孟英医案》）

王皱石弟患春温，始则谵语发狂，连服清解大剂，遂昏沉不语，肢冷如冰，目闭不开，遗溺不饮，医皆束手。孟英诊其脉弦大而缓滑，黄腻之苔满布，秽气直喷。投承气汤加银花、石斛、黄芩、元参、石菖蒲，下胶黑矢甚多，而神稍清，略进汤饮。次日去硝黄，加海蜇、莱菔、黄连、石膏，服二剂而战解肢和，苔退进粥，不劳余力而愈。

分析：春温伏热自发，初则神昏谵语，但未见营血证候，知其病在气分。前医使用清解之剂亦可，惟其连投大剂而失于透达，以致伏热为寒凉所遏，故药后病加，反见昏沉不语，肢冷如冰，目闭不开等状似阳气虚衰而实为热深厥逆之候。但其脉弦大而缓滑，黄腻之苔满布，秽气直喷，故其病仍在气分，惟阳明壮热已与燥屎互结，热逼膀胱则遗尿；燥热结于阳明，胃气不降，则秽浊之气上泛而不欲饮食。故王氏以承气荡涤腑实，加银花、黄芩清热解毒，石斛、玄参生津润燥，石菖蒲以辟秽。药证相符，故服后便下胶黑甚多，燥热浊气得以下泄，则精神稍清，略进汤饮。后去硝黄，加清热解毒之品以扫余邪。待邪却正复，则病从战汗而解。

3. 暑温变证（《王孟英医案》）

许少卿妻，夏初患感，何某十进清解，病不略减，邀诊于孟英。脉至弦洪豁大，左手为尤，大渴大汗，能食妄言，面赤足冷，彻夜不瞑。孟英曰：证虽属温，而真阴素亏，久伤思虑，心阳外越，内风鸱张，幸未投温散，尚可无恐。予龙、牡、犀、珠、龟板、贝母、鳖甲、竹沥、竹叶、辰砂、小麦、玄参、丹参、生地、麦冬大剂投之。外以烧铁淬醋，令吸其气，蛎粉扑止其汗，生附子捣贴涌泉穴。渐以向愈，而阴不易复，频灌甘柔滋镇，月余始能起榻。季夏汛行，惟情志不怡，易生惊恐，予麦、参、熟地、石英、茯神、龙眼、甘、麦、枣、三甲等药善其后。

分析：本案为暑温阴竭阳浮之变证。患者本系外感暑热之邪，惟其真阴素亏，久伤思虑，无水以制火热，故虽十进清解，不仅病不略减而反生它变。若前医能详查体质，细询发病之由，而采用养阴清暑之法亦不致此。王氏接手之时，亦颇多迷惑之处：大渴大汗，面赤妄言，似属里热亢盛，但其脉弦洪豁大，且左手为尤，妄言而彻夜不瞑，面赤而足冷，则非实热之象。综观脉证，乃是真阴衰竭而阳无所恋，心气不足而神不守舍。此时若继投清解或改用温补皆非所宜，甚至可致患者于非命。故王氏谨守病机，而投以大剂龙、牡、龟、鳖等药，以滋填潜镇，清热豁痰，养心安神，并外用醋淬烧铁、牡蛎粉以急止津气之外泄，生附子捣贴涌泉以引纳浮阳。药与证符，且内外合治，故其病渐以向愈。

4. 体虚感冒（《古今医案按》）

江应宿治其岳母，年60余，六月中旬，劳倦中暑，身热如火，口渴饮冷，头痛如破，脉虚豁，二三至一止。投人参白虎三帖，渴止热退，惟头痛，用白萝卜汁吹入鼻中，良愈。

分析：本案为暑温气虚热盛之证。患者年高体虚，加之劳倦伤气，复感暑邪而症见身热如火，口渴欲饮，头痛如破等暑热伤津之候及脉见虚豁之正虚之象。王氏用白虎以清暑热，人参扶其正气，药中病机，故三帖而渴止热退。后用清热化痰祛风的萝卜汁吹鼻，治其头痛。

5. 温燥伤肺（《全国名医验案类编·何拯华医案》）

病者：王敬贤，年35岁，业商，住南街柴场弄。

病名：温燥伤肺。

原因：秋深久晴无雨，天气温燥，遂感其气而发病。

证候：初起头疼身热，干咳无痰，即咯痰多稀而粘，气逆而喘，咽喉干痛，鼻干唇燥，胸满胁痛，心烦口渴。

诊断：脉右浮数左弦涩，舌苔白薄而干，边尖俱红，此《内经》所谓"燥化于天，热反胜之"是也。

疗法：遵经旨以辛凉为君，佐以苦甘，清燥救肺汤加减。

处方：冬桑叶9g，生石膏（冰糖水炒）12g，原麦冬4.5g，瓜蒌仁（杵）12g，光杏仁6g，南沙参4.5g，生甘草2.4g，制月石0.6g，柿霜（冲）4.5g。先用鲜枇杷叶（去毛筋）30g、雅梨皮30g，2味煎汤代水。

次诊：连进辛凉甘润，肃清上焦，上焦虽渐清解，然犹口渴神烦，气逆欲呕，脉右浮大搏数者，此燥热由肺而顺传胃经也。治用竹叶石膏汤加减，甘寒清镇以肃降之。

次方：生石膏（杵）六钱，毛西参钱半，生甘草六分，甘蔗浆（冲）两瓢，竹沥夏钱半，原麦冬钱半，鲜竹叶卅片，雅梨汁两瓢（冲）。先用野菰根二两、鲜茅根（去皮）二两、鲜刮竹茹三钱，煎汤代水。

三诊：烦渴已除，气平呕止，惟大便燥结，腹满似胀，小便短涩，脉右浮数沉滞。此由气为燥郁，不能布津下输，故二便不调而秘涩。张石顽所谓："燥于下必乘大肠也。"治以增液润肠，五汁饮加减。

三方：鲜生地汁两大瓢，雅梨汁两大瓢，生莱菔汁两大瓢，广郁金三支（磨汁约二小匙），用净白蜜一两，同四汁重汤炖温，以便通为度。

四诊：一剂而频转矢气，二剂而畅解燥矢，先如羊粪，继则夹有稠痰，气平咳止，胃纳渐增，脉转柔软，舌转淡红微干，用清燥养营汤，调理以善其后。

四方：白归身一钱、生白芍三钱、肥知母三钱、蔗浆（冲）两瓢、细生地三钱、生甘草五分、天花粉二钱、蜜枣（劈）两枚。

效果：连授四剂，胃渐纳谷，神气复原而愈。

廉按：喻西昌谓《内经·生气通天论》："秋伤于燥，上逆而咳，发为痿厥。"燥病之要，一言而终，即"诸气膹郁，皆属于肺。""诸痿喘呕，皆属于上。"二条指燥病言，明甚。至若左胠胁痛，不能转侧，嗌干面尘，身无膏泽，足外反热，腰痛，筋挛，惊骇，丈夫癫疝，妇人少腹痛，目眛眦疮，则又燥病之本于肝而散见不一者也，而要皆秋伤于燥之征也。故治秋燥病，须分肺肝二脏，遵《内经》"燥化于天，热反胜之"之旨，一以甘寒为主，发明《内经》"燥者润之"之法，自制清燥汤，随症加减，此治秋伤温燥之方法也。此案前后四方，大旨以辛凉甘润为主，对症发药，药随症变，总不越叶氏上燥治气，下燥治血之范围。

分析：本例初感温燥，肺卫受之。后因邪传气分而为燥热伤肺之证，故首诊治以辛凉为君轻宣燥热，佐以苦甘化阴以润其燥。服后，上焦燥热得以清肃，但肺与阳明津液却因燥热所伤，肺胃津伤则烦渴欲呕，故二诊投以甘寒清镇，养胃降逆；大肠液枯则便结腹胀，故继以甘寒增液，润肠通便。待阳明燥气已平，则改用清燥养营，"调理以善其后"。整个病程，起于卫而愈于气。在气分的治疗过程中，虽因燥热所伤部位不同，投以相应之剂，但总以甘寒清润为主，章法始终如一，故能收到预期效果。倘若以其痰多、烦渴、便结而投以二陈、白虎、承气，则于燥热津伤之治，相去远矣。

第八章
湿热类温病

　　湿热类温病是指感受兼有湿邪的温邪如湿热病邪或暑湿病邪所致的一类急性外感热病，主要包括湿温、暑湿、伏暑等。此类温病四时可见，但多发于气候炎热、雨湿较盛的夏秋季节；因为湿性氤氲黏滞，所以此类温病较之温热类温病传变缓慢，病程较长，缠绵难愈，病情复杂多变，既有湿热偏重的病理特征，又有伤阴、伤阳的不同转归；治疗以化湿清热为主，并注意分解湿热，顾阴护阳。

第一节　湿　　温

一、概述

　　湿温是由湿热病邪所引起的急性外感热病。其特点为初起以湿热阻遏卫气为主要证候，临床常见身热缠绵，恶寒少汗，头重肢困，胸闷脘痞，苔腻脉缓等湿象偏重、热象不显的表现。本病全年可见，但好发于夏秋雨湿较盛，气候炎热之季。

　　湿温病名，首见于《难经》，将湿温作为独立病种归属于广义伤寒范围，"伤寒有五：有中风，有伤寒，有湿温，有热病，有温病"，并指出其脉象为"阳濡而弱，阴小而急"。汉·张仲景《伤寒杂病论》虽未明述湿温，但其中以半夏泻心汤为代表的辛开苦降、寒温同用的治法，对后世辨治湿温颇有启迪。晋·王叔和《脉经》首述湿温的病因证治，谓其病因是"常伤于湿，因而中暍，湿热相搏"，其主证为"两胫逆冷，腹满叉胸，头目苦痛，妄言"，而"治在足太阴，不可发汗"。宋·朱肱《类证活人书》在此基础上提出以"白虎加苍术汤主之"为本病治疗的主方。金元时期，刘河间在《素问病机气宜保命集·病机论》中提出："治湿之法，不利小便，非其治也"，其创制的天水散（六一散）启迪后世用清热利湿之法治疗湿温。由此可见，清代之前，对本病虽有研讨，但尚欠系统论述。时至清代，有关湿温的理论认识渐臻完善。叶天士在《温热论》中精辟地论述了湿热为患的病理机制，"在阳旺之躯，胃湿恒多；在阴盛之体，脾湿亦不少，然其化热则一"。薛生白首撰湿温专著《湿热病篇》对其因证脉治作了详细讨论，认为"湿热病属阳明太阴经者居多，中气实则病在阳明，中气虚则病在太阴"，为湿温的辨治奠定了较完整的理论基础，使湿热类温病的辨治自成体系。吴鞠通《温病条辨》借鉴叶天士论治湿温的经验，首立湿温专病，确定其为独立病种而详细阐述三焦分证论治的规律，制定众多治疗湿温的名方，后经章虚谷、王孟英、雷少逸等医家的不断发展，使其内容更加丰富充实。

　　现代医学所述的伤寒、副伤寒、沙门氏菌属感染、钩端螺旋体病、流行性乙型脑炎、某些肠道病毒感染、流行性感冒等病的发病季节和临床表现类似湿温者，可参考本病辨治。

二、病因病机

本病的病因是外感湿热病邪。外邪的形成与气候因素有着密切的关系。虽土旺四时，湿热之邪四季均有，但长夏初秋，湿土主令，气候炎热，雨水较多，在湿热蒸腾的客观条件下，最易形成湿热病邪，中人以病。至于本病的感邪途径，薛生白指出："湿热之邪，从表伤者，十之一二，由口鼻而入者，十之八九。"

本病的发生，除外感湿热病邪外，还与脾胃功能状态密切相关。湿热偏盛季节，脾胃运化功能亦受其影响而呆滞，若再饮食不节，恣食生冷，或劳倦过度，或脾胃素虚，运化功能更易受损，导致湿邪内困，则"同类相召"，外感湿热病邪乘机侵袭，内外相合而发为湿温。正如吴鞠通所认为："内不能运水谷之湿，外复感时令之湿"为湿温的两大主要发病因素。由于湿热病邪为阴阳合邪，湿热相合，如油入面，蕴郁胶结，难以速化。故本病不仅起病滞缓，而且传变亦慢，缠绵难愈。其病机演变虽有卫气营血传变，但留恋气分日久，且因脾为湿土之脏，胃为水谷之海，故多以脾胃为病变中心。正如章虚谷所说："湿土之气同类相召，故湿热之邪始虽外受，终归脾胃"。由于湿性黏滞，所以湿热病邪阻滞气机是其病的一个重要病理特点，往往随湿热弥漫留着部位不同，引起不同部位气机阻滞，而以阻滞脾胃气机最常见。

本病初期，随感邪的轻重而出现不同的病理变化，感邪轻者，邪遏卫气；感邪重者，邪阻膜原。本病是湿热合邪为患，因湿为阴邪，化热较慢，故本病起病较缓，不论感邪轻重，初起皆热势不盛，湿象偏重。随着卫分之邪内传或膜原之邪渐趋脾胃，出现湿热留恋气分，从而形成以中焦脾胃为病变中心的气分证。在传变过程中，脾胃功能的状态、中气的盛衰决定着湿热的转化和本病的发展趋势。一般而言，此阶段可有湿偏重、热偏重、湿热并重三种类型。中气虚者，中阳不足，邪从湿化，病变偏于太阴脾，证为湿重热轻；中气实者，中阳偏旺，邪从热化，病变偏于阳明胃，证为热重湿轻；湿热并重，则介于两者之间。因中焦脾胃为三焦气化之枢纽，且湿邪为弥漫性浊气，故病程中可见蒙上流下，弥漫三焦的病理变化，而出现如湿热蕴毒，上壅咽喉，横犯肝胆；湿热酿痰，蒙蔽心包；湿热下流，阻滞大肠；湿热下注小肠，蕴结膀胱等证候类型。

本病的发展过程，有湿困日久伤阳及湿热化燥伤阴两种转归。本病极期，则气分湿热不仅耗伤阴液，或引动肝风，而且损伤肠络，出现闭窍、动风、动血等证。此与温热性温病病机相类，但以肠络损伤而致大便下血为特征。

本病的预后转归既有别于温热类温病，又不同于其它湿热类温病。若经过顺利，病变从气分直接进入恢复阶段，邪热渐退，湿邪渐化，因脾胃久病，其气受损，可出现余邪未净，胃气未醒，脾虚不运，脾胃功能未复，适当调治，正气渐复则逐步痊愈。若久治不愈，其从热化者，可进一步化燥化火，深入营血，迫血动血，甚则因出血过多而致气随血脱的危象；其从湿化者，可进一步湿从寒化，甚则耗伤肾阳，水湿内停，则出现"湿胜阳微"之变证。由于湿性粘腻难解，故本病每有余邪复燃而出现复发者。

总之，本病以发病起病滞缓，传变慢，易滞留气分，病程缠绵；以脾胃为病变中心，易阻滞气机为其发病、病理特征。

三、诊断要点

1. 多发于长夏和初秋气候炎热雨湿较多之季，即大暑至白露间。

2. 初起以湿热郁遏卫气分见证为特征，亦可见有邪阻膜原之特殊类型，初起阳热征象不显；自始至终以脾胃为病变中心。

3. 起病滞缓，传变较慢，病势缠绵，病程较长，愈后易复发再燃。

4. 病程中可出现蒙上流下，上闭下壅，弥漫三焦的变化。

四、辨证治疗原则

首先，辨清湿热偏盛程度是本病辨证论治的关键。本病有湿重于热、湿热并重、热重于湿三种病理转化，其分辨的着眼点主要在发热、出汗、口渴、二便及舌苔脉象的具体表现，还应结合患者体质及病程阶段来辨析。初起湿未化热，一般表现湿象重，热象轻，邪遏卫气者，多见恶寒少汗、身热缠绵、头重肢困、胸闷脘痞、苔腻脉缓等；邪遏膜原者，多见寒热往来、呕逆胀满、苔白厚腻浊如积粉、脉缓等。邪入气分后，湿热变化复杂，热重者，则热势较高、汗出、口渴、苔黄腻、脉滑数等热象较甚；湿重者，则热势不显而食少口淡无味、渴不欲饮或不渴、苔白腻、脉濡缓等湿象较明显；湿热并重者，则见身热、汗出垢腻、脘痞呕恶、口渴不欲多饮、大便溏黄、苔黄腻、脉濡数等热象湿象均较著。

其次，要辨别病位上下浅深。湿温虽以脾胃为病变中心，常见胸闷脘痞、纳呆腹胀、恶心呕吐等表现，但湿有蒙上流下的特点，湿热不仅入气，还可化燥入营动血。湿热酿痰，蒙蔽心包者，可见神志昏蒙似清似昧或时清时昧、身热不退、朝轻暮重等；湿热蕴毒，上壅咽喉，横犯肝胆者，则咽喉肿痛、身目发黄等；湿热下流，阻滞大肠，则便溏不爽或大便胶闭；湿热下注小肠，蕴结膀胱，则小便不利，甚或尿闭；化燥入血，伤及肠络则便血，伤及其它部位血络，则发斑或上下失血；湿热内郁，外蒸肌腠则发白㾦。

再次，要审证情虚实转化。根据本病的发病特点，整个病程中都有脾胃功能低下表现，但除后期邪退正虚时，以脘中微闷、知饥不食等脾胃不醒表现为主外，初期的卫气同病，气分阶段及湿热化燥入血，均以邪实为主。但临床亦有由实骤然转虚的情况，如化燥入血，便血不止，可致骤然热退身凉、汗出肢冷、脉细欲绝的气随血脱证；湿热寒化，损伤阳气而致身冷汗泄、胸痞、苔白腻、脉细缓的湿盛阳微证等。

本病的治疗，总以分解湿热，湿去热孤为原则。吴鞠通认为："徒清热则湿不退，徒祛湿则热愈炽"。故对祛湿和清热要两者兼顾，合理使用。所谓分解湿热，即为祛湿与清热二法合一，据湿热多少、病变部位，尽快为病邪寻求出路。湿热之邪由外感受，始于卫表，稽留气分，然后化燥化火，入营动血。营血之治，法同温热类温病，以清营凉血为主。故分解湿热法，主要适合于本病卫气分阶段，尤其是气分阶段的治疗。初起卫气同病，湿邪偏盛者，宜芳香宣透表里之湿；气分阶段病位以中焦脾胃为主，同时湿热之邪可弥漫三焦，故应治以宣上、畅中、渗下的三焦分解法。祛湿与清热的主次选定，可据湿热偏重的具体情况来辨别分析，若湿重热轻者，病变偏于太阴脾，以苦温芳化，燥湿运脾为主，辅以苦寒清热；热重湿轻者，病变偏于阳明胃，以清泄胃热为主，兼以苦温燥湿；湿热并重者，当辛开苦降，化湿清热并进。病程中出现动血则凉血止血，出现阳气衰脱则温阳益气。恢复期多为湿热余邪未净，分解湿热当宜轻宣芳化淡渗之法，涤除余邪。

本病初起治疗禁用辛温发汗、苦寒攻下和滋养阴液，所谓禁汗、禁下、禁润。初期若邪遏卫气见有恶寒少汗、头痛身重，误作伤寒而予辛温发汗，因湿为阴邪，黏滞难化，猛烈发汗，不但湿不能祛，反易助热动湿，湿随辛温发表药蒸腾上逆，蒙蔽清窍，而致神昏耳聋之重证；若湿遏气机见有胸闷脘痞，误以积滞而予苦寒攻下，则易损伤脾阳，导致脾气下陷而成泄利不止；若湿热交蒸而见午后热增，误为阴虚而予滋润腻补，则滋腻助湿，反使湿热胶着难解。正如吴鞠通所说："汗之则神昏耳聋，甚则目瞑不欲言，下之则洞泄，润之则病深不解"。此指一般情况而言，但若证情有变，则不可固守执言。如湿热郁于肌表而无汗时，可予辛凉微汗之剂，以透邪外出；如湿热化火，内结阳明及湿热夹滞有可下之证时，则不可不下；如湿热化燥损伤阴液者，则又不可不用滋润，据其变化，灵活变通。

第二节　暑　湿

一、概述

暑湿是感受暑湿病邪所致的急性外感热病。其特点为初起以暑湿阻遏肺卫为主要证候，临床常见身热、微恶风寒、头胀、胸闷、身重肢酸等表现。本病好发于夏末秋初。

暑湿是一个独立的急性外感热病，但正式列为专病论述却甚晚。在《内经》和汉唐时期医案论暑的基础上，至宋元时期开始对暑与湿的关系进行论述。在陈无择《三因极一病证方论》中说："暑湿者，恶寒反热，自汗，关节尽痛，头目昏眩，手足倦怠，不自胜持，此并伤暑湿所致也。"该书又指出："冒暑毒，加以着湿，或汗未干即浴，皆成暑湿。"主张以茯苓白术汤治疗，这是对暑湿的初步认识。张元素分析夏末秋初时气候易使人患暑湿，指出："在大暑至秋分之间，为太阴湿土之位，所发暑病多夹湿，宜渗泄之法，以五苓散为主方治之"。至明代王纶在《明医杂著》中说：治暑之法，清心利小便最好。李梴在《医学入门》中也指出：夏月，人多饮水食冷，治宜利湿，杂以消导，祛暑宜香薷饮、黄连解毒汤、白虎汤，和中宜大小调气汤。而清初喻嘉言在《医门法律》中提出了暑病证治的四律，其中之一即为"凡治中暑病，不兼治其湿者，医之过也"。叶天士在《幼科要略》中指出："暑必兼湿。"俞根初《通俗伤寒论》首立暑湿伤寒专节，并分暑湿兼外寒、内寒两种证型论治。王孟英则认为："暑令湿盛，必多兼感"。何廉臣《重印全国名医验案类编》列暑湿为专病，收病案多例，在其按语中论述了暑湿治疗的有关问题。近代曹炳章在《暑病证治要略》把暑湿分为十三症进行辨证论治，系统描述暑湿病的因证脉治，并指出："病之繁而且苛者，莫如夏月暑湿为最甚。"至此，对暑湿的认识渐趋完臻。

根据暑湿的发病季节和临床表现，西医学中夏季多发的上呼吸道感染、急性胃肠炎、钩端螺旋体病、夏季热以及部分流行性乙型脑炎均可参照本病的内容进行辨证论治。

二、病因病机

本病的病因系外感暑湿病邪。夏季气候炎热，暑气既盛，且雨湿较多，湿气亦重，天暑下逼，地湿上蒸，湿气与暑热相合，则形成暑湿病邪。暑湿病邪兼有暑邪炎热酷烈、传变迅速和湿邪重浊、易犯中焦、弥漫三焦、病势缠绵的双重特点。

与湿温相似，本病发病的内在因素是脾胃虚弱、元气不足。时值盛夏，湿气盛行，人之脾胃运化呆滞，加之饮食不节，损伤中气，则脾胃更见虚弱，暑湿病邪也易乘虚而入发病。正如曹炳章分析得很清楚："人在此气交之中，受其炎蒸，元气强者，三焦精气足，或可抗邪。元气虚者，三焦精气不足，无隙可避，可见正气亏虚是本病损其脾胃，乘暑天而作病也。"

本病初起，肺先受邪，病在上焦肺卫，气失调畅，外则邪困肌肤，内则邪阻肺络，如叶天士在《临证指南医案》中指出："暑湿伤气，肺先受病，诸气皆痹"。又指出："暑湿皆客邪也，原无质，故初起头胀胸满，但伤上焦气分耳。"此外，夏暑气候炎热，患者多乘凉露宿，或饮冷过度，或者触冒风雨，因而易为寒邪所侵，阳气为阴寒所遏，故病初亦可见暑湿兼寒的表现。若邪由卫传气，则邪气留连而病情缠绵，且病之部位亦多，或壅滞肺络，或邪干胃肠，或弥漫三焦，但更多见暑湿困阻中焦。若暑热甚，则可夹湿内陷心营；若其邪化燥化火，则尤易损伤肺络；或邪郁成毒，毒入肝经而突见黄疸，则属险恶重症。若暑湿病邪日久不去而致元气更伤，阴液暗耗，或素体元气亏虚，感受暑湿者，易成暑湿伤气见证。恢复期可见暑湿余邪蒙绕清窍。

总之，本病发病急骤，既可邪留气分而病情缠绵难解，亦可迅速内陷营血；除表现暑热见证外，还有湿邪郁阻的症状。

三、诊断要点

1. 发病季节在夏末秋初（农历大暑至秋分），气候炎热，雨湿较盛之时。
2. 起病急骤，初起以暑湿郁阻肺卫证候为主，表寒内郁暑湿者亦多见。
3. 临床上既有发热、心烦、尿赤等突出的暑热内盛症状，又兼有身重、胸痞、苔腻等湿邪内阻症状。
4. 病程中常有黄疸、出血之变证。

四、辨证治疗原则

本病初起，先伤上焦肺卫，见身热、微恶风寒、头胀、胸闷、身重肢酸、脘痞、苔腻等表现；若寒邪外束，暑湿内阻，则症见发热恶寒、无汗、身形拘急、心烦、脘痞、呕恶等。邪入气分，若暑湿壅滞肺络，症见发热、汗出不解、口渴心烦、胸闷气喘、咳嗽痰多、苔白厚或黄腻、脉滑数等；暑湿困阻中焦，则见壮热汗出、烦渴、脘痞、呕恶、小便短赤、苔黄腻、脉濡数等；邪干胃肠则腹痛、呕恶、下利急迫臭秽、发热、苔腻等；暑湿弥漫三焦，则可见发热、面赤耳聋、胸闷咳喘、脘痞呕恶、下利臭秽、小便短赤等上、中、下三焦证候表现。暑湿化燥入血，伤及肺络则咳血、咯血；暑湿内陷心营，出现高热、神识不清、清窍失聪等。恢复期余邪蒙绕清窍，多见头目不清、昏胀不适等症。

本病暑热证候突出，兼有湿邪内郁表现为临床特点。故治疗应清暑热、化湿浊、调气机、和脾胃为基本法则。本病初起多有外邪束表而兼寒湿，故清暑泄热中不忘透表祛邪。进入气分后虽以清暑化湿为大法，但须视病变部位不同而随证遣方。其中暑湿干扰胃肠者，宜清解暑热化气利湿；困阻中焦者，宜辛寒透泄阳明暑热为主，兼化太阴脾湿；暑湿弥漫三焦当清化、宣通三焦暑湿；如化燥入血，邪伤肺络而见出血之象，当清暑凉血安络；如暑湿伤及元气当清暑化湿，益气和中；暑湿内陷心营者，当清心开窍，涤暑化湿。本病后期，为暑湿余邪未净，宜芳香清化。一旦暑湿郁阻，蒸迫肝胆而见黄疸，化燥伤络而见出血，此时除辨证论治外，尚应及时予以对症处理，控制病情发展。

第三节 伏 暑

一、概述

伏暑是夏季感受暑湿病邪，伏藏体内，发于秋冬季节的急性热病。其特点是初起即有高热、心烦、口渴、脘痞、苔腻等暑湿郁蒸气分证，或为高热、烦躁、口干不甚渴饮、舌绛苔少等热炽营分见证。由于本病发病季节有秋冬迟早之不同，加之初起即有明显的里热证，因而又有晚发、伏暑晚发、伏暑秋发、伏暑伤寒、冬月伏暑等名称。

伏暑理论源于《内经》。《素问·生气通天论》说："夏伤于暑，秋为痎疟"，这是感受暑邪而内伏发病的最早记载。"伏暑"作为病因名称在宋《太平惠民和剂局方》中首次提及："丈夫妇人伏暑，发热作渴，呕吐恶心"。明·李梴所谓："伏暑，即冒暑久而藏伏三焦肠胃之间"，也是指病因而言。明·王肯堂《证治准绳》中所载："暑邪久伏而发者，名曰伏暑"，才将其确立为病名。清代不少温病学家对伏暑的因证脉治有了更加深入研究，如周扬俊《温热暑疫全书》、俞根初《通俗伤寒论》、吴瑭《温病条辨》、吴贞《伤寒指掌》、陆子贤《六因条辨》等书，都设专章论述伏暑之涵义、病因病机及诊治规律，从而使本病在理论和临床内容方面渐臻完善。

根据本病的发病季节和临床特征，西医学中秋冬季重型流感、流行性出血热、散发性脑炎等疾病与之相似，均可按本病进行辨证论治。

二、病因病机

伏暑的病因是暑湿病邪。一般认为，在夏月感受暑湿病邪，郁伏于体内，未即时发病，至深秋或冬月，由当令时邪触动诱发而成伏暑。

吴瑭在《温病条辨》中认为："长夏盛暑，气壮者不受也；稍弱者，但头晕片刻，或半日而已；次则即病；其不即病而内舍于骨髓，外舍于分肉之间者，气虚者也，盖气虚不能传送暑邪外出，必待秋凉金气相搏而后出也。……其有气虚甚者，……必待深秋大凉、初冬微寒相逼而出。"自此可以看出，暑湿病邪侵入人体后是否发病，决定于正邪两方面因素。邪正斗争的结果，可以有不病、即病、邪气隐伏过时再发或不发的三种可能。总之，病邪因气虚而侵入人体，隐伏不发，进而耗损正气，降低了人体的防御机能，待秋、冬寒凉之气激发，便突然发动，这便是伏暑的发病机理。

伏暑发病有两种类型，若为感受暑湿病邪郁伏气分而发，其病变则以暑湿内郁气分为重心；若暑热病邪，伏而化热，病发营分，其病变则以热炽营分为重心。由于伏邪为当令时邪触动而发，故两种类型初起均有表证相兼，初起可为卫气同病，或者卫营同病。卫气同病者，因表邪入里则见暑湿内蕴气分，郁阻少阳；进而暑湿困阻脾胃，或与胃肠积滞交结，阻于肠道。由于暑与湿有轻重之别，胃阳与脾气有强弱之异，故病程的演变尚可转化为不同的证候类型，还可化燥伤阴而深入营血。如果初起即卫营同病者，表解之后则见热郁营分，可表现为心营热盛下移小肠证；营热进而深入血分，多见热瘀交结，内闭包络证，或瘀热蕴结下焦证。不论是何种病理变化，均可在病邪骤退之后有正气耗伤，甚至导致阴伤尿闭，或气阴两伤。后期可见肾气大伤，下元亏虚，固摄失职的病机变化。有的患者经过救治脱险以后，仍邪留经脉，后遗震颤、瘫痪等症。

总之，伏暑是发病急骤，病情深重，病势起伏，病程缠绵的伏气温病。

三、诊断要点

1. 发病季节在深秋或冬月（农历寒露前后至大寒前后）。
2. 临床表现多为发病急骤，病情较重，初起即见气分热盛或营分热盛证，均可兼卫分表证。
3. 严重者即可出现阴伤尿闭或尿多失固的危重证候。

四、辨证治疗原则

伏暑之辨证，首当注意分辨暑与湿之孰多孰少以及病机转化；属暑湿化热者，注意伤津耗气，入血动风。次辨暑湿病邪郁发部位。伏于气分，有暑湿郁阻少阳，以寒热似疟、午后身热、入暮尤剧、天明得汗诸症稍减，但胸腹灼热不除为特征者；有暑湿夹滞，阻结胃肠，以胸腹灼热、便溏不爽、色黄如酱、舌苔垢腻为临床特征者。暑湿化热，发于营分，邪扰心包，可见身热夜甚、心烦不寐、舌绛等；若兼心热移肠，则伴小便短赤热痛；若兼瘀热互结，则伴斑疹、舌绛紫暗等特征。再辨气血阴阳状态。由于暑湿病邪郁伏日久，正气暗耗，故多发病急、病势猛，大伤气血，耗阴竭阳，其热结阴伤甚者，常身热、小便短少不利、甚至无尿；瘀热内结，逼迫气阴者，见身热面赤、斑疹心烦、四肢厥冷、汗出不止、舌暗绛、脉虚数；余邪留扰，气阴两伤者，见低热不退、多汗口渴、虚烦不眠、脘闷纳呆、小便短少频数、舌红苔少、脉虚数；肾虚失固者，以尿频量多、甚至遗尿、腰酸耳鸣等为临床特征。

伏暑初起为表里同病，卫气同病者，应予清暑化湿，疏宣表邪；病发营分而卫营同病者，则应清营泄热，辛散透表；总以清里热为主，解表为辅。进一步发展则容易形成"郁结"，暑湿郁阻少阳，治宜清泄少阳，分消湿热；暑湿夹滞，阻于肠道，治宜导滞通下，清热化湿；而热结化火伤阴，治宜滋阴生津，泻火解毒。中后期着眼于"瘀滞"，热闭心包，血络瘀滞，治宜凉血化瘀，开窍通络；热瘀气脱急宜凉血化瘀，益气养阴固脱。余邪留扰，气阴两伤，则清泄余热，益气养阴；肾虚不固则以温肾固缩为法。总而言之，伏暑的辨治，早期应以清泄里热为主，随后应根据病机变化和气血阴阳损伤程度采取相应的治疗措施，灵活辨证论治。

第四节 湿热类温病主要证治

湿热类温病的病因具有阴阳双重属性。证候方面：一是多见有以脾胃为中心而弥漫全身的湿热症状；二是阴阳合邪的某些矛盾性症状，如身热而不扬，面色不红而淡黄，不烦躁而呆痴，渴而不欲饮，知饥而不欲食，大便数日不下而不燥结等等，须细加辨识。治疗方面：因病邪为湿热相合，故每每互相牵制。清热多用苦寒，但苦能化燥伤阴，寒可遏湿难解；祛湿多偏温燥，然温能助热增邪，燥则易伤阴津。临床必须审度病势，合理遣方用药，力求做到清热不碍湿，祛湿不助热，而同时照顾到阴津盛衰。切勿急于求成而用刚猛之剂，否则将造成邪未去而正已伤之态势，反致困顿。

湿热类温病的病理变化，主要反映了温邪对人体卫气营血及三焦所属脏腑的功能失调及实质损害，故临床上多将卫气营血辨证和三焦辨证有机结合，共同用以湿热类温病的辨治，藉以归纳证候类型，分析其病理变化，明确病变部位，确立治疗方法，从而更好地辨证施治。

一、卫气分证治

湿热类温病的初起以恶寒少汗，身热缠绵，头重肢困，胸闷脘痞，苔腻脉缓等卫分证和气分证同时并见。初期卫气分证常见有邪遏卫气证、邪阻膜原证、卫气同病证等，治疗以芳香透表，清热化湿为原则，忌用汗、下、滋腻。

1. 邪遏卫气

【证候】身热不扬，午后热势较显，恶寒，无汗或少汗，头重如裹，身重酸困，四肢倦怠，胸闷脘痞，口不渴，苔白腻，脉濡缓。

【分析】本证是湿温初发常见证型，为卫气同病，内外合邪，湿重热轻之候。既有湿郁卫分之表证，又有湿遏气机之里证。其病机是湿邪偏重，郁遏肌表，肺气失宣。肺主气而属卫，湿遏卫阳，失其温煦开合之职则恶寒，无汗或少汗；湿中蕴热，热被湿遏，故虽发热而身热不扬，午后热势较显；湿性重浊黏滞，蒙蔽清阳，清阳不宣，则头重如裹；着于肌肉四肢，则身重酸困，四肢倦怠；湿阻气分，气机运行受阻，故胸闷脘痞；湿浊上泛，则口不渴，苔白腻；湿阻经脉之气，则脉濡缓。本证发热恶寒，无汗或少汗，有似风寒束表，但脉不浮紧而见濡缓，且有胸闷脘痞，苔白腻等湿阻气分见症，则非伤寒表证。胸闷脘痞，有似食滞里证，但苔不垢腻而见白腻，脉不滑实而见濡缓，且无嗳腐食臭等症，则非食滞伤中。午后热甚，有似阴虚之状，但两颧不红而见面色淡黄，且无细数之脉及五心烦热、舌红少苔等阴虚内热见症。本证以恶寒，身热不扬，胸闷脘痞，苔白腻为辨证要点。

【治法】芳香辛散，宣化表里湿邪

【方药】藿朴夏苓汤（《医原》）

藿香 半夏 赤苓 杏仁 生苡仁 蔻仁 猪苓 泽泻 淡豆豉 厚朴

本方用淡豆豉、杏仁宣肺疏表，肺气宣化，则湿随气化；藿香、厚朴、半夏、蔻仁芳香化浊，燥湿理气，使里湿祛除而气机得畅；猪苓、赤苓、生苡仁、泽泻淡渗利湿，并可泄热，为湿邪寻求出路。石芾南说："湿去气通，布津于外，自然汗解"。本方集芳香化湿、苦温燥湿、淡渗利湿于一方，以使表里之湿内外分解。

三仁汤（《温病条辨》）

杏仁　飞滑石　白通草　白蔻仁　竹叶　厚朴　生苡仁　半夏

本方用杏仁轻宣肺气；白蔻仁、厚朴、半夏芳香化浊，燥湿理气；生苡仁、白通草、飞滑石淡渗利湿；合用竹叶以轻清宣透郁热。吴鞠通说："惟以三仁汤轻开上焦肺气，盖肺主一身之气，气化则湿亦化也。"

以上两方，均有开上、畅中、渗下作用，能宣化表里之湿而用于邪遏卫气证。其中藿朴夏苓汤因有豆豉、藿香疏表透卫，故用于湿邪偏于卫表而化热尚不明显者为宜；三仁汤因有竹叶、滑石能泄湿中之热，故用于湿渐化热者为宜。

雷氏宣疏表湿法（《时病论》）

苍术（土炒）　防风　秦艽　藿香　陈皮　砂壳　生甘草　生姜

本方用藿香、苍术、防风、生姜芳香辛散、疏解表湿；陈皮、砂壳行气化湿；秦艽祛湿通络，兼能清热；稍佐生甘草缓和温药之燥。用于本证以祛除表湿，湿去则热孤易于透解，临证运用时，可酌情加减变化。

2. 邪阻膜原

【证候】寒热往来，寒甚热微，身痛有汗，手足沉重，呕逆胀满，舌苔白厚腻浊如积粉，脉缓。

【分析】本候为湿温初发的又一证型，系湿热秽浊所致。膜原外通肌肉，内近胃腑，为三焦之门户，实为一身之半表半里。湿热秽浊由口鼻而入，直趋中道，膜原首当其冲。病在半表半里，正邪交争则寒热往来；湿浊偏盛，阳气受遏，不能布达于肌表四肢，则寒甚热微，身痛，手足沉重；阳气郁极而通，则汗出；湿阻气机，升降失司，则呕逆胀满。苔白厚腻浊如积粉，脉缓，是湿浊阻于膜原的临床特征。本证以寒热往来，寒甚热微，舌苔白厚浊腻为辨证要点。

【治法】疏利透达膜原湿浊

【方药】雷氏宣透膜原法（《时病论》）

厚朴（姜制）　槟榔　草果仁（煨）　黄芩（酒炒）　粉甘草　藿香叶　半夏（姜制）　生姜

本证湿浊郁闭较甚，非一般化湿之剂所能为功，须投以疏利透达之法，以开达湿浊之邪，本方系从吴又可达原饮化裁而来。方用厚朴、槟榔、草果芳香辟秽，苦温燥湿，辛开行气，直达膜原，开泄透达盘踞之湿浊；辅以藿香、半夏、生姜增强化浊燥湿，开达湿浊之力；佐以黄芩清泄湿中之热；甘草为和中之用。本方性偏温燥，临床运用须适可而止，以防助热伤津，可加柴胡和解半表半里之邪。

3. 卫气同病

【证候】发热恶寒，无汗头痛，肢体酸楚，口渴心烦，小溲黄赤，脘痞苔腻，脉濡数。

【分析】本证为伏暑初起所常见，内有暑湿，外有表邪。邪由外袭，卫阳与之抗争，腠理开合失司，故见发热恶寒，无汗头痛等表证；暑热内郁气分，则口渴心烦，小溲黄赤；湿阻气机，则肢体酸楚，脘痞；苔腻，脉濡数为湿热之征。诸证并见，形成表里同病的证型。本证与秋冬间因风寒所致的伤寒、感冒等，虽同为外感疾病，但病情并不相同。风寒在表者，仅单纯表现为恶寒发热、头痛无汗等表证，并无口渴、脘痞、苔腻等暑湿内郁于里等证；本证则既有表证，又有里证，此为两者不同之点。本证与春温发于气分兼有表证者，均为表里同病。但其表证虽同而里证不同，一为里有暑湿，一为里有郁热。且两者发病季节不同，春温发于春季，本证发于秋冬，故二者不难辨别。本证以发热恶寒，心烦口渴，脘痞苔腻为辨证要点。

【治法】疏解表邪，清暑化湿

【方药】雷氏清宣温化法（《时病论》）

连翘（去心） 杏仁（去皮尖，研） 瓜蒌壳 陈皮 茯苓 制半夏 甘草 佩兰叶 荷叶

本证外有表邪，当予辛散解表；里有暑湿，又当清热化湿，此当用表里同治之法。雷氏清宣温化法以连翘寒而不滞，清宣泄热；杏仁辛润不燥，温散表邪；配以佩兰、荷叶芳化疏透；陈皮、蒌壳宣畅气机；半夏、茯苓化除里湿；甘草调和诸药。合用可使表里之邪各得分解。

银翘散去牛蒡子元参加杏仁滑石方（《温病条辨》）

银花 连翘 桔梗 薄荷 竹叶 生甘草 荆芥穗 杏仁 滑石

本方用银翘散辛凉疏解卫表之邪，加杏仁以开肺利气，以肺主一身之气，气化则湿亦易化；滑石清利暑湿；小便短小，可加苡仁、通草淡渗利湿。诸药共奏辛凉疏透，清泄湿热之功，适用于表证较轻，而热象较显者。

黄连香薷饮（《医方集解》）

香薷 扁豆 厚朴 黄连

方以香薷、厚朴、扁豆解表散寒，涤暑化湿；黄连清热除烦。适用于表寒较甚里有暑湿，且暑热较甚而口渴、心烦较著者。

临床常见暑湿病初起，表现为卫气同病，当表里同治。若初起症见发热，微恶风寒，稍有汗出，头身困重，肢体倦怠，咳嗽胸闷，苔白薄腻，脉浮濡数，此为暑湿之邪外袭，困郁肺卫肌表。治宜清暑解表，宣肺化湿。方以卫分宣湿饮（《暑病证治要略》），药用香薷、青蒿、鲜荷叶芳香辛散，疏解在表暑湿；杏仁宣降肺气；竹叶、滑石清暑利湿；茯苓、通草、冬瓜皮淡渗祛湿。临证运用时，若恶寒明显而无汗者，可重用香薷，或加荆芥、防风以助解表；发热较甚，可加银花、连翘清透热邪；咳嗽痰多，加象贝、牛蒡等清肺化痰。若初起症见发热恶寒，头痛无汗，身形拘急，胸痞心烦，舌苔薄腻。此为暑湿内蕴，寒邪外束证，属夏月感冒的一种类型，又称"冒暑"。证属暑、湿、寒三气交感，表里并困，与单纯感受寒邪或暑湿者不同。治宜疏表散寒，涤暑化湿。方以新加香薷饮（《温病条辨》），药用香薷辛温散寒，芳化除湿；厚朴苦温燥湿；鲜扁豆花涤暑化湿；银花、连翘辛凉涤暑。临床运用时，若湿邪较甚者，可加藿香、佩兰、滑石、通草；暑热较甚者，可加荷叶、青蒿、西瓜翠衣等。

二、气分证治

湿热类温病的气分证候，多出现于病程的中期阶段。以中焦脾胃证候为主，湿热留恋气分，弥漫三焦的特性较为明显。据其湿热的偏重程度和病变的不同部位，临床主要从发热、面色、出汗、口渴、痞闷、呕恶、二便及舌苔脉象的具体表现进行辨识。治疗总以分解脾胃湿热为大法，兼以宣肺化湿、苦温燥湿、淡渗利湿等治法。

1. 湿重热轻，困阻中焦

【证候】身热不扬，胸闷脘痞，腹胀纳呆，恶心呕吐，口不渴，或渴不欲饮，或渴喜热饮，大便溏泄，小便浑浊，苔白腻，脉濡缓。

【分析】本证为湿邪偏盛，遏郁中焦气分，病变偏于太阴脾。脾受湿困，升运失司，则脘痞腹胀便溏；湿浊犯胃，胃失和降，胃纳无权，则呕恶纳呆；中焦湿阻，影响肺气宣肃，则胸闷；身热不扬，口不渴，小便浑浊，苔白腻，脉濡缓，皆湿重热轻之象；若渴不欲饮或渴喜热饮，乃湿浊中阻，津不上承所致。本证以身热不扬，脘痞腹胀，苔白腻为辨证要点。

【治法】芳香宣化，燥湿运脾

【方药】雷氏芳香化浊法合三仁汤

雷氏芳香化浊法（《时病论》）

藿香叶　佩兰叶　陈广皮　制半夏　大腹皮（酒洗）　厚朴（姜汁炒）　鲜荷叶

三仁汤（见卫气分证治）

药用藿香、佩兰、白蔻仁芳香化浊；半夏、厚朴、陈皮、大腹皮燥湿理气运脾；杏仁宣肃肺气以通调水道，配合淡渗分利的薏苡仁、白通草、滑石导气分湿邪从小便排泄；鲜荷叶、淡竹叶既可升清化浊，又可轻透郁热。

临证运用时，若兼湿浊蒙上，症见神识如蒙，头胀，呕逆，渴不多饮等，治宜芳香化浊，辟秽开窍，方用苏合香丸（《太平惠民和剂局方》），药用苏合香、安息香、麝香、龙脑、沉香、檀香、丁香、乳香（即熏陆香）、青木香、香附芳香辟秽，开窍化浊；以荜茇合诸香开郁散寒；水牛角、朱砂清镇心神；白术健脾化浊；诃黎勒温敛而防香药耗气。诸药相合，用于湿重热轻，清窍被蒙之证。若兼湿阻大肠，症见大便不通，少腹硬满不痛，苔垢腻等，治宜清化湿浊，宣通气机，方用宣清导浊汤（《温病条辨》），药用晚蚕砂化肠道湿浊，皂荚子宣通肠道气机，猪苓、茯苓、寒水石利湿清热。若兼湿阻小肠，症见小便不通，呕逆加重等，方用茯苓皮汤（《温病条辨》），药用茯苓皮、生薏仁、猪苓、白通草、淡竹叶利湿泄热；大腹皮入小肠经，下气利水，助小便通行。诸药合用，以使湿浊从小便而去。

2. 湿热并重，困阻中焦

【证候】发热汗出不解，口渴不欲多饮，脘痞呕恶，心中烦闷，或见白痦，便溏色黄，小溲短赤，苔黄滑腻，脉濡数。

【分析】本证为湿热俱盛，交蒸中阻。湿热蒸腾，则发热汗出，湿性黏滞难化，故汗出热不解；热盛津伤则口渴，溲短赤；湿邪内停，则渴不多饮；湿热扰心，则心中烦闷；湿热蕴遏脾胃，升降失司，故脘痞呕恶，便溏色黄；苔黄滑腻，脉濡数为湿热俱盛征象。本证以身热汗出不解，脘痞呕恶，心中烦闷，苔黄腻为辨证要点。

【治法】辛开苦降，燥湿泄热

【方药】王氏连朴饮（《霍乱论》）

川连　厚朴　石菖蒲　制半夏　淡豆豉　炒山栀　芦根

本方药用黄连、山栀苦寒泄热；合以厚朴、半夏辛温燥湿。此寒温同施，苦辛并进，分解中焦湿热，调整脾胃功能。故谓之"辛开苦降"。辅以菖蒲芳化宁神，豆豉透热除烦，芦根清热生津止渴。临证运用时若出现白㾦，加连翘、淡竹叶、生薏仁、滑石轻清淡渗，泄热利湿；若津伤较甚而口渴，小便短赤显著者，可加白茅根等生津之品。

3. 热重湿轻，蕴阻中焦

【证候】壮热面赤，汗多口渴，烦躁气粗，脘痞身重，苔黄微腻，脉洪大滑数。

【分析】本证为阳明气分热炽，兼太阴脾湿。阳明热盛，里热蒸迫，则壮热、面赤、汗多；热盛伤津则口渴；热邪扰心则烦躁；热壅气机则呼吸气粗；湿困太阴，脾运失职，故脘痞、身重；苔黄微腻，脉洪大滑数，皆热重于湿的征象。本证以高热汗出，口渴脘痞，苔黄微腻为辨证要点。

【治法】清泄胃热，兼燥脾湿

【方药】白虎加苍术汤（《类证活人书》）

石膏　知母　甘草（炙）　粳米　苍术

本方药物即由白虎汤加苍术而成。药用生石膏、知母清泄胃热，除烦止渴；甘草、粳米益胃护津；苍术燥湿运脾。临床运用时，若腹满加厚朴，呕逆加竹茹、半夏，溲短赤加鲜芦根。临证运用时，若是中焦湿邪较盛者，可酌加藿香、佩兰、滑石、大豆卷、通草等芳化渗利之品。

4. 湿热蕴毒

【证候】发热口渴，咽喉肿痛，小便黄赤，或身目发黄，脘腹胀满，肢酸倦怠，苔黄腻，脉滑数。

【分析】本证为湿热交蒸，热势较盛，蕴酿成毒，弥漫上下，充斥气分所致。邪热伤津故发热口渴；湿热酿毒，上壅咽喉则咽喉肿痛，流注下焦则小便黄赤，横犯肝胆则身目发黄；湿热留中，阻滞气机则脘腹胀满，肢体倦怠；苔黄腻，脉滑数为湿热内蕴之象。本证除发热倦怠，脘腹胀满，苔黄腻等湿热内蕴常见表现外，咽喉肿痛或身目发黄等蕴毒外发之象为其辨证要点。

【治法】清热化湿解毒

【方药】甘露消毒丹（《温热经纬》）

飞滑石　绵茵陈　淡黄芩　石菖蒲　川贝母　木通　藿香　射干　连翘　薄荷　蔻仁

本方又名普济解毒丹，王孟英谓之为治疗湿温时疫，邪在气分的主方。药用黄芩、连翘、薄荷清热透邪；藿香、蔻仁、石菖蒲芳香化浊；茵陈、滑石、木通渗湿泄热；射干、川贝解毒利咽。临证运用时，口渴明显者可酌加芦根、天花粉生津止渴；大便不通者，酌加生大黄、槟榔通便泄热；咽喉肿痛明显者，酌加玄参、桔梗、生甘草、僵蚕等解毒利咽。

5. 暑湿积滞，郁结肠道

【证候】身热稽留，胸腹灼热，呕恶，便溏不爽，色黄如酱，苔黄垢腻，脉滑数。

【分析】本证由暑湿郁蒸气分，困阻中焦，并与积滞互结，阻滞肠道所致。暑湿积滞交结郁蒸，故身热稽留；邪结肠道，传导失司，故大便溏而不爽，色黄如酱；暑湿积滞蕴结于里，则胸腹灼热；胃气不降，浊气上逆，则恶心呕吐；舌苔黄而垢腻，脉滑数，均为里有暑湿积滞之象。本证以胸腹灼热、便溏不爽、色黄如酱为辨证要点。

【治法】导滞通下，清暑化湿

【方药】枳实导滞汤（《通俗伤寒论》）

枳实　生大黄（酒洗）　山楂　槟榔　川朴　川连　六曲　连翘　紫草　木通　甘草

俞根初《通俗伤寒论》认为：暑湿粘腻之伏邪，多与肠中糟粕相搏，蒸作极粘腻臭秽之溏酱便。本证积滞与暑湿互结于肠道，非通导不能祛其积滞，又非清化不能解其暑湿，故用大黄、枳实、厚朴、槟榔推荡积滞，通腑泄热；用山楂、六曲消导化滞和中；黄连、连翘、紫草清热解毒；木通利湿清热；甘草调和诸药。本证为暑湿夹滞郁结肠道，非阳明腑实燥结，故不得用三承气汤苦寒下夺。若误投承气大剂峻攻行速，徒伤正气而暑湿仍然胶结不去。又因本证为暑湿夹滞胶着肠腑，故需再三缓下清化，暑湿积滞方尽。正如俞根初所云：每有迟一二日，热复作，苔复黄腻，伏邪层出不穷。往往经屡次缓下，再次清利，伏邪始尽。说明此证往往要连续攻下，但制剂宜轻，因势利导，即所谓"轻法频下"，不宜峻剂猛攻。

临证运用时，以胃肠邪尽，湿热夹滞之证消失，大便转硬为度。正如叶天士在《温热论》所载："伤寒邪热在里，劫烁津液，下之宜猛；此多湿热内搏，下之宜轻。伤寒大便溏为邪已尽，不可再下；湿温病大便溏为邪未尽，必大便硬，慎不可再攻也，以粪燥为无湿矣"。

6. 暑湿郁阻少阳

【证候】寒热如疟，午后身热加重，入暮尤剧，天明得汗诸症稍减，但胸腹灼热始终不除，口渴心烦，脘痞呕恶，舌红苔薄黄而腻，脉弦数。

【分析】少阳为人身表里之枢纽，主司气机疏调，暑湿之邪阻遏气机，故本证较为常见。暑湿郁阻少阳，正邪往复交争，故见寒热往来如疟；湿为阴邪，而午后及暮夜属阴，午后暮夜邪盛与正气交争加剧，故身热加重；暑为阳邪，旺于阳分，天明阳气渐旺，暑热欲蒸迫外出，腠理得天时阳气所助而汗泄，故见汗出，身热下降，诸症稍减；但因湿邪郁遏，邪气不得尽解，故虽诸症稍减而胸腹灼热不除；暑邪内盛，故心烦口渴；气机失畅，则脘痞呕恶；舌苔薄黄而腻，脉弦数，均为暑湿蕴蒸少阳之象。本证以寒热如疟，脘痞苔腻，身热午后加重为辨证要点。

【治法】和解少阳，清热化湿

【方药】蒿芩清胆汤（《通俗伤寒论》）

青蒿　黄芩　淡竹茹　仙半夏　枳壳　陈皮　赤苓　碧玉散（包）

本方药以青蒿、黄芩二药为君，入少阳清邪热而利枢机；竹茹、半夏燥湿化痰；陈皮、枳壳行气降逆；赤苓、碧玉散清热利湿。诸药配合有清热化湿，疏理气机的功用。暑湿去，枢机利，则诸症自愈。临证运用时，如心烦较甚，可加栀子、淡豆豉等清热除烦；如恶心呕吐明显，可加黄连、苏叶、生姜和胃止呕。

7. 暑湿弥漫三焦

【证候】发热汗出口渴，面赤耳聋，胸闷喘咳，痰中带血，脘痞腹胀，下利稀水，小便短赤，舌红苔黄滑，脉滑数。

【分析】本证为暑湿久蕴气分，弥漫三焦所致。暑湿蒸腾于外，故身热汗出口渴；暑湿炎灼头面则面赤；壅塞清窍则耳聋；漫及上焦，肺气不畅，损伤肺络，故胸闷咳喘，痰中带血；蕴阻中焦，脾失健运，故脘痞腹胀；注于下焦，小肠清浊不分，泌别失职，大肠传导失常，故下利稀水，小便短赤；舌红苔黄滑，脉滑数均为暑湿郁阻之征。本证是上、中、下三焦俱受其害，正如吴瑭所说："蔓延三焦，则邪不在一经一腑矣"。故本证辨证要点，除有脘痞腹胀等中焦脾胃见症外，必有大便溏臭稀水，小便短赤之下焦大小肠见证，复有胸闷耳聋，咳痰咯血之上焦见证。

【治法】清暑化湿，宣通三焦

【方药】三石汤（《温病条辨》）

飞滑石　生石膏　寒水石　杏仁　竹茹（炒）　银花（露更妙）　金汁（冲）　白通草

本方药用杏仁、竹茹宣开上焦气机，清化肺中痰热；石膏清泄中焦；寒水石、滑石、通草清利下焦；并合银花、金汁涤暑解毒，共奏清宣三焦暑湿之效。

临证应用时，可据三焦各部暑湿轻重的不同而予加减。如上焦见症明显加黄芩、连翘、瓜蒌皮等。若暑湿蕴肺者，症见发热较高，汗出不解，口渴心烦，胸闷气喘，咳嗽痰多，苔白厚或黄腻，脉滑数者，治宜清透肺经气分暑湿，方以杏仁汤（《温病条辨》），药用桑叶、杏仁宣降肺气，透邪外出；黄芩、连翘苦寒清泄肺中暑热；茯苓、滑石通利水道，渗湿泄热；合以白蔻皮芳香化湿，梨皮甘寒清肺；共奏清透肺经暑湿之功。中焦见症明显加黄连、厚朴、蔻仁等。若暑湿困阻脾胃，致使纳运功能不健，升降之责失司，症见发热汗出，渴不多饮，脘腹痞胀，纳呆恶呕，大便溏薄，小便短赤，苔黄腻，脉濡数者，治宜清泄中焦暑湿，方用杏仁滑石汤（《温病条辨》），以杏仁、滑石、通草宣上渗下，使湿热有外达之机；黄连、黄芩苦寒清里，除热燥湿；厚朴、橘红、半夏、郁金畅中理气，运脾化湿；辛开苦降同用，则中焦蕴郁之湿热可得化解。下焦见症明显加苡仁、茯苓、车前子等。

8. 暑湿伤气

【证候】身热自汗，烦渴胸闷，神疲肢倦，小便短赤，大便稀溏，苔腻，脉浮大无力或濡滑带数。

【分析】暑湿病邪内郁，热迫津液，则身热自汗；暑热扰心，损伤津液，故心烦口渴；暑湿阻滞气机，伤及中气，元气亏损则胸闷气短，四肢困倦，神疲乏力；暑湿下迫，水道清浊不分，故小便短赤，大便溏薄；苔腻为湿邪内蕴，脉大无力乃气虚之象，濡滑带数属暑湿内困之征。本证以身热自汗，神疲肢倦，便溏苔腻，脉浮大无力为辨证要点。

【治法】清暑化湿，培元和中

【方药】东垣清暑益气汤（引《温病条辨》）

黄芪　黄柏　麦冬　青皮　白术　升麻　当归　炙草　神曲　人参　泽泻　五味子　陈皮　苍术　葛根　生姜　大枣

暑湿耗气，故方内用人参、黄芪、炙草益气固表，扶正敛汗；苍术、白术健脾燥湿，配泽泻利水渗湿；麦冬、五味子保肺生津；黄柏泻火以存阴；当归养血而和阴；升麻、葛根发散表热，升举清气；青皮理气和中，神曲和胃消食。诸药配伍，达到清解和补益兼施之目的。对于暑湿耗伤元气，或元气素亏又伤暑湿者较佳。本方温燥药物较多，应辨证确当方可予之，正如吴鞠通所言："虚者得宜，实者禁用，汗不出而但热者禁用"，尤拙吾也认为"若体实脉盛，或虽虚而不甚，及津涸烦渴多火者，则不可混投也"。临证运用时，若暑热尚较盛，可去当归、苍术之温燥，人参以太子参或西洋参代。

9. 湿热酿痰，蒙蔽心包

【证候】身热不退，朝轻暮重，神识昏蒙，清醒之时，表情淡漠，耳聋目瞑，反应迟钝，问答间有清楚之词，甚则谵语乱言，苔浊腻，脉濡滑数。

【分析】本证乃气分湿热留恋不解，酿蒸痰浊蒙蔽心包。心包被痰浊所蒙，心神受痰浊蔽扰，则神识昏蒙，其特征为神志似清似昧，或时清时昧，清醒之时表情淡漠，反应迟钝，问答间有清楚之词，甚则谵语乱言；湿热蒸腾，清窍失灵，则耳聋目瞑；身热不退，朝轻暮重，苔浊腻，脉濡滑数皆湿热交蒸，羁留不解征象。本证以身热不退，朝轻暮重，神识昏蒙，苔黄腻为辨证要点。

【治法】清化湿热，豁痰开窍

【方药】菖蒲郁金汤送服苏合香丸或至宝丹

菖蒲郁金汤（《温病全书》）

鲜石菖蒲　广郁金　炒山栀　青连翘　细木通　鲜竹叶　粉丹皮　淡竹沥　灯芯　紫金片（即玉枢丹）

苏合香丸（《太平惠民和剂局方》）

白术　青木香　水牛角　香附　朱砂　诃黎勒　檀香　安息香　沉香　麝香　丁香　荜茇　龙脑　苏合香油　熏陆香

至宝丹（方见温热类温病证治）

菖蒲郁金汤药用菖蒲、郁金、竹沥、玉枢丹（山慈姑、续随子霜、红芽大戟、文蛤、麝香）芳香辟秽，豁痰化浊；辅以连翘、鲜竹叶、山栀、丹皮轻清宣透湿中之热；木通、灯芯导湿热下行。方中药物多用鲜、青者，乃取其鲜活灵动之性，以利湿热痰浊之化解。湿偏盛者，送服苏合香丸；热已盛者，送服至宝丹，增强化浊开窍之力。临证运用时，若神昏程度加重，由神识昏蒙转为神昏谵语或昏聩不语，腻苔渐化，舌转红绛，乃湿热化燥，热陷心包，病变由气入营，当予清心开窍，可用清宫汤合"三宝"施治；并见痉厥者，兼以息风止痉，可加用全蝎、蜈蚣、地龙、僵蚕等。

三、营血分证治

湿热类温病的营血分证候，出现于病程的极期阶段，多由湿热化燥化火内陷营血而致。常表现为暑湿内陷心营，热瘀闭阻心脉和湿热化燥损伤肠络，病情较重，病势危急。治宜清营凉血，开窍通络为大法，但邪入营血而兼湿阻气机或失血过多而气随血脱者，则当忌用，以免滋助湿邪或耗散元气。

1. 暑湿内陷心营

【证候】灼热烦躁，目合耳聋，神识不清，时有谵语或四肢抽搐，舌绛苔黄腻，脉滑数。

【分析】本证为病之极期，系由暑湿内陷心营，蒙蔽清窍所致。暑热亢盛则灼热烦躁；暑湿熏蒸，壅塞清窍则目合耳聋；闭阻心窍则神识不清，时有谵语；窜扰筋脉则四肢抽搐；舌绛，苔黄腻，脉滑数征象乃暑湿内陷心营之征。本证以灼热烦躁，目合耳聋，神识不清，舌绛苔黄腻为辨证要点。

【治法】清心开窍，涤暑化湿

【方药】清营汤合六一散，送服至宝丹

清营汤（方见温热类温病证治）

六一散（《宣明论方》）

滑石　甘草

至宝丹（方见温热类温病证治）

清营汤有清泄心营暑热之功。六一散为清利暑湿的名方，其滑石味淡性寒质滑，淡能渗湿，寒可祛热，滑则利窍，使暑湿之邪从小便而出。至宝丹虽属凉开之剂，但宣通开窍之力较强，用于暑湿蒙蔽清窍者较为适宜。临床应用时，可视情先予至宝丹，以便尽快苏醒神志。若湿邪较重者，可加菖蒲、半夏，助其温开燥湿；若抽搐明显者，可加羚羊角、钩藤或止痉散，凉肝息风止痉。

临证运用时，若为外感引动伏暑发于心营而成卫营同病者，症见发热微恶寒，头痛少汗，口干不欲饮，心烦不安，舌质红绛，苔少脉浮细而数。治宜透邪宣表，清营泄热，方选清营汤合银翘散加减。银翘散有辛凉解表的功效，用治本证虽可疏透表邪，但凉营药力不足，故取清营汤中生地、水牛角、玄参等药凉营养阴，共收解表凉营之效。若心营热盛，下移小肠，症见身热夜甚，心烦不寐，或有谵语，口干不欲饮，小溲短赤热痛，甚则点滴不行，舌质红绛，脉细数。此为暑湿郁蒸日久化燥，深入心营，邪热由脏下移入腑，致使泌别失司所致。治宜清心凉营，养阴泻火，方选清营汤合导赤散或导赤清心汤（《通俗伤寒论》）。导赤清心汤以生地、丹皮、麦冬凉营养阴；朱茯神、莲子芯、灯芯草清心宁神；木通、竹叶、童便、益元散通利小便以泻邪热。

2. 热闭心包，瘀阻血脉

【证候】灼热不已，神昏谵语，口干漱水不欲咽，皮肤、黏膜出血斑进行性扩大，唇青肢厥，舌质深绛或紫晦，脉细数而涩。

【分析】此多由暑湿内陷心营证发展而成，临床表现更为严重，不仅热势亢盛，而且邪热炼血为瘀，热瘀交结，闭塞心包，故见有明显的神昏谵语等窍闭症状；热伤脉络，迫血妄行，则见皮肤黏膜出血而斑点进行性扩大；热熬血浓，运行不畅，以致脉络瘀滞，阳气不能充养肢体，故唇青肢厥；热伤营阴则口干，血瘀内阻则漱水不欲咽；舌绛或紫晦，脉细数而涩，为热盛营伤血瘀所致。本证以灼热不已，神昏谵语，皮肤黏膜出血斑，舌深绛或紫黯为辨证要点。

【治法】清心开窍，活血通络

【方药】犀地清络饮（《通俗伤寒论》）

水牛角磨汁（冲）　粉丹皮　青连翘（带心）　淡竹沥（和匀）　鲜生地　生赤芍
原桃仁（去皮）　生姜汁（冲）　鲜茅根　灯芯　鲜石菖蒲

本证为热闭心包，血络瘀滞，故治疗必以清心开窍，活血通瘀之品。本方以犀角地黄汤
凉血散血为基础，加入桃仁、茅根凉血通瘀；连翘、灯芯草清心泄热；菖蒲、竹沥、姜汁化
痰开窍，使邪热得清，血络瘀阻得通，神志苏醒。

临证运用时，若热瘀互结，兼气阴两脱，症见身热面赤，皮肤、黏膜瘀斑，心烦躁扰，
四肢厥冷，汗出不止，舌色暗绛，脉虚数。急予凉血化瘀，益气养阴固脱，方选犀角地黄汤
合生脉散。药用水牛角、地黄、赤芍、丹皮凉血散血，清热解毒，合以人参、麦冬、五味子
益气敛阴以救虚脱。若热瘀互结，兼阳气外脱，症见肢厥大汗，息微喘喝，神疲倦卧，面唇
青灰，舌淡暗，脉微。急予益气回阳固脱，兼以化瘀通络，方选参附汤加丹皮、赤芍、桃
仁。药用人参补脾胃之中气，以固后天；配附子温壮元阳，大补先天，二药大温大补，回阳
固脱；合以丹皮、赤芍、桃仁活血通瘀。

3. 湿热化燥，伤络便血

【证候】灼热烦躁，骤然腹痛，便下鲜血，腻苔剥脱，或转黑燥，舌质红绛。

【分析】本证乃湿热化燥，深入血分，损伤肠络所致。湿温以脾胃为病变中心，其热偏
盛者，病位偏于阳明胃，胃与大肠同属阳明而相连属，故阳明湿热化燥化火，深入血分，极
易损伤肠络导致腹痛；热盛迫血下溢，而见便下鲜血；灼热烦躁，腻苔剥脱或转黑燥，舌质
红绛为湿热化燥，深入血分的标志。本证以身灼热，烦躁，便下鲜血，舌红绛为辨证要点。

【治法】清火解毒，凉血止血

【方药】犀角地黄汤合黄连解毒汤加味

犀角地黄汤（见温热类温病证治）

黄连解毒汤（《外台秘要》）

黄连　黄柏　黄芩　栀子

薛生白说："大进凉血解毒之剂，以救阴而泄邪，邪解而血自止矣。"故药用水牛角、
生地、芍药、丹皮凉血止血；黄芩、黄连、黄柏、山栀清热泻火解毒。临床运用时，可加紫
珠草、茜草根、地榆炭、侧柏炭、田七等增强止血之效。临证时，若出血量大，导致气随血
脱，症见便血不止，面色苍白，汗出肢冷，舌淡脉微细。病势危急凶险，常因气脱阳亡而毙
于顷刻，故首当益气固脱，急予独参汤或生脉散。如脱固气复，由于阴损及阳，多呈脾胃虚
寒，阴血亏虚之象，症见面色㿠白，四肢欠温，倦怠乏力，仍有少量便血，舌淡脉缓无力。
治用黄土汤温阳健脾，养血止血。黄土汤（《金匮要略》）用灶心黄土、白术、附子温阳健
脾以统血；地黄、阿胶养血止血；黄芩清泄肠道余热；甘草调和诸药。全方温阳而不伤阴，
养血而不碍阳，具有扶阳益阴，气复血止之效。

临证运用时，若见暑湿郁肺，损伤肺络，表现为灼热烦渴，咳嗽咯血，或痰中带血，烦
躁喘促，舌红苔黄而干，脉细数者，亦可按本方法治疗。

四、后期证治

湿热类温病在卫分、气分或营血分阶段，若经过积极准确的治疗，后期则病渐向愈，进入恢复期，此时多表现为余邪留恋，气阴两伤之候，治宜清涤余邪，醒胃扶正为主；但因湿邪粘腻淹滞之特性及脾胃功能未全恢复，应注重善后调治及饮食护理，防止"死灰复燃"。若在治疗过程中过用苦寒凉药，或误用攻下，或素体阳虚，或感受湿邪过重，湿热从湿化寒化，损伤阳气，则可出现湿胜阳微，肾虚失固等正衰邪留之后期表现，此实乃湿热类温病之变证，是在温病中较少见到的病理转归，治宜温补扶正为大法，兼以祛邪逐湿。

1. 湿胜阳微

【证候】形寒肢冷，口渴胸痞，呕吐泄泻，舌淡苔白腻，脉沉细。

【分析】本证多为素体中阳偏虚，邪从湿化，日久伤阳。脾为后天，肾为先天，寒湿重伤脾阳，日久及肾而成。叶天士《温热论》曰："若面色白者，须要顾其阳气，湿胜则阳微也。"肾阳为一身阳气之本，既为寒湿所伤，不能温煦充养机体，故形寒肢冷，舌淡，脉沉细；肾虚蒸化无力，脾虚升运失职，津液难以正常输布，津不上承故口渴；浊阴上逆而呕吐，水湿下注而泄泻；胸痞，舌苔白腻，乃寒湿内阻之征象。本证以形寒肢冷，胸痞，苔白腻为辨证要点。

【治法】温肾健脾，祛寒逐湿

【方药】薛氏扶阳逐湿汤（《温热经纬·湿热病篇》）

人参　附子　益智仁　白术　茯苓

本方出自薛雪《湿热病篇》第二十五条，原无方名。薛氏认为：本证"湿邪伤阳，理合扶阳逐湿"。故药用人参、附子、益智仁补气温阳，以扶脾肾阳气之虚衰；佐以白术、茯苓运脾渗湿，即所谓治湿不利小便，非其治也。

临证运用时，可据情加减。若肾阳衰微，水湿内停，症见形寒神疲，心悸气短，头目昏眩，小便不利，甚或面浮肢肿，四肢厥冷，腰膝酸软，舌淡，苔白滑腻，脉沉迟者，治宜温阳利水，方用真武汤（《伤寒论》），药用辛热之附子温壮肾中元阳，破除寒湿阴凝；生姜温散水气；茯苓甘淡渗利以祛湿；白术苦温健脾以燥湿；白芍酸收以敛阴和阳。合之以温肾散寒，健脾利水。如阳虚至极而致脱亡者，则应急投参、附等回阳救逆。

2. 肾虚失固

【证候】小便频数量多，甚至遗尿，口渴引饮，腰膝酸软，头晕耳鸣，舌淡，脉沉弱。

【分析】此为伏暑病邪气已退，而肾气肾阳俱伤，肾虚不固之证。肾不固摄，膀胱失约故小便频数量多，甚至遗尿；肾阳虚弱，气化失司，津液不能上承，故口渴引饮；腰为肾府，脑为髓海，肾主骨生髓，故肾虚则腰膝酸软，头晕耳鸣；舌淡，脉虚弱为肾虚之征象。本证以小便频数量多，腰膝酸软，舌淡，脉沉弱为辨证要点。

【治法】温阳化气，益肾缩尿

【方药】右归丸合缩泉丸

右归丸（《景岳全书》）

熟地　山药　山茱萸　枸杞　鹿角胶　菟丝子　杜仲　当归　肉桂　制附子

缩泉丸（《妇人良方》）

乌药　益智仁

右归丸药以熟地、山药、萸肉、枸杞培补肾阴；肉桂、附子温养肾阳；鹿胶、菟丝、杜仲、当归强肾益精。诸药合用，则可温补肾阳。合入缩泉丸，增加固肾缩尿之力，用于伏暑肾虚小便失约者，较为合适。临证运用时，可视具体情况逐渐适当加重附子、肉桂用量，若大便溏薄则去当归。

3. 余湿留恋

【证候】身热已退，或有低热，脘中微闷，知饥不食，苔薄腻，脉象濡弱或缓。

【分析】本症见于湿温病之恢复期。证因余湿未净，脾气不舒，胃气未醒，故脘中微闷，知饥不食；苔薄腻，或有低热，乃湿热余邪未净的征象。本证以脘中微闷，知饥不食为辨证要点。

【治法】轻宣芳化，淡渗余湿

【方药】薛氏五叶芦根汤（《温热经纬·湿热病篇》）

藿香叶　鲜荷叶　枇杷叶　佩兰叶　薄荷叶　芦根　冬瓜仁

药用藿香叶、佩兰叶、鲜荷叶、薄荷叶、枇杷叶轻清宣气，芳香醒胃；芦根、冬瓜仁淡渗余湿。若余湿较盛，困倦乏力，加苍术、茯苓；呕恶加豆蔻壳、苏梗；便溏、食欲不振加白扁豆、薏苡仁、大豆黄卷、炒麦芽。薛生白说："此湿热已解，余邪蒙蔽清阳，胃气不舒，宜用极轻清之品，以宣上焦阳气。若投味重之剂，是与病情不相涉矣。"全方轻清灵活，为湿温邪在气分阶段，邪热已退，而余湿未净之良方。临证运用时也可选用其中根叶之品煎汤或冲泡代茶饮，以预防感受湿热秽浊之邪。

4. 余邪留扰　气阴两伤

【证候】身热已退或有低热，口渴唇燥，神思不清，倦语，不思饮食，舌红苔少，脉虚数。

【分析】本证为湿热类温病热重湿轻或化燥化火后期，邪势已衰而气阴伤耗。邪热虽大势已去，而未能尽解，故可见低热；神思不清，倦怠不欲语，是元气大伤，气阴未复所致；胃津一时难以复充，故口渴唇干；胃之气阴亏虚，脾胃运化功能未健，故不思饮食；小便短少频数，舌红苔少，脉虚数为余邪留扰，气阴两伤之象。本证以神思不清，倦语，口渴，纳呆，舌红苔少为辨证要点。

【治法】清泄余热，扶中益虚

【方药】薛氏参麦汤（《湿热病篇》）

人参　麦冬　石斛　木瓜　生甘草　生谷芽　鲜莲子

本方出自薛雪《湿热病篇》第二十八条，方名为后加。王孟英谓："此为肺胃气液两虚之证，故宜清补，不但阴腻不可用，且与脾虚之宜于守补温运者亦异。"故方以人参、麦冬、石斛、甘草补元气而养胃津；木瓜、谷芽和胃化湿而醒脾胃；鲜莲子健脾养心。诸药甘平，补而不腻，故王旭高说："此生津和胃之法，清补元气，体气薄弱者最宜仿此。"本方临床不仅用于湿热类温病后期，对一切热病或内伤杂病的瘥后调理亦每见功效。临证运用时，若有低热持续不退，并见心烦喜呕者，可改用竹叶石膏汤（参见温热类温病证治）。

5. 余热未清

【证候】低热，头目昏胀不清，口渴或咳，舌红苔薄腻。

【分析】本症见于暑湿恢复期。诸症大势已缓而余邪未尽，故见低热，口渴或咳；因湿邪粘腻滞着，不易彻底清除，故见头目不清，昏胀不舒等清窍被蒙之症；暑湿余邪客留，故舌淡红，苔薄腻。本证以低热，头目不清，苔薄腻为辨证要点。

【治法】清涤余邪

【方药】清络饮（《温病条辨》）

鲜荷叶边　鲜银花　西瓜翠衣　鲜扁豆花　丝瓜皮　鲜竹叶心

本方芳香轻清，清涤余邪。药用西瓜翠衣清解余邪，生津止渴，利尿祛湿；鲜银花、鲜扁豆花、鲜荷叶边轻清芳香，疏透暑湿，荷叶用边者乃取其舒散之意；丝瓜皮（可用丝瓜络）、鲜竹叶心通上利下，促其暑湿外解。正如吴瑭在制定本方时所述："既曰余邪，不可用重剂明矣，只以芳香轻药清肺络中余邪足矣"。故方曰"清络"。临床应用时，若口渴明显，加石斛、花粉等甘寒生津；咳嗽较甚者，加杏仁、象贝理肺止咳。临证运用时，也可不必局限于暑湿未净之证，如吴氏于方后所说："凡暑伤肺经气之轻证，皆可用之。"

第五节　临床运用指导

一、文献辑要

（一）湿温

问：两胫逆冷，胸腹满，多汗，头目痛苦，妄言。答曰：此名湿温也，其人尝伤湿，因而中暑，湿热相搏，则发湿温。

（朱肱《类证活人书》）

湿之化气，为阴中之阳，氤氲浊腻，故兼证最多，变迁最幻，愈期最缓。面色混浊如油腻，口气浊腻不知味，或生甜水，舌苔白腻，膜原邪重则舌苔满布，厚如积粉，板贴不松，脉息模糊不清，或沉细似伏，断续不匀，脉为邪遏，有似虚寒之象，误治为害非轻。神多沉困嗜睡。斯时也，邪在气分，即当分别湿多热多。湿多者，无烦渴热象，元气为湿阻遏，不能外达下行，则必凛凛恶寒，甚而足冷，头目胀痛昏重，如裹如蒙，身痛不能屈伸，身重不能转侧，肢节肌肉疼而且烦，腿足痛而且酸。胸痞者，湿闭清阳道路也；午后寒热，状若阴虚者，申、酉、戌时，金气主令，又湿邪本旺于阴分也；小便短涩黄热者，肺不能通调水道，下输膀胱，天气病地气因而不利也；大便溏而不爽，或濡泻者，肺与大肠相表里，心与小肠相表里，天气病地气因而不调也。

治法总以轻开肺气为主，肺主一身之气，气化则湿自化，即有兼邪，亦与之俱化。湿气弥漫，本无形质，宜用体轻而味辛淡者治之，辛如杏仁、蔻仁、半夏、藿梗，淡如苡仁、通草、茯苓、猪苓、泽泻之类。启上闸，开支河，导湿下行以为出路，湿去气通，布津于外，自然汗解。

（石芾南《医原》）

暑兼湿热，偏于暑之热者为暑温，多手太阴证而宜清；偏于暑之湿者为湿温，多足太阴证而宜温；湿热平等者两解之。各宜分晓，不可混也。

（吴鞠通《温病条辨》）

头痛恶寒，身重疼痛，舌白不渴，脉弦细而濡，面色淡黄，胸闷不饥，午后身热，状若阴虚，病难速已，名曰湿温。汗之则神昏耳聋，甚则目瞑不欲言，下之则洞泄，润之则病深不解。长夏深秋冬日同法，三仁汤主之。

（吴鞠通《温病条辨》）

既受湿又感暑也，即为湿温，亦有湿邪久伏而化热者。

（王孟英《温热经纬》）

按湿温证，因长夏每多阴雨，得日气煦照，则潮湿上蒸，袭人肌表，着于经络，即发热头胀，身痛，足胫痛，舌苔腻白等症。重者兼感时邪不正之气，即为湿温疫证。

邪入气分：暑湿之邪阻于肺，必咽痛，发热，身痛，舌苔黄厚粘腻，烦渴不解。当清上焦，如连翘、桔梗、滑石、射干、米仁、马勃、通草、淡竹叶、银花、芦根之类。如见身发斑疹，舌黄燥厚，当凉膈疏斑，如连翘、薄荷、生栀、石膏、牛蒡、杏仁、枳实、黄芩之类。

邪乘包络：湿温之邪，乘于包络则神识昏呆，发热身痛，四肢不暖，舌苔鲜红燥刺者，宜解手厥阴之邪，如犀角尖、连翘、石菖蒲、川郁金、元参、赤小豆、西黄之属主之。

邪入营分：如湿温之邪入于血络，舌苔中黄边赤，发为赤斑丹疹，神昏谵语，宜清疏血分以透斑，佐芳香逐秽以开闭，犀角、连翘、赤芍、银花、牛蒡、菖蒲、郁金、元参、薄荷、人中黄之类。

（吴坤安《伤寒指掌》）

湿多者湿重于热也，其病多发于太阴肺脾。其舌苔必白腻，或白滑而厚，或白苔带灰兼黏腻浮滑，或白带黑点而黏腻，或兼黑纹而黏腻，甚或舌苔满布，厚如积粉，板贴不松。脉息模糊不清，或沉细似伏，断续不匀。神多沉困嗜睡，证必凛凛恶寒，甚至足冷，头目胀痛，昏重，如裹如蒙，身痛不能屈伸，身重不能转侧，肢节肌肉疼而且烦，腿足痛而且酸，胸膈痞满，渴不引饮，或竟不渴，午后寒热，状若阴虚，小便短涩黄热，大便溏而不爽甚或水泻。治法以轻开肺气为主。肺主一身之气，肺气化则脾湿自化，即有兼邪，亦与之俱化，宜用藿朴夏苓汤，体轻而味辛淡者治之，启上闸开支河，导湿下行，以为出路，湿去气通，布津于外，自然汗解。

又云：热多者热重于湿也，其病多发于阳明胃肠。热结在里，由中蒸上，此时气分邪热郁遏灼津，尚未郁结血分，其舌苔必黄腻，舌之边尖红紫欠津，或底白罩黄混浊不清，或纯黄少白，或黄色燥刺，或苔白底绛，或黄中带黑、浮滑粘腻，或白苔渐黄而灰黑，伏邪重者苔亦厚且满，板贴不松，脉息数滞不调。症必神烦口渴，渴不引饮，甚则耳聋干呕，面色红黄黑混，口气秽浊。余则前论诸症或现或不现，但必胸腹热满，按之灼手，甚或按之作痛。宜用枳实栀豉合小陷胸汤加连翘、茵陈之清芬，姜汁炒子芩、木通之苦辛，内通外达，表里两彻，使伏邪从汗利而双解。渐欲化燥，渴甚脉大，气粗而逆者，重加石膏、知母清肺气而滋化源，惟芦根、灯心草尤宜多用（先煎代水），轻清甘淡，泄热化湿，下行从膀胱而解，外达从白痦而解，或斑疹齐发而解。至于传变，凡胃家湿热郁蒸肺气，致肺气不能敷布水精，外达下行，必见烦渴、多汗、斑疹、停饮、发黄等症。

（何廉臣《重订广温热论》）

（二）暑湿

暑之中人也，阴虚而多火者，暑即寓于火之中，为汗出而烦渴；阳虚而多湿者，暑即伏于湿之内，为身热而疼重，故暑病恒以湿为病，而治湿即所以治暑。瓜蒂苦寒，能吐能下，去身面四肢水气，水去而暑无所依，将不治而自解矣。此治中暑兼湿者之法也。

（尤在泾《金匮要略心典》）

秽浊者，即俗称为龌龊也。是证多发于夏秋之间，良由天暑下逼，地湿上腾，暑湿交蒸，更兼秽浊之气，交混于内。人受之，由口鼻而入，直犯膜原，初起头痛而胀，胸脘痞闷，肤热有汗，频欲恶心，右脉滞钝者是也。然有暑湿之分，不可以不察也。如偏于暑者，舌苔黄色，口渴心烦，为暑秽也；偏于湿者，苔白而腻，口不作渴，为湿秽也。均宜芳香化湿法治之，暑秽加滑石、甘草，湿秽加神曲、茅、苍。

（雷少逸《时病论》）

（三）伏暑

尝观医书林立，并无伏暑之名。惟《己任编》有秋时晚发，以感证之法治之一语，因著伏暑之称。盖人于盛暑之际，汗泄气疏，百节弛张，设或有隙，邪乘虚人，《内经》所谓至虚之处，便是容邪之处也。

（陆子贤《六因条辨》）

夏伤于暑，被湿所遇而蕴伏，至深秋霜降及立冬前后，为外寒搏动而触发。邪伏膜原而在气分者，病浅而轻；邪舍于营而在血分者，病深而重。

（俞根初《通俗伤寒论》）

伏暑恶寒发热，乍有乍无，或轻或重，如疟非疟，舌白脉大，此暑必夹湿，熏蒸粘腻之邪，伏于肺胃。宜用温胆汤加杏仁、通草、青蒿、黄芩等味，通胃泄邪也。

伏暑热甚，烦躁昏谵，至夜更甚，舌燥脉数，此邪传入里。宜用沙参、甜杏仁、花粉、川贝、桑叶、细生地、鲜菖蒲、连翘、益元散等味，两清营卫也。

伏暑烦热，舌赤神昏谵妄，此邪已入营。宜用玉女煎加羚角、元参、沙参、鲜石斛、鲜菖蒲、牛黄丸等味，清营透邪也。

伏暑舌焦尖绛，昏谵妄笑，脉促，斑紫，肢体振颤，此邪已入血，热动风生。宜用犀角地黄汤加元参心、连翘心、鲜石斛、鲜菖蒲、紫草、竹叶、至宝丹等味，凉血化邪也。

（陆子贤《六因条辨》）

暑乃郁蒸之热，湿为濡滞之邪，暑雨地湿，湿淫热郁。惟气虚者，受其邪；惟素有湿热者，感其气。如体肥多湿之人，暑即寓于湿之内，劳心气虚之人，热即伏于气之中。于是气机不达，三焦不宣，身热不扬，小水不利，头独额热，心胸痞闷，舌苔白腻，底绛尖红，种种皆湿遏热伏之征，显系邪蕴于中，不能外达。拟以栀豉上下宣泄之，鸡苏表里分消之，二陈从中以和之，芳香宣窍以达之。

（《柳选四家医案》）

伏暑即冒暑久而藏伏三焦肠胃之间。热伤气而不伤形，旬月莫觉，变出寒热不定，霍乱吐泻，膨胀中满，疟痢烦渴，腹痛下血等症。

（李梴《医学入门》）

人受暑热之毒，栖伏三焦肠胃之间，久久而发者为伏暑。如霍乱吐泻，发于秋间，以及疟疾等症。

（周扬俊《温热暑疫全书》）

认明暑湿二气，何者为重？再究其病实在营气何分？大凡六气伤人，因人而化；阴虚者火旺，邪归营分为多；阳虚者湿盛，邪伤气分为多。

（叶天士《临证指南医案》邵新甫按）

长夏受暑，过夏而发者名曰伏暑。霜未降而发者少轻，霜既降而发者则重，冬日发者尤重，子、午、丑、未之年为多也。

长夏盛暑，气壮者不受也；稍弱者但头晕片刻，或半日而已；次则即病。其不即病而内舍于骨髓，外舍于分肉之间者，气虚者也。盖气虚不能传送暑邪外出，必待秋凉金气相搏而后出也。金气本所以退烦暑，金欲退之，而暑无所藏，故伏暑病发也。其有气虚甚者，虽金风亦不能击之使出，必待深秋大凉初冬微寒相逼而出，故尤为重也。

（吴鞠通《温病条辨》）

四时皆有伏气，非冬寒夏暑为然。伏暑多夹湿，脉色必滞，口舌必腻，或有微寒，或单发热，热时脘痞气窒，渴闷烦冤，每午后则甚，入暮更剧，天明得汗稍缓，至午后又甚，似疟无定时。

（吴鞠通《温病条辨》叶霖按）

伏暑及伏暑晚发，较春夏温病来势稍缓而病实重。初起微寒发热，午后较重，状似疟疾而不分明；继而但热不寒，热甚于夜，天明得汗，身热稍退而胸腹之热不除，日日如是，往往五七候始解，推此病之由，总缘阴虚之质，夏月汗多伤液，内舍空虚，阳浮于外，暑湿合邪，深踞膜原。……初起邪在气分，必须分别湿多、热多。

（石芾南《医原》）

二、临床举要

多种感染性和传染性疾病，尤其是消化系统疾病，既有热邪致病的性质，又有垢腻黏滞、缠绵难愈等湿邪致病的特点，临床上可结合发病季节和初起证候特点，以及证候性质，按不同湿热类温病进行辨治。

湿温是湿热类温病的代表，多发于夏秋雨湿较多季节，好发于此期的急性胃肠道感染性疾病如肠伤寒、急性胃肠炎以及胃肠型感冒和其他久治不愈的感染性疾病，如果初起见身热不扬，恶寒少汗，头重肢困，胸闷脘痞，苔腻脉缓等表现，或病程中湿困脾胃症状较著者，可按湿温辨治。如姜氏根据湿温发病规律辨治伤寒 147 例，湿遏卫气治以辛凉解表，化湿清热。对气分湿热，分别湿重、热重、湿热并重而治：湿重于热，治以化湿为主，清热为辅；热重于湿，治以清热为主，化湿为辅；湿热并重则化湿清热并进；邪入营血则清营凉血。除上述治疗外，与对照组 138 例均予抗生素及对症处理，结果，中药治疗组有效率为 98.8%，对照组为 92.1%，治疗组在疗效、降温天数等方面均优于对照组（南京中医学院学报，1990，1：15）。刘氏认为婴幼儿腹泻多属于湿温范畴，采用三仁汤治疗 30 例，全部治愈，平均治愈时间为 3.1 天，较西药对照组平均 3.8 天，有显著统计学意义（河南中医，1998，2：51）。

暑湿的发病季节和病邪性质与湿温相似，但热性明显，较湿温发病急骤。发生在夏秋季节的某些感染性疾病，如果初起见身热、微恶风寒、头胀、胸闷脘痞、身重肢酸、苔腻等肺卫暑湿表现，可按暑湿病辨治。如唐氏等按暑湿辨治恙虫病 8 例，其中 2 例辨为表邪内郁暑湿证，治以白虎汤合新加香薷饮加减，6 例为暑湿内蕴证，治以三石汤加减，结果除 1 例因并发上消化道出血死亡外，其余 7 例均治愈（广州中医药大学学报，1999，1：63）。王氏按暑湿论治 52 例症见发热、恶寒、头身困重、鼻塞偶咳、脘痞纳差、大便正常或溏烂、小便短赤、舌红、苔白腻或罩黄、脉浮数或濡数的感冒病人，治以按新加香薷饮方义加减而成的香薷柴胡汤，结果全部告愈，1 天内退烧者 10 例，2 天内退烧者 25 例，3 天内退烧者 17

例（江苏中医，2000，2：17）。

伏暑发于秋冬季节，此期的某些感染发热性疾病，如果初起即有高热、心烦、口渴、脘痞、苔腻等暑湿郁蒸气分证，或为高热、烦躁、口干不甚渴饮、舌绛苔少等热炽营分见证，同时兼有短暂表证者，可按伏暑辨治。如张氏对 24 例西医拟诊为伤寒、上呼吸道感染、发热待查，发热超过 1~2 周者，按伏暑论治，其中 12 例辨为邪郁少阳，治以蒿芩清胆汤，结果全部治愈，平均服药 3 剂（陕西中医学院学报，1996，4：32）。流行性出血热一般在短暂的发热、恶寒、胃肠不适等表证之后，即出现高热、"三红"、"三痛"、甚至出血倾向等气血分里热炽盛表现，并伴恶心、呕吐、腹痛、腹泻等脾胃症状，多按伏暑论治。如张氏对 27 例流行性出血热患者，分别治以解表清热化湿、气血两清、滋阴泄火解毒、行气利湿、养阴清心开窍、益气温阳固脱等，均伍以活血化瘀之品，结果治愈 22 例，死亡 5 例，治愈率达 81%（四川中医，1998，3：21）。

吴鞠通认为："伏暑、暑温、湿温证本一源，前后互参，不可偏执。"其所谓"暑温"乃暑温兼湿者，即暑湿。也就是说，湿温、暑湿、伏暑三者的病因性质相似，证候类型和临床表现也相近，治法方药可以互相参照使用，不必拘泥于湿温、暑湿、伏暑的不同。如张氏等以藿朴夏苓汤治疗小儿暑湿感冒 100 例，有效率达 85%（河南中医，1998，1：50）。张氏以三仁汤和甘露消毒丹治疗 6 例诊为伏暑发热者，全部告愈，平均服药 1.6 剂（陕西中医学院学报，1996，4：32）。王氏以蒿芩清胆汤治疗属于湿温之肠伤寒 50 例，结果 14 例 24 小时内热退不回升，主要症状消失，24 例 48 小时内热退不回升，主要症状消失，11 例 72 小时内热退不回升，主要症状消失，1 例无效（新中医，1996，12：42）。湿热类温病病邪化燥化火，深入营血者，可参照温热类温病相应证候论治。

临床上，湿热类温病的治法方药，也可广泛应用于内伤杂病或其他科的感染、传染性病证，尤其是一些久治不愈者。如刘氏等用治疗湿温邪遏卫气的三仁汤加味治疗慢性肾炎 86 例，完全缓解 29 例，基本缓解 40 例，好转 9 例，无效 8 例，总有效率 90.7%（湖南中医杂志，1999，4：32）。治疗湿热蕴毒的甘露消毒丹不但可用于急慢性咽喉炎，还可用于防治癌症放化疗的毒副作用，如陈氏等以之防治 78 例肝癌介入治疗后的恶心呕吐，结果显示总有效率为 79.49%，高于对照组的 43.06%，有显著统计学意义（肿瘤学杂志，2001，4：233）。陈氏在常规西药治疗的基础上，以菖蒲郁金汤加减直肠滴注救治肺性脑病 23 例，与单纯西药治疗组对照，总有效率相近，但显效率为 35%，与对照组 9% 比较，有显著性差异（实用中医药杂志，1997，6：3）。北京天坛医院王氏以三石汤加减治疗颅脑术后感染 76 例，结果总有效率 97.4%（痊愈率 55.3%、显效率 35.5%、有效率 6.6%），较西药对照组总有效率 46.3%（痊愈率 3.9%、显效率 11.6%、有效率 30.8%）有显著性差异（北京中医，1997，3：16）。

总之，湿热类温病辨治理论在感染性疾病和内科各系统疾病的治疗中得到了广泛运用，由于湿热相合为患，临床治疗时必须权衡湿与热的孰轻孰重而确定化湿和清热的侧重；同时，湿邪侵袭人体后又见上、中、下三部之别，故用药上根据偏上者主以辛散芳化，偏中者主以燥湿健运，偏下者主以淡渗分利。另外，尚须注意的是，从古代医家的治疗经验来看，更注重从肺论治。肺主一身之气，气滞则湿滞，气化则湿化。由于湿热之邪粘腻难解，最易阻滞气机，而气机不畅则湿热更难去除。故宣畅气机是湿热病治疗中十分重要的一环，针对开上宣肺而使气机宣畅的具体治法有三：一为开肺达邪出表，二是宣肺化湿透热，三是肃肺通调水道。从用药来看，最多用者为杏仁、藿香，其次为菖蒲、桔梗、豆豉。目的是宣肺气，开腠理，化湿浊，畅水之上源，开窍之郁闭。

三、临床病案

1. 湿温湿重于热（《张聿青医案》）

张左，湿温旬日，烦热无汗，赤疹隐约不透，胸次窒闷异常，咳不扬爽，时常谵语，频渴不欲饮，饮喜极沸之汤，脉数糊滑，苔白心黄，近根厚㾗。此由无形之邪，有形之湿，相持不化，邪虽欲泄，而里湿郁结，则表气不能外通，所以疏之汗之，而疹汗仍不能畅。热与湿交蒸，胸中清旷之地，遂如云雾之乡，神机转至弥漫，深恐湿蒸为痰，内蒙昏痉。

三仁汤去滑石、川朴、竹叶，加豆豉、橘红、郁金、枳壳、菖蒲、佛手。

二诊：昨进辛宣淡化，上焦之气分稍开，熏蒸之热势较缓，神识沉迷转清，谵语抽搐已定，烦闷亦得略松，舌苔较退；但气时上冲，冲则咳逆，脉数糊滑。良以郁蒸稍解，而邪湿之势，尚在极甚之时，虽有退机，犹不足济，肺胃被蒸，气难下降，所以气冲欲咳，仍未俱减也。前法之中，再参疏肺下气。

甜葶苈，通草，光杏仁，制半夏，冬瓜子，广郁金，薄橘红，滑石块，炒枳壳，枇杷叶，桔梗，竹茹。

三诊：胸闷懊烦，气冲咳逆，次第减轻，咯吐之痰，亦觉爽利，舌苔亦得大化，但脉仍不扬。其肺胃之间，尚是熏蒸之地，表不得越，邪无出路，还难恃为稳当也。

光杏仁，广郁金，淡黄芩，桑叶，甜葶苈，桔梗，白蔻仁，生苡仁，制半夏，炒香豆豉，橘红，枇杷叶。

四诊：咳嗽气逆大退，痰亦爽利，谵语热烦，亦得渐减，特小溲清而不爽，大便不行，频转矢气，脉数糊滑，苔化而中独厚，犹是湿痰内阻，邪难泄越，再导其滞。

郁金，橘红，桔梗，制半夏，赤茯苓，生苡仁，滑石，通草，草薢，竹沥达痰丸三钱，佛手、通草汤送下。

五诊：大便畅行，懊烦大定，热亦较轻，口渴亦减，但赤疹虽布，甚属寥寥，汗不外达，脉象较爽，舌根苔白尚㾗。邪湿之熏蒸虽得渐松，而未能透泄，须望其外越，方为稳妥也。

光杏仁，郁金，橘红，生苡仁，枳壳，滑石块，炒蒌皮，葶苈子，桔梗，通草，木通，制半夏，赤白茯苓。

六诊：熏蒸弥漫之势虽松，而湿性黏腻，不克遽行泄化，里气不宣，表气难达，汗瘩不得发越，咳嗽气逆，小溲不爽，脉数滑，苔白。邪湿互相犄角，尚难稳当。

郁金，光杏仁，橘红，冬瓜子，桔梗，鲜佛手，制半夏，生苡仁，蔻仁，赤猪苓，通草，苇茎。

七诊：热势递减，咳亦渐松，然湿从内搏，邪从外越，是以热势恋恋不退，不能外达，而欲从内化，非欲速可以从事也。

豆卷，滑石，光杏仁，郁金，制半夏，通草，新会红，猪苓，桔梗，生苡仁，鲜佛手。

八诊：清理余蕴方。

豆卷，生苡仁，制半夏，通草，广皮，福泽泻，光杏仁，鲜佛手，白蔻仁，真佩兰。

如胸闷加桔梗、郁金，甚者川朴、枳壳、藿香，头胀加蒺藜、天麻、僵蚕，理胃加生熟谷芽、沉香曲、玫瑰花。

原按：此证湿温胸闷，始起即有谵语，张公骧云先诊，以其年高，神志不清，案有防其内闭痉厥之语，首方用青蒿、橘络、新绛之类，继用豆卷、牛蒡、赤芍、前胡、竺黄、连翘、茯神、玉雪救苦丹之类不效。继请巢崇山，案载咳不爽，渴欲饮热，由气分内陷厥少，谵语风动之险象，方用豆卷、蝉衣、生苡、前胡、光杏、郁金、青蒿、桔梗、翘心、至宝丹，既而热势仍炽，案有邪火内窜心包之势，倘其势甚，防动内风，改用羚羊、芦根、紫雪之属，仍不效。乃请师去，诊其脉糊数，苔白腻，审其神，则沉迷，投开展气化，轻描淡写，服一剂后，即有松机。窃观此案，何以沪上诸名家，于湿温一证，尚亦茫然，无怪偏僻之区，悉以青蒿、黄芩、鲜斛等，一派阴柔之品，为自保声名之唯一妙术也，不竟为之怵然之叹。清儒附志。

2. 湿温热重于湿（《丁甘仁医案》）

裴左，湿温八天，壮热有汗不解，口干欲饮，烦躁不寐，热盛之时谵语妄言，胸痞泛恶，不能纳谷，小便浑赤，舌苔黄多白少，脉象弦滑而数。阳明之温甚炽，太阴之湿不化，蕴蒸气分，漫布三焦，有"温化热，湿化燥"之势，证非轻浅，姑拟苍术白虎汤加减，以观动静。

生石膏三钱，肥知母一钱五分，枳实炭一钱，通草八分，制苍术八分，茯苓皮三钱，炒竹茹一钱五分，飞滑石三钱，仙半夏一钱五分，活芦根（去节）一尺，荷梗一尺。

二诊：今脉洪数较缓，壮热之势大减，稍能安寐，口干欲饮，胸闷泛恶，不能纳谷，舌苔腻黄渐化，伏温渐解而蕴湿犹留中焦也。既见效机，毋庸更张，参入芳香淡渗之品，使湿热有出路也。

熟石膏三钱，仙半夏钱半，枳实炭一钱，泽泻一钱，制苍术八分，赤茯苓三钱，炒竹茹一钱五分，通草八分，飞滑石三钱，鲜藿佩各钱半，荷梗一尺。

三诊：热退数日，复转寒热似疟之象，胸闷不思纳谷，且有泛恶，小溲短赤，苔黄口苦，脉象左弦数，右濡滑。此伏匿之邪，移于少阳，蕴湿留恋中焦，胃失降和。今宜和解枢机，芳香淡渗，使伏匿之邪，从枢机而解，湿温从小便而出也。

软柴胡八分，仙半夏二钱，酒黄芩一钱，赤苓三钱，枳实一钱，炒竹茹一钱五分，通草八分，鲜藿佩各一钱五分，泽泻一钱五分，荷梗一尺。

分析：本案乃是热炽阳明，湿困太阴，热重湿轻之证。其谵语妄言乃阳明无形之热上扰神明所致，而非阳明燥结，更不是邪入心营使然。故以苍术白虎汤辛寒清泄阳明胃热，兼化太阴脾湿，复佐淡渗之品，使湿热之邪从小便而出。一诊后，胃热渐解而蕴湿犹留中焦，故去知母之润，加藿、佩以芳化湿邪。当热退数日之后，正气得以鼓动部分邪气退离中焦而外出少阳，故见寒热如疟。此乃湿温治疗过程中，常可见到的一种病邪外出现象。丁氏抓住机遇，于三诊之时，顺势而为，投以和解枢机，芳香淡渗，以使复转少阳之邪，从枢机而解；

中焦所余湿热之邪，仍从小便而去。

3. 暑湿弥漫三焦（《临证指南医案》）

杨，二八。暑热必夹湿，吸气而受，先伤于上，故仲景伤寒先分六经，河间温热须究三焦。大凡暑热伤气，湿著阻气。肺主一身周行之气，位高，为手太阴经。据述病样：面赤足冷，上脘痞塞，其为上焦受病显著。缘平素善饮，胃中湿热久伏，辛温燥烈，不但肺病不合，而胃中湿热得燥热锢闭，下利稀水，即协热下利，故黄连苦寒，每进必利甚，苦寒以胜其辛热，药味尚留于胃底也，然与初受之肺邪无当。此石膏辛寒，辛先入肺；知母为味清凉，为肺之母气，然不明肺邪，徒曰生津，焉是至理？昔孙真人未诊先问，最不误事。再据主家说及病起两旬，从无汗泄。经云：暑当与汗出勿止。气分窒塞日久，热侵入血中，咯痰带血，舌红赤，不甚渴饮，上焦不解，漫延中下，此皆急清三焦，是第一章旨。故热病之瘀热，留络而为遗毒，注腑肠而为洞利，便为束手无策。再论湿乃重浊之邪，热为熏蒸之气，热处湿中，蒸淫之气上迫清窍，耳为失聪，不与少阳耳聋同例。青蒿减柴胡一等，亦是少阳本药，且大病如大敌，选药如选将，苟非慎重，鲜克有济。议三焦分清，治从河间法。

飞滑石，生石膏，寒水石，大杏仁，炒黄竹茹，川通草，莹白金汁，金银花露。

又，暮诊。诊脉后，胸腹肌腠发现瘰疹，气分湿热，原有暗泄之机，早间所谈，余邪遗热，必兼解毒者为此。下午进药后，诊脉较大于早晨，神识亦如前，但舌赤中心甚干燥，身体扪之热甚于早间，此阴分亦被热气蒸伤，瘦人虑其液涸，然痰咯不清，养阴药无往而非腻滞，议得早进清膈一剂，而三焦热秽之蓄，当用紫雪丹二、三匙，借其芳香宣窍逐秽，斯锢热可解，浊痰不粘，继此调理之方，清营分，滋胃汁，始可瞻顾，其宿垢欲去，犹在旬日之外，古人谓下不嫌迟，非臆说也。

紫雪丹一钱六分

知母，竹叶心，连翘心，炒川贝，竹沥，犀角（水牛角代），元参，金汁，银花露。

又，一剂后用竹叶心，知母，绿豆皮，元参，鲜生地，金银花。

又，一剂后去银花、绿豆皮，加人参、麦冬。

又，初十申刻诊。经月时邪，脉形小数，小为病退，数为余热，故皮腠麸蜕，气血有流行之义。思食欲餐，胃中有醒豁之机，皆佳兆也。第舌赤而中心黄苔，热蒸既久，胃津阴液俱伤，致咽物咽中若阻。溺溲尿管犹痛，咯痰浓厚，宿垢未下，若急遽攻夺，恐真阴更涸矣。此存阴为主，而清腑兼之。故乱进食物，便是助热；惟清淡之味，与病不悖。自来热病最怕食复劳复，举世共闻，非臆说也。

细生地，玄参心，知母，炒川贝，麦冬，地骨皮，银花露，竹沥。

又，脉症如昨，仍议滋清阴分余热，佐清上脘热痰。照昨日方去地骨皮、银花露，加盐水炒橘红。

分析：前后数诊合参，患者首诊时的主要临床表现应为：身热面赤足冷，胸闷脘痞，下利稀水，痰黏带血，不甚渴饮，耳为失聪，小便不利，尿管疼痛，病起两旬而从无汗泄，舌红赤。显然是一个典型的暑湿弥漫三焦的案例。暑湿蒸腾于外，卫表闭郁，故见身热无汗；暑湿迫于上，故见面赤足冷，耳聋；暑湿侵肺，肺气不宣，血络受损，故见胸闷痰黏带血。暑湿郁蒸中焦，则脘痞而不甚渴饮。暑湿锢闭下焦，小肠泌别失职，大肠传导失司，故尿涩溲疼，下利稀水。病在气分，暑盛于湿，故舌色红赤。既为暑湿弥漫三焦之证，故叶氏用三石汤以分消三焦暑湿。服药后，气分湿热随瘾疹而部分外泄。但毕竟暑热偏盛，营阴亦被热气蒸伤，故二诊用犀角（现已禁用，以水牛角代替）、玄参、知母清营养阴；金汁涤暑解毒；竹叶心、连翘心、银花露轻宣泄热，且使内干营分之暑热转出气分而解；竹沥、川贝清热化痰，再借紫雪丹芳香宣窍逐秽之力，以解三焦热秽之蓄，俾锢热得解，则浊痰不粘。三诊四诊，未录病情。以药测证，可知邪气虽减，而气阴已现不足，故改用玄参、生地、知母、银花、竹叶心、绿豆皮清泄暑湿，人参、麦冬及玄、地、知母以养气阴。五诊六诊之际，邪去八九，胃中已有醒豁之机。惟经月时邪既久，胃津阴液俱伤，上下尚未廓清，故用滋清阴分余热，佐清上焦痰热之法，调治以收其工。综览全案，立法用方，皆序次井然，若非确有卓识，料不可为。

4. 暑湿蕴蒸阳明（《丁甘仁医案》）

计左，暑温一候，发热有汗不解，口渴欲饮，胸闷气粗，入夜烦躁，梦语如谵，小溲短赤，舌苔薄黄，脉象濡数。暑邪湿热蕴蒸阳明，漫布三焦，经所谓：因于暑，烦则喘喝，静则多言是也。颇虑暑热逆传厥阴，致有昏厥之变。

清水豆卷三钱，青蒿梗一钱五分，天花粉三钱，朱茯神三钱，通草八分，黑山栀一钱五分，带心连翘三钱，益元散（包）三钱，青荷梗一支，竹叶心三钱，郁金一钱五分，万氏牛黄清心丸（包煎）一粒。

二诊：暑温九天，汗多发热不解，烦闷谵语，口渴欲饮，舌边红苔黄，脉象濡数，右部洪滑。良由暑湿化热，蕴蒸阳明之里，阳明者胃也，胃之支脉，贯络心包，胃热上蒸心包，扰乱神明，故神烦而谵语也。恙势正在鸱张，还虑增剧，今拟竹叶石膏汤加味。

生石膏五钱，茯苓三钱，郁金一钱五分，仙半夏一钱五分，通草八分，竺黄二钱，鲜竹叶心三钱，益元散（包）三钱，鲜石菖蒲五分，白茅根（去心）三钱，荷梗一支，万氏牛黄清心丸（包煎）一粒。

三诊：神识渐清，壮热亦减，原方去石膏、牛黄清心丸，加连翘心、天花粉、芦根。

分析：本案显系暑湿蕴蒸阳明，暑热偏盛之证。惜首诊所治，虽以清暑化湿，但未侧重于清泄阳明暑热，且病方一候，邪气正值鸱张之际，故疗效不显。次诊所拟方药虽亦两清暑湿之法，但因重用石膏以清阳明暑热，故病情自此而大有好转。

5. 伏暑化火伤阴（《时病论》）

武林陈某，素信于丰，一日忽作寒热，来邀诊治。因被雨阻未往，伊有同事知医，遂用辛散风寒之药，得大汗而热退尽。讵知次日午刻，热势仍燃，汗多口渴，痰喘诸恙又萌，脉象举取滑而有力，沉取数甚，舌苔黄黑无津。丰曰："此伏暑病也，理当先用微辛以透其表，荆、防、羌、芷过于辛温，宜乎劫津夺液矣。今之见证，伏邪已化为火，金脏被其所刑，当用清凉涤暑法，去扁豆、通草，加细地、洋参。"服二剂，舌苔转润，渴饮亦减，惟午后尚有微烧，姑照旧方，更佐蝉衣、荷叶，又服二剂，热从汗解。但痰喘依然，夜卧不能安枕，改用二陈加苏、葶、旋、杏，服之又中病机。后议补养常方，稠载归里矣。

分析：伏暑外发必有新感引动。在治疗上，一般采用表里双解，或先表后里之法。本案前医无论作何诊断，但其针对邪客肌表之发热恶寒，予以解表之剂，毕竟取得汗出热退表解之效。惟陈某所患乃伏暑之病，非单纯风寒外感，可一汗而解，故于次日重见发热。再则，伏暑为新感风寒之邪所引动，若行先表后里之法，当用"微辛以透其表"，切忌大汗发越。而前医所投荆、防、羌、芷辛温疏散之品，却有辛燥温散之弊，故服药之后，表邪虽随大汗而去，但与此同时，津液亦伤，内伏暑湿之邪亦悉从火化，所以次日所见，乃是一派里热伤阴之象。雷氏治以清凉涤暑法（青蒿、连翘、白扁豆、白茯苓、通草、滑石、甘草、西瓜翠衣），去扁豆、通草者，以免更伤津液；加生地、洋参，则在益气救阴，故仅连服 2 剂则热衰津复，舌苔转润，渴饮亦减，惟余焰未尽，故又佐以蝉衣、荷叶透泄余热。后因痰喘宿疾未除，改用肃降化痰之剂。最后，则以补养常方而收全功。综观全过程，足见雷氏治病，步骤之分明。若接诊之时，未能抓住伏暑过服辛温，化火伤阴这一主要病机，而反以痰喘宿疾为先，则后果不堪设想。故雷氏于《时病论》中所说："种种变证，务在临证之时，细审病之新久，体之虚实。"的确是经验之谈。

6. 失治化火，内犯营血（《临证指南医案》）

某，初病伏暑，伤于气分，微热渴饮，邪犯肺也。失治邪张，逆走膻中，遂舌绛缩，小便忽闭，鼻煤裂血，口疮，耳聋，神呆。由气分之邪热，漫延于血分矣。夫肺主卫，心主营，营卫二气，昼夜行于经络之间，与邪相遇，或凉或热。今则入于络，津液被劫，必渐昏寐，所谓内闭外脱。

鲜生地，连翘，元参，犀角，石菖蒲，金银花。

分析：本例伏暑，初在气分，后因失治，邪从火化而内犯营血。营阴受损，津液被劫，故舌绛缩，小便忽闭，鼻煤而裂，口疮，耳聋；血热妄行，故离经外出；热扰心之包络，故见神呆。此时，若不急予救治，必渐昏寐而成内闭外脱之证。故叶氏以犀角（水牛角代）凉血，生地、玄参清营养阴，石菖蒲开窍启闭，连翘、银花清心透邪。待营血得清，津液恢复，尿闭、出血等症自然解除。

第九章

温毒类温病

温毒类温病是由温毒病邪所引起的一类急性外感热病，主要包括大头瘟、烂喉痧及喉科和儿科所述的缠喉风、痄腮等疾病。因其致病因素既有六淫温邪的性质，又有攻冲走窜和蕴结壅滞的特点，故这类温病除了具有一般急性外感热病的临床表现外，还具有局部红肿热痛，甚至溃烂，或发斑疹等特点。治疗既要针对病因审因论治，又要针对肿毒特征注意清热解毒。

第一节　大　头　瘟

一、概述

大头瘟是感受风热时毒所致的急性外感热病。其临床特征为初起常见憎寒壮热，头面焮赤肿痛。本病多发生于冬春两季。

关于本病，隋代巢元方《诸病源候论》在丹毒病诸候、肿病诸候中有类似其临床表现的记述；唐代孙思邈《千金翼方》疮痈卷所论的丹毒，包括本病在内。关于病名，历代文献有多种记载，金·刘河间《素问病机气宜保命集》中，根据本病有头面焮赤肿大的特点，称之为"大头病"；因本病发病之初有恶寒、发热等症状，类似伤寒，故清代俞震《古今医案按》中称为"大头伤寒"；因本病有一定的季节性和流行性，所以明代江瓘《名医类案》称之"大头天行"；根据本病有一定传染性，明代张景岳《景岳全书》把本病划属温疫范畴，并提出"大头瘟"之病名；又因本病头面肿势发展迅速，尤如风行，清代俞根初在《通俗伤寒论》中，又把本病称为"大头风"，并指出乃感受"风热时毒"所致；吴鞠通《温病条辨》将本病归于"温毒"之中，并谓本病"俗名大头温、虾蟆温"。

本病近代较少发生流行。根据临床表现，西医学中的"颜面丹毒"与本病类似，可参考本病辨证论治。

二、病因病机

风热时毒侵袭人体是引起大头瘟发病的直接原因。根据中医发病学观点，风热时毒的产生与外界气候环境有密切关系，在冬季应寒反温，春月温风过暖的异常气候环境中容易形成并传播流行；同时体质条件在大头瘟的发病中也是重要因素，当人体正气不足，或气血阴阳失调时，风热时毒从口鼻吸入，内因外因相互作用，而发为本病。

风热时毒具有"风"的特性，故侵犯人体，从口鼻而入犯于肺卫，卫受邪郁而出现肺卫表证；因风性轻扬上窜，故风热时毒多上攻于头面咽喉而出现肿毒的表现，如《诸病源候论·诸肿候》说："肿之生也，皆由风邪、寒热、毒气客于经络，使血涩不通，壅结皆成肿也"；风热时毒同时又具热毒性质，故发病后发展急速，热毒较快深入而蒸迫气分，出现肺胃受病，肠胃热结阴伤等病理变化；若失治误治风热时毒攻窜流走，可内陷营血，出现营分热盛，甚至耗血动血，闭窍动风等病理变化。但一般情况下出现营血分病变较为少见，而以发病较急，热盛气分，毒攻头面为发病病理特点。

三、诊断要点

1. 多发于冬春两季。
2. 起病急，初起可见憎寒壮热的肺卫表证。
3. 具有特殊的局部表现，头面焮赤肿胀，呈斑块状鲜红突起，灼热疼痛，皮肤发硬，表面光亮，界线清楚。一般先由鼻旁、面颊肿起，向眼、耳、面部蔓延，甚则波及头皮。严重者可出现水疱。

四、辨证治疗原则

大头瘟是风热时毒为患，局部以头面肿痛为特征。初起邪袭肺卫而憎寒发热，面肿咽痛。继则热势渐增深入气分，充斥肺胃，上攻头面焮赤肿痛，壮热口渴。毒结肠腑，则身热如焚，头面红肿目赤，大便秘结。后期胃阴耗伤，表现为身热退，头面焮肿消退，而口渴欲饮，不欲食，咽干。本病部位比较局限，经及时正确治疗，全身证候变化较少，一般不深入营血分。

其治疗原则以疏风透邪，清热解毒为主。初起邪犯肺卫，邪偏卫表，宜疏风透邪，兼以解毒消肿。若毒壅肺胃则清热解毒为主；如局部红肿严重，又当以解毒消肿为主；如兼有毒结肠腑，又当配合攻下泄热以釜底抽薪。后期胃阴耗伤，则滋养胃阴。此外，配合清热解毒、行瘀止痛之外敷方，以增强内服药之功效，亦很必要。

第二节 烂喉痧

一、概述

烂喉痧是感受温热时毒引起的急性外感热病。其临床特征为咽喉肿痛糜烂，肌肤痧疹密布。本病具有较强的传染性，易引起流行；多发生于冬春两季。

清代以前，未见烂喉痧病名的记载。东汉张仲景《金匮要略》描述"阳毒"为病，"面赤斑斑如锦纹，咽喉痛，唾脓血"，与本病有相似之处。隋代巢元方《诸病源候论》所载之"丹者，人身体忽然焮赤，如丹涂之状"，"若病身重腰脊痛，烦闷，面赤斑出，咽喉痛或下利狂走，此为阳毒"，症状叙述类似本病，并将其归属"时气"范围，认识到本病有一定季节性和传染性。唐代《千金翼方》中列有"丹疹"的证治，亦与本病有关。有学者认为本病是18世纪初从国外传入我国的。较为可靠的记载，始见于叶天士《临证指南医案·卷五·疫门》中，记有数案"喉痛，丹疹，舌如朱，神躁暮昏"的病例，与本病酷似。清代有关本病的专著较多，如金保三的《烂喉丹痧辑要》、陈耕道的《疫痧草》、夏春农的《疫喉浅论》等。病名亦有多种，如以咽喉溃烂、肌肤丹痧而定名为"烂喉痧"、"烂喉丹痧"，因肌肤丹痧赤若涂丹而称为"丹痧"、"疠痧"；因其能相互传染、引起流行而归属疫病，故名"疫喉痧"；因其系感受时行之气而发，又称为"时喉痧"等。

西医学中的猩红热，可参考本病辨证论治。

二、病因病机

温热时毒侵袭人体是引起烂喉痧发病的直接原因。根据中医发病学观点，其发病与冬春天时不正之气及人体正气不足或脏腑气血阴阳失调等因素有关，素体阴虚者尤易感邪为病。感受温热时毒的途径有与患者直接接触和经空气传染两种。陈耕道《疫痧草》说："其人正气适亏，口鼻吸受其毒而发者为感发；家有疫痧之人，吸受病人之毒而发者为传染。所自虽殊，其毒则一也。"

温热时毒由口鼻侵入人体，直犯肺胃，热毒之邪蕴伏于肺胃，内外充斥，是烂喉痧病机的关键所在。咽喉为肺胃之门户，又因肺主皮毛，胃主肌肉，所以本病初起既有发热恶寒，头痛身楚等肺卫表证，又有咽喉肿痛和肌肤疠痧等局部临床特征。继则表证消失，热毒归于肺胃并进一步转盛，咽喉红肿糜烂，肌肤疠痧更为显著。故何廉臣说："疫痧时气，吸从口鼻，并入肺经气分则烂喉，并入胃经血分则发痧"。若感邪较轻，人体正气较强，通过积极治疗，肺胃气分热毒外解则病可痊愈；反之，感邪较甚，正气较弱，治疗不及时或不恰当，温热时毒可深入营血或迅速内陷心包；也有热毒内闭而正气外脱者，均为本病的危重证。所以《疫痧草·辨论疫邪所由来》云："疫毒直干肺脏而烂喉，气秽盛者，直陷心包，而神昏不救"。本病后期，多表现为余毒不尽而阴液耗伤证。

三、诊断要点

1. 多发生于冬春两季。
2. 多有与烂喉痧病人接触的病史。
3. 具有急性发热，咽喉肿痛糜烂，肌肤布满疠痧，舌红绛起刺如杨梅状等典型的临床表现。
4. 病程中可因热毒深入而见气营（血）两燔及内闭外脱等危重证。

四、辨证治疗原则

烂喉痧是温热时毒为患，局部以咽喉肿痛糜烂，肌肤疠痧密布为特征。初起邪毒侵犯肺卫，则同时可见憎寒发热。继则病邪入里，热势转盛，毒壅上焦，而见壮热、口渴、烦躁，咽喉红肿糜烂，肌肤疠痧更为显著，舌红赤有珠。肺胃邪毒，或从外解，或从内陷，邪毒向外者，病机为顺；邪从内陷者，病机为逆，可因内闭外脱而死亡。应从视喉，察神，按脉，观痧等方面判断其顺逆。毒燔气营，可见壮热，汗多，烦躁不安，甚则神昏谵语，疠痧密布，红晕如斑，赤紫成片，舌绛干燥，遍起芒刺，状如杨梅，脉细数。后期咽喉糜烂渐减，但午后低热，口干唇燥，舌红而干，脉细数，余毒伤阴为此期特点。

其治疗原则以清泄热毒为重。夏春农《疫喉浅论》云："疫喉痧治法全重乎清也，而始终法程不离乎清透、清化、清凉攻下、清热育阴之旨也。"具体方法视病程阶段，病位浅深，病情轻重有所不同，本病初起时，邪在肺卫，病邪较轻，病位较浅，治宜辛凉清解，以透邪外出，丁甘仁说："烂喉痧以畅汗为第一要义"，陈耕道说："邪在表者，疏而达之。发痧无疫，火不内炽，其痧稀，其热轻，其神清，而咽喉不烂，先达后清，是常理也"。病邪传里后，热极化火，治宜清火解毒，如见毒壅上焦气分者可用苦寒泄热解毒，凉营退疹；热毒陷入营血者，注重清营凉血；若气营（血）两燔者，宜清气凉营（血）并施。本病后期，营阴津液耗伤余邪未净者，治以清营养阴为主。

第三节　温毒类温病主要证治

吴鞠通在《温病条辨》中将温毒作为九种温病之一，吴氏认为"诸温夹毒，秽浊太甚"，其临床表现除具有一般温病特点外，还有局部红肿热痛特征，故在病因病名中都冠以"毒"字，以有别于一般温病。因而在对温毒类温病治疗时，除按卫气营血辨证纲领施治外，尤须强调清热解毒法的运用，且在内服药治疗的同时，多配合外治法。

一、卫分证治

温毒类温病的卫分证候以憎寒壮热为主症，并伴有局部肿毒特征，如头面红肿，咽喉肿痛糜烂，肌肤痧疹等。虽有风热时毒犯卫，温热时毒犯卫的不同，但治疗总以透表泄热，疏风消肿，宣肺利咽为基本方法。忌早用纯苦寒之剂，亦禁用辛温发散之剂。

1. 风热毒邪犯卫

【证候】恶寒发热，热势不甚，无汗或少汗，头痛，头面红肿，全身酸楚，目赤，咽痛，口渴，舌苔薄黄，脉浮数。

【分析】此为风热时毒侵犯肺卫之证。邪毒犯卫则恶寒，发热，全身酸楚，无汗或少汗；热毒郁肺，肺热炎上则目赤，咽痛；邪热津伤则口渴；热毒攻窜头面则红肿；苔薄黄、脉浮数是风热时毒犯于肺卫，病势在表之征。本证以恶寒发热，全身酸楚，头面红肿等为辨证要点。

【治法】疏风透表，宣肺利咽

【方药】葱豉桔梗汤（《通俗伤寒论》）

鲜葱白　苦桔梗　焦山栀　淡豆豉　鲜薄荷　青连翘　生甘草　淡竹叶

方用葱白通阳发汗，配豆豉散手太阴肺及阳明胃经之邪；桔梗、薄荷、淡竹叶、甘草清宣上焦风热，开利肺气，清咽止痛；山栀、连翘清热解毒，祛除致病之风热毒邪。临证运用时，可加牛蒡、银花、大青叶增强其清热解毒利咽之功效；若咽阻喉痛者，可加紫金锭二粒磨冲。

金黄散（《医宗金鉴》）（外敷）

大黄　黄柏　姜黄　白芷　南星　陈皮　苍术　厚朴　甘草　天花粉

方中天花粉、黄柏、大黄清热泻火解毒；姜黄、白芷活血疏风止痛；南星、厚朴、陈皮、甘草、苍术行气化痰。多用于大头瘟初起，头面红肿热痛而未成脓之时，有清热消散之效。

2. 温热毒邪犯卫

【证候】初起憎寒发热，继则壮热烦渴，咽喉红肿疼痛，甚或溃烂，肌肤痧疹隐隐，舌红赤，见珠状突起，苔白而干，脉浮数。

【分析】本证为烂喉痧的初起表现，时毒外袭肌表，内侵肺胃之证。邪犯肌表，邪正相争，卫阳受郁，故憎寒发热，苔白，脉浮数；肺胃热毒上壅咽喉，则咽喉红肿疼痛而糜烂；热毒迫及营分，外窜血络，则皮肤痧疹；心烦口渴，舌红赤如珠均为热毒壅盛的征象。本证以憎寒发热，咽喉红肿疼痛，肌肤痧疹隐隐为辨证要点。

【治法】透表泄热，解毒利咽，凉营透疹

【方药】清咽栀豉汤（《疫喉浅论》）

生山栀　香豆豉　银花　薄荷　牛蒡子　粉甘草　蝉蜕　白僵蚕　水牛角　连翘壳　苦桔梗　马勃　芦根　灯芯　竹叶

夏春农《疫喉浅论·疫喉痧论治》认为：治疫喉之关键，惟在善取其汗，有汗则生，无汗则死。因此，本方用豆豉、薄荷、牛蒡子、蝉蜕辛凉透表以疏散热毒；以山栀、银花、连翘清热解毒；僵蚕、马勃、桔梗、甘草开结利咽；以水牛角合辛凉之品意在凉营解毒透疹；另用芦根护阴生津，灯芯草、竹叶清心并导热下行。全方以解毒为中心，兼利咽凉营透疹，并疏散表邪，颇合喉痧时毒初起的病机。临证运用时，可酌情选加葛根、荆芥以增强疏透作用，加射干、玄参、川贝、花粉以增强利咽、散结、生津作用。

玉钥匙（《三因极一病证方论》）（吹喉）

焰硝　硼砂　冰片　白僵蚕

功能清热利咽，定痛消肿，用于喉痧初起咽喉红肿而未糜烂者。

二、气分证治

大头瘟、烂喉痧如失治、误治，外邪不解，可深入气分。除发热、热毒偏重等基本证候进一步加重外，局部红肿热痛亦更严重，病位有上焦、肺胃、肠腑的不同。此时治疗则以苦寒清热解毒泄热为主。

1. 毒盛肺胃

【证候】壮热口渴，烦躁不安，头面焮肿疼痛，咽喉疼痛加剧，舌红苔黄，脉数实。

【分析】本证为肺胃热毒，上攻头面所致。热毒炽盛，充斥肺胃则壮热口渴，烦躁不安，咽喉疼痛加剧；头为诸阳之会，风热时毒上窜，壅结头面脉络，则见头面焮肿疼痛；舌红苔黄，脉数实皆里热毒盛之征象。本证以壮热烦渴，头面焮肿疼痛明显，舌红苔黄等为辨证要点。

【治法】清热解毒，疏风消肿

【方药】普济消毒饮（《东垣十书·东垣试效方》）

黄芩　黄连　玄参　连翘　板蓝根　马勃　牛蒡子　薄荷　僵蚕　桔梗　升麻　柴胡

陈皮　生甘草

方以酒炒黄芩、黄连清降发于头面之热毒；牛蒡子、连翘、薄荷、僵蚕辛凉疏散头面风热；玄参、马勃、板蓝根有加强清热散毒之功，配甘草、桔梗、玄参以清利咽喉，玄参并有防止伤阴的作用；陈皮理气疏壅，以散邪热郁结；方中配升麻、柴胡，是用其疏散风热之功，即"火郁发之"之意。芩、连得升、柴可引药上行，以清头面热毒；升、柴配芩、连可防其升发太过，二者相辅相成，共收疏散风热、清热解毒之功。

吴鞠通《温病条辨》指出："温毒咽痛喉肿，耳前耳后肿，颊肿，面正赤，或喉不痛，但外肿，甚则耳聋，俗名大头温、虾蟆温者，普济消毒饮去柴胡、升麻主之，初起一、二日，再去芩、连，三、四日加之佳。"并认为："其方之妙，妙在以凉膈散为主，而加入清气之马勃、僵蚕、银花，得轻可去实之妙；再加玄参、牛蒡、板蓝根，败毒而利肺气，补肾水以上济邪火；去柴胡、升麻者，以升腾飞越太过之病，不当再用升也，……去黄芩、黄连者，芩连里药也，病初起未至中焦，不得先用里药。"吴氏的这些见解，可供临证运用时参考。

三黄二香散（《温病条辨》）（外敷）

黄连　黄柏　生大黄　乳香　没药

该方用三黄苦寒清热，降火解毒；乳香、没药辛苦微温，活血散瘀，消肿镇痛。合用则具有清火解毒，消肿止痛等作用。

2. 毒壅肺胃，热结肠腑

【证候】身热如焚，气粗而促，烦躁口渴，咽痛，目赤，头面及两耳上下前后焮赤肿痛，大便秘结，小便热赤短少，舌赤苔黄，脉数。

【分析】此为风热时毒壅盛于肺胃及肠腑。肺热壅盛则身热气粗而促；胃热津伤则烦热口渴，小便热赤短少；邪毒壅滞肠腑则大便秘结；肺胃热毒上攻头面则头面焮赤肿痛，咽痛、目赤；舌苔黄，脉数是肺胃热毒炽盛之征象。本证以身热如焚，头面焮赤肿痛，大便秘结等为辨证要点。

【治法】清透热毒，攻下泄热

【方药】通圣消毒散（《证治准绳》）

防风　川芎　白芷　银花　连翘　牛蒡子　焦山栀　滑石　芒硝　酒炒生大黄　苦桔梗生甘草　水牛角　大青叶　薄荷　鲜葱白　淡香豉　芦根　浮萍

方中薄荷、防风、葱白、豆豉、白芷、浮萍、桔梗在于透泄肺胃蕴热外达；山栀、大青叶、银花、连翘、牛蒡子等直解肺胃热毒而除酷热；大黄、芒硝导肺胃热毒从肠腑而泄；滑石、芦根等导热毒随小便渗泄；水牛角凉血解毒，防热毒内陷营血。总之，该方有使热毒表里上下分消的作用，故能奏效。临证运用时，病情重者，日服2剂，夜服1剂。

三黄二香散（外敷）（方见前）

3. 毒壅上焦

【证候】壮热，口渴，烦躁，咽喉红肿糜烂，肌肤痧疹显露，舌红赤有珠，苔黄燥，脉洪数。

【分析】此为表邪已解，温热时毒壅于上焦气分，波及营（血）分。气分热毒炽盛，故壮热，烦躁；热毒蕴结不解，膜败肉腐，则咽喉红肿糜烂；热毒窜入血络，则肌肤丹痧显露；舌红赤有珠，苔黄燥，脉洪数为气分热毒炽盛征象。本证以壮热不恶寒，咽喉红肿糜烂，肌肤疹痧显露等为辨证要点。

【治法】清气解毒，凉营退疹

【方药】余氏清心凉膈散（《疫疹一得》）

连翘　黄芩　山栀　薄荷　石膏　桔梗　甘草　竹叶

本方为凉膈散去硝、黄加石膏、桔梗而成，有清气泄热、解毒利咽之效。方用连翘、黄芩、竹叶、山栀清泄气分邪热；用薄荷、桔梗、竹叶、甘草轻宣上焦气机；用石膏大清气分炽热。疹痧显露，舌赤有珠，为肺胃之热波及营分，扰动血络之明征，故临证运用时，须酌加生地、丹皮、赤芍、紫草等以凉营解毒；如大便燥结者，须仍用大黄、芒硝以通腑泄热。

锡类散（《金匮翼》）（吹喉）

象牙屑（焙）　珍珠（制）　青黛（飞）　冰片　壁钱（泥壁上者）　西牛黄　焙指甲

以少许吹于患处，以清热解毒，化腐生新。如肿而不烂者可用玉钥匙。

三、营血分证治

温热时毒气分不解，可深入营分。其特点多为气营同病，病情极重，可见毒燔气营；若内陷心包，可见神昏谵语，内闭外脱可见肢冷，汗出脉微。临床表现有所差异，治疗也有所不同。

1. 毒燔气营（血）

【证候】咽喉红肿糜烂，甚则气道阻塞，声哑气急，疹痧密布，红晕如斑，赤紫成片，壮热，汗多，口渴，烦躁，舌绛干燥，遍起芒刺，状如杨梅，脉细数。

【分析】此为邪毒化火，燔灼气营（血）之危重证。气分邪毒炽盛，则见壮热，汗出，口渴，烦躁；营（血）分热毒炽盛，故见疹痧密布，红晕如斑；舌绛干燥，遍起芒刺，状如杨梅，脉细数等，为热灼营阴之征。本证以咽喉红肿糜烂明显，疹痧密布，赤紫成片，舌干绛遍起芒刺等为辨证要点。

【治法】清气凉营，解毒救阴

【方药】凉营清气汤（《丁甘仁医案》）

水牛角　鲜石斛　黑山栀　丹皮　鲜生地　薄荷叶　黄连　赤芍　玄参　生石膏　生甘草　连翘壳　鲜竹叶　茅根　芦根　金汁（冲服）

方用薄荷、竹叶、连翘壳、山栀、生石膏、黄连清泄气分热毒；用水牛角、生地、丹皮、赤芍、金汁凉营（血）解毒；用玄参、石斛、芦根、茅根甘寒救阴，共奏气营两清，解毒生津之效。

临证运用时，如痰多加竹沥水、珠黄散（豆腐制珍珠、西牛黄）。

2. 邪陷心包，内闭外脱（证治参见温热类温病证治之内闭外脱）

四、后期证治

大头瘟、烂喉痧经过及时、正确治疗病情向愈，后期多见肺胃阴伤表现，由于致病温毒病邪不同，临床表现有所差异，治疗亦有侧重。

1. 胃阴耗伤

【证候】身热已退，头面红肿消失，口渴，但欲饮，不欲食，咽干，目干涩，唇干红，舌干少津，无苔或少苔，脉细微数。

【分析】此为大头瘟的恢复期表现。肺胃热毒已解，故热退、面赤肿痛消失；胃津耗损，故口渴欲饮；胃阴不足，纳食故减；胃阴耗伤，阴津不能上荣，故咽干，目涩，唇干红等；舌干少津，无苔或少苔，脉细微数等，为胃阴亏耗的征象。本证以热退肿消，口咽干，欲饮不欲食，唇舌干红少苔等为辨证要点。

【治法】滋养胃阴

【方药】七鲜育阴汤（《重订通俗伤寒论》）

鲜生地　鲜石斛　鲜茅根　鲜稻穗　鲜雅梨汁　鲜蔗汁（冲服）　鲜枇杷叶（去毛炒香）

方以生地、石斛、茅根、梨汁、蔗汁甘寒滋养胃阴；鲜稻穗（可用生谷芽代之）养胃气；枇杷叶和降胃气。迨胃阴复，胃气和降，自能纳谷。临证运用时，若尚有余邪，可合用竹叶石膏汤加减。

2. 余毒伤阴

【证候】咽喉糜烂渐减，但仍疼痛，壮热已除，惟午后仍低热，口干唇燥，皮肤干燥脱屑，舌红而干，脉细数。

【分析】此为烂喉痧恢复期的表现。邪毒已减，余邪未净，故见壮热消退，而午后低热，咽喉轻度糜烂；肺胃阴伤，故见口干唇燥，皮肤干燥而脱屑；舌红而干，脉细数，系阴津耗伤征象。本证以咽喉糜烂渐减，午后低热，皮肤干燥脱屑，舌干红等为辨证要点。

【治法】滋阴生津，兼清余热

【方药】清咽养营汤（《疫喉浅论》）

西洋参　生地　茯神　麦冬　白芍　天花粉　天冬　玄参　知母　炙甘草

本方的治疗重点是滋阴生津。方中西洋参、天冬、麦冬、玄参、生地甘寒生津；芍药、甘草酸甘化阴，共奏养阴之效；知母、花粉清泄余热，且能滋阴生津；茯神宁心安神，以除心烦。临证运用时，如余毒仍盛者加水牛角。

第四节　临床运用指导

一、文献辑要

（一）大头瘟

夫大头病者，是阳明邪热太甚，资实少阳相火而为之也，多在少阳，或在阳明，或传太阳，视其肿势在何部分，随经取之。湿热为肿，木盛为痛，此邪见于头，多在两耳前后先出者，皆主其病也。治之大不宜药速，速则过其病所，谓上热未除，中寒复生，必伤人命。

（刘河间《素问病机气宜保命集》）

风温将发，更感时毒，乃天行之疠气。感其气而发者，故名大头天行病；又系风毒，故名大头风；状如伤寒，故名大头伤寒；病多互相传染，长幼相似，故通称大头瘟。多发于春冬两季，间有暑风夹湿热气蒸，亦多发此病。人体手足六经，惟三阳与厥阴诸经，皆上头面清窍，必先辨其为太阳时毒、少阳时毒、阳明时毒、厥阴时毒、三阳同受时毒、少厥并受时毒，分际斯清。

（俞根初《通俗伤寒论》）

普济消毒饮吴鞠通去升柴芩连，加银花一味，新定用量以治内（银花、连翘、元参、桔梗各一两，板蓝根、僵蚕、生甘草各五钱，荆芥、薄荷各三钱，牛蒡子六钱，马勃四钱，共为粗末，轻服六钱，重服八钱，鲜芦根汤煎，去渣，约二时一服），外用水仙膏（水仙花根剥去老赤皮与根须，入小石臼内捣如膏，敷肿处，中留一孔，出热气，干则易之，以皮上生黍米大小黄疮为度）、三黄二香散（川连、川柏、生大黄各一两，乳香、没药各五钱，共研细末。初用陈茶汁调敷，干则易之；继用香油调敷，以泻火定痛）以治外。神昏谵语者，先与安宫牛黄丸、紫雪丹之属，继以清宫汤（元参心、连心麦冬各三钱，竹叶卷心、连翘心、犀角磨汁各二钱，莲子心五分。热痰盛加竹沥、梨汁各五匙，咳痰不清加栝楼皮钱半，热毒盛加金汁一两、人中黄钱半，渐欲神昏加银花三钱、荷叶二钱、鲜石菖蒲一钱）。程钟龄谓风火郁热成大头瘟，初起宜以加味甘桔汤（甘、桔、荆、薄、蒡、贝、柴胡、丹皮）清散之，散而不去则用普济消毒饮以清之，若肿势极盛，兼用砭法。

（徐荣斋《重订通俗伤寒论》何廉臣勘）

温毒咽痛喉肿，耳前耳后肿，颊肿，面正赤，或喉不痛但外肿，甚则耳聋，俗名大头温、虾蟆温者，普济消毒饮去柴胡、升麻主之。初起一、二日，再去芩连，三、四日加之佳。

温毒神昏谵语者，先以安宫牛黄丸、紫雪丹之属，继以清营汤。

（吴鞠通《温病条辨》）

泰和二年四月，民多疫病，初觉憎寒壮热体重，次传头面肿甚，目不能开，上喘，咽喉不利，舌干口燥，俗云大头伤寒，染之多不救。张县丞患此，医以承气汤加板蓝根下之，稍缓，翌日其病如故，下之又缓，终莫能愈，渐至危笃，请东垣视之，乃曰：身半以上，天之气也，邪热客于心肺之间，上攻头面而为肿，以承气泻胃，是诛伐无过，殊不知适其病所为故。遂为芩、连各五钱，苦寒泻心肺之火；元参二钱，连翘、板蓝根、马勃、鼠粘子各一钱，苦辛平清火散肿消毒；僵蚕七分，清痰利膈；甘草二钱以缓之，桔梗三分以载之，则诸药浮而不沉；升麻七分，升气于右，柴胡五分，升气于左。清阳升于高巅，则浊邪不得复居其位。经曰："邪之所凑，其气必虚"。用人参二钱以补虚，再佐陈皮二钱以利其壅滞之气，名普济消毒饮子。若大便秘者，加大黄。共为细末，半用汤调，时时服之。半用蜜丸噙化。且施其方，全活甚众。

（俞震《古今医案按》）

初起憎寒壮热体重，次传头面大肿，目不能开，或咽喉不利，俗名大头伤寒是也。东垣谓阳明邪热太甚，夹少阳木火而生，阳明湿热甚为肿，少阳木火盛则痛。阳明之邪，首大肿；少阴之邪，肿于耳之前后也。治法不宜药峻，峻则药过其病，所谓上热未除，中寒复起，其死亡速。当少与，时时呷之。方用酒制芩、连、人中黄以解毒，荆、防、薄荷以去风，连翘、天虫、桔梗、牛蒡以散结。头痛、恶寒、无汗加二活以散寒；阳明引经加升麻、犀角水；少阳引经加柴胡、花粉。普济消毒饮妙。十余日表证仍在者，亦用荆、防、薄荷微散之。

（吴坤安《伤寒指掌》）

大头瘟者，此天气之厉气也。其湿热伤高巅之上，必多汗气蒸，初憎寒壮热，体重，头面肿甚，目不能开，咽喉不利，舌干口燥。不速治，十死八九，宜普济消毒散。如大便硬，加酒蒸大黄一二钱，缓缓服，作丸噙化尤妙。若额上面部燉赤，面肿脉数者，属阳明，本方加石膏，内实加大黄。若发于耳之上下前后，并额角旁红肿者，此少阳也，本方加柴胡、栝楼根，便实亦加大黄。若发于头脑项下，并耳后赤肿者，此太阳也，荆防败毒散去人参加芩、连，甚者砭针刺之。

（周扬俊《温热暑疫全书》）

（二）烂喉痧

烂喉疫痧，以喉为主，喉烂浅者疫邪轻，喉烂深者疫邪重。疫邪轻者易治，重者难痊。医者当视其喉，喉烂宜浅不宜深也；观其神，神气宜清不宜昏也；按其脉，脉宜浮数有神，不宜沉细无力也；察其痧，痧宜颗粒分明而缓达透表，不宜赤如红纸而急现隐约也。合而论之，以定吉凶。

（陈耕道《疫痧草》）

时疫喉痧，由来久矣，壬寅春起，寒暖无常，天时不正，屡见盛行……独称时疫烂喉丹痧者何也，因此症发于夏秋者少，冬春者多。乃冬不藏精，冬应寒而反温，春犹寒禁，春应温而反冷，经所谓非其时而有其气，酿成疫疠之邪也，邪从口鼻入于肺胃，咽喉为肺胃之门户，暴寒束于外，疫毒郁于内，蒸腾肺胃两经，厥少之火，乘势上亢，于是发为烂喉痧疹。痧与疹略有分别，痧则成片，疹则成颗。其治法与白喉迥然不同。白喉忌表一书立滋阴清肺汤……而时疫喉痧，初起则不可不速表，故先用汗法，次用清法，或用下法，须分初、中、末三层，在气在营，或气分多，或营分多，脉象无定，辨之宜确。一有不慎，毫厘千里……先哲云，痧疹有汗则生，无汗则死。金针度人，二语尽之矣。故此症当表则表之，当清则清之，或用釜底抽薪法，亦急下存阴之意。谚云，救病如救火，走马看咽喉。用药贵乎迅速，万不可误时失机。

（丁甘仁《喉痧证治概要》）

疫喉痧皆由口鼻吸受疫疠不正之气而得，方中当参入败毒之品更妙，或加芳香逐秽一二味尤佳……疫喉初起，先取鲜土牛膝根汁一茶盅，内麝香一厘和匀，隔水炖温服，先吐痰涎，然后随证进方，亦可移重就轻。如遍身皮肤紫赤，痧点颗粒不分，即当除去麝香为要，再列首吐法数条参酌用之可也……又云：闷痧之证，最为凶恶，咽喉腐溃，汤饮难受，壮热神烦，遍身紫赤，颗粒无分，肢凉脉伏，舌苔灰白，垢腻满布，面青目瞪，口紧流涎，指甲色青，胸满气粗，搐搦谵语，自利溲短，以上等证，百无一生。

（夏春农《疫喉浅论》）

又有一种烂喉丹痧……鲜生地为此证清营泄热必用之药，欲兼疏散之意，重则用豆豉同打，轻则用薄荷叶同打，均可。丹皮清血中伏热，且味辛主散，炒黑用之最合。银花清营化毒，元参清咽滋水，均为此症必要之药。

（柳宝诒《温热逢原》）

雍正癸丑年间以来有烂喉痧一证，发于冬春之际，不分老幼，遍相传染，发则壮热烦渴，痧密肌红，宛如锦纹，咽疼痛肿烂，一团火热内炽。医家见其热火甚也，投以犀、羚、芩、连、栀、膏之类，辄至隐伏昏闭，或烂喉废食。延俟不治，或便泻内陷，转俟凶危，医者束手，病家委之于命。孰知初起之时，频进解肌散表，温毒外达多有生者，《内经》所谓微者逆之，甚者从之。火热之甚寒凉强遏，多致不救，良可慨也。

（金保三《烂喉痧疹辑要》）

二、临床举要

临床上多种感染性疾病，如果符合温毒类温病所具有的温热性质、局部红肿热痛等临床特点，可以结合发病季节和具体证候表现，按不同的温毒类温病进行辨治。

大头瘟以冬春季节为多，冬春季的颜面丹毒，上、下肢丹毒，流行性腮腺炎，口腔感染，流行性出血性结膜炎，急性化脓性中耳炎等急性感染性和传染性疾病，可按大头瘟进行辨治。如陈氏根据病因辨证施治，用清热燥湿及凉血解毒之法，自拟清散败毒汤和清腑败毒汤治疗丹毒，获得较好疗效（新疆中医药，2000，3：63）。万氏根据清代高锦庭的"上风下湿中气火"的审部求因观点，以分部论治的方法治疗丹毒63例，疗效满意，上部从风论治以普济消毒饮合牛蒡解肌汤加减；下部从湿论治以五种汤加味；中部从火论治，以柴胡清肝汤化裁（辽宁中医杂志，1994，9：414）。也有以方论治者，如马氏以五味消毒饮加味治愈颜面丹毒（贵阳中医学院学报，1995，4：32）；王氏以银黄败毒汤治疗丹毒（新疆中医药，1998，3：20）；白氏自拟银花解毒汤治疗丹毒50例（中国中西医结合杂志，1996，2：108）；郭氏以解毒化瘀汤治疗下肢丹毒162例（河北中医，2000，2：97）。以上虽然是以一方治一病，但实为根据大头瘟的病机，热则清之，毒则解之的原则而选方，纵观方名无不以其"毒"字而冠名。根据温毒局部红肿热痛的特点，以外治法论治者不乏其人，如梁氏用中药离子导入治疗丹毒10例（中医外治杂志，1995，6：39）；许氏以祖传"天仙消肿膏"治疗丹毒288例（福建中医药，1994，6：12）。根据本病为急性传染性疾病，针对其B型溶血性链球菌，也有采用中西医结合治疗者，如江氏等中西医结合治疗丹毒287例（中国中西医结合杂志，2000，11：873）；史氏中西医结合治疗复发性丹毒50例（山西中医，2001，6：6）；于氏等中西医结合治疗丹毒25例（内蒙古中医药，1996，3：23）；梁氏中西医结合治疗丹毒32例（中国中西医结合杂志，2000，3：172）；伍氏中西医药分组治疗下肢丹毒182例（中国中西医结合杂志，1999，9：516）。

烂喉痧是感受温热时毒引起，多发于冬春季节的温毒类温病。冬春季猩红热、急性扁桃体炎、口腔感染、流行性出血性结膜炎等急性传染性、感染性疾病，可按烂喉痧进行辨治。卢氏将全国名老中医王玉珍治疗小儿丹痧按三期辨治，采用"一透二清三养阴"的经验运用于临床，丹痧未透期，方选银翘散加减。痧出毒盛期，方宗清营汤化裁。痧退伤阴期，方以沙参麦冬汤增损而获效（江西中医药，1996，3：12）。李氏对青霉素及磺胺类药过敏的患者，采用《温病条辨》清营汤加减治疗猩红热，以求速清营血分热，透邪外达，以缓热毒炎炎之势及内陷之危，认为中医论治得法则效如桴鼓（天津中医学院学报，1994，1：20）。姚氏以清热凉营通腑治猩红热，也获疗效（河北中医，2000，10：766）。

三、临床病案

1. 大头瘟肺胃火炽，热毒上攻案（《丁甘仁医案》）

朱左，头面肿大如斗，寒热，口干，咽痛，腑结，大头瘟之重症也。头为诸阳之首，惟风可到，风为天之阳气，首犯上焦，肺胃之火，乘势升腾，三阳俱病，拟普济消毒饮加减。

荆芥穗钱半，青防风一钱，软柴胡八分，酒炒黄芩钱半，酒炒川连八分，苦桔梗一钱，连翘壳三钱，炒牛蒡二钱，轻马勃八分，生甘草八分，炙僵蚕三钱，酒制川军三钱，板蓝根三钱。

二诊：肿势较昨大松，寒热咽痛亦减，既见效机，未便更张。

荆芥穗钱半，青防风一钱，薄荷叶八分，炒牛蒡二钱，酒炒黄芩一钱，酒炒川连八分，生甘草六分，苦桔梗一钱，轻马勃八分，大贝母三钱，炙僵蚕三钱，连翘壳三钱，板蓝根三钱。

三诊：肿消热退，咽痛未愈，外感之风邪未解，炎炎之肝火未清也，再与清解。

冬桑叶三钱，生甘草六分，金银花三钱，甘菊花二钱，苦桔梗一钱，连翘壳三钱，粉丹皮钱半，轻马勃八分，黛蛤散五钱（包），鲜竹叶三十张。

分析：本案为大头瘟毒热壅遏卫气分之证，风热时毒窜扰部位广泛。毒参阳位则头面肿大，邪郁卫表则寒热，热炽肺胃则口干咽痛，热结大肠则腑实。故首诊治疗在普济消毒饮清泄肺胃的基础上，加用荆芥、防风增强疏散在表之风热，加大黄通腑泄热，而去升麻、陈皮以防升、温太过。方药中的，二诊时病势大减，依法追击，但因腑实已通，故去大黄而加贝母化痰散结。终以清泄余火而善后。

2. 抱头火丹案（《广西中医药》1994，5：34）

陈某，女，29岁，1991年1月29日初诊。3天前发热微恶寒，右侧面颊部皮肤忽然红赤高出正常皮面，境界清楚，迅速向周围蔓延，间有大小不等之水疱，苔微黄，脉浮数。证属风热邪毒郁结头面肌肤。宜疏风透表，清热解毒。普济消毒饮加减：

黄芩10g，黄连10g，金银花10g，连翘10g，板蓝根15g，马勃10g，升麻6g，薄荷6g，玄参10g，桔梗10g，大青叶15g。

连服3剂。3天后复诊，皮肤红赤大减，皮损范围控制，水疱干瘪。照上方再服2剂，基本治愈。

原按：火性炎上，风为阳邪，故此病发于头面部，且发热微恶寒；风木化火，风善行而数变，故皮损红赤疼痛，水疱叠起，且迅速蔓延。大青叶之气质轻浮而上达头面肌肤，性味大寒而清解火热邪毒，用以伍入普济消毒饮治疗此证，药中病机，效果良好。

3. 烂喉痧热燔气血案（《重印全国名医验案类编》）

病者：汪元洪之侄，年7岁，住大义。

病名：痧夹喉痧

原因：去年冬痧疫盛行，轻者但发时痧，重者或夹斑，或夹痘，极重者夹烂喉痧痧。今儿感染疫毒而并发。

证候：一起即壮热烦渴，咳嗽气喘，先发痧疹，色赤如丹，继则痧密肌红，宛如锦纹，咽喉肿疼，神昏谵语。

诊断：脉右洪盛滑数，左沉弦小数，舌赤且紫，刺如杨梅。此疫毒外窜血络，痧与喉痧并发，乃痧疫最重极险之恶候也。

疗法：凉解血毒为首要。上午先进普济消毒饮加减，以透其痧疹；下午续进清营解毒汤，以化其喉痧。

处方：苏薄荷一钱，炒牛蒡二钱，青连翘三钱，金银花二钱，西紫草二钱，鲜大青五钱，粉丹皮钱半，元参心二钱（直劈去皮）。

先用活水芦笋二两，鲜茅根二两（去皮）煎汤代水。

次方：鲜生地八钱，拌捣淡香豉二钱，金银花二钱，粉丹皮钱半，连翘心一钱，元参心二钱，粉重楼二钱，甘中黄一钱。

先用野菰根尖二两，紫背浮萍五钱（藕池中取）煎汤代水。

次诊：前方各进两头煎，均无大效。而面色青晦，神昏不语，惟烦躁阵作，发躁时将臂乱挖，若不知痛，挖破处血出紫黯不流，喉间紫赤，间有白腐，舌仍如前，脉浮诊混糊，沉按细数，左寸搏劲而躁。此瘟毒郁于营中，半从外溃，半攻心肺，其寿可立倾也。欲图急救，必使瘟毒有外泄之机，乃有挽回希望。故以紫雪芳透于前，神犀丹清解于后，再用大剂清营逐毒汤，尽人工以听天命。

三方：紫雪一钱，叶氏神犀丹一颗

均用鲜卷心竹叶三钱、灯芯五分、鲜石菖蒲根叶钱半（剪碎后煎），煎取清汤调下。

四方：犀角尖八分（磨汁），鲜生地四两（同），生川军四钱（开水浸半点钟，绞取清汁），生玳瑁三钱（剪碎），金银花三钱，玄参心三钱，粉重楼三钱，羚角片钱半（先煎），青连翘三钱（带心），陈金汁二两（分冲），藏红花一钱。

三诊：陆续频灌，从上午至黄昏，仅得大便溏黑者一次。灌至次日清晨，尽药两剂，又得黑溏极秽臭不可闻者两次，神识时清时昏，昏少清多，舌上翻出浮腻黄苔，喉间白腐，时退时起，颈肘腰腿，发现紫痕硬块，大小不一，脉皆浮洪搏数。此血毒虽从下泄，而营中之伏火尚炽也。姑用伍氏清血解毒汤，合绛复汤、叶氏神犀丹，凉透血毒，宣络清神，以消息之。

五方：鲜生地一两，粉丹皮二钱，藏红花八分，青连翘三钱（带心），老紫草三钱，真新绛二钱，旋覆花钱半（包煎），神犀丹三颗。

先用紫花地丁八钱、银花露一斤，煎汤代水。

四诊：一日夜药尽两剂，大便又秘，小溲赤涩，神识多昏少清。凡上部如颈肩手臂，下部如腰脊膝腘等处，从前有紫痕硬块者，亦皆红肿作脓，不特咽喉溃烂，并肛门亦溃烂流脓，脉仍搏数按之有力，血毒虽从外溃，病势总在险途。急拟救阴活血，败脓逐毒，背城一战，以图幸功。用仲景败脓散合大黄牡丹皮汤加味。

六方：生锦纹三钱，粉丹皮二钱，小枳实钱半，生赤芍五钱，元明粉二钱（后入），光桃仁钱半，桔梗一钱，鲜生地一两。

先用冬雪水、银花露各一汤碗，代水煎药。

五诊：药仍陆续频灌，灌至一昼夜，约服四五汤碗，二便始畅，惟粪带脓血杂下，一节黄燥，一节溏黑。从此神识清醒，时时叫痛，咽喉肛门溃烂均减，六脉搏数已转弦软。治以养阴活血，败脓化毒，与五汁饮加味，外用紫金锭一钱、制月石三分，和以净白蜜，时时扫喉，清化其毒。

七方：鲜生地二两（开水浸，捣汁），雅梨汁两瓢，甘蔗汁、生藕汁各一瓢，陈金汁二两（分冲）。先用鲜茅根二两（去皮），金银花五钱，蒸取清汤；再炖四汁，滚十余沸；冲金汁，时时灌之。

六诊：连服3日，咽喉及遍身溃烂处，均已渐次收功，便中亦无脓瘀，胃纳绿豆清汤，舌转嫩红，脉转虚数。此瘟毒虽皆外泄，而血液已经两亏，与五鲜汤滋养，以善其后。

八方：鲜生地六钱，鲜梨肉一两，鲜建兰叶五钱，鲜石斛五钱，鲜茅根一两。

效果：连服6日，胃健纳谷，喜笑语言如常。嘱其用北沙参四钱、光燕条一钱、奎冰糖三钱，日进一剂，以调补之。

分析：本案病为烂喉痧，初诊之时即见热毒燔灼气营血分，气分热盛故见壮热烦渴，咳端；毒热燔灼血络则见肌肤痂瘀，薰灼咽喉而致肿痛，闭阻心包则见神昏谵语；脉右洪盛滑数，左沉弦小数为热盛且有阴伤的表现。初诊予清热凉血解毒，但病重药轻，病不减而反愈陷愈深，以至神昏不语，面色青晦，喉间紫赤渐腐。二诊时加用咸寒之品，并以生军攻下逐邪，给邪以出路，病情得以缓解。然医者未识端倪而乘势攻逐，三诊又单用清泄凉开之剂，终至肠闭热留，毒聚化脓而成背水之势，无奈不得下，反奏釜底抽薪之效，自此峰回路转渐入坦途，终以养阴生津而收功。王孟英认为："温热为阳邪，……移其邪由腑出，正是病之去路，……所谓腑气通则脏气安也"；本案初诊之时热毒在气营血分，治以清开凉泄等，虽然理法无误，但毕竟邪气来势盛去势缓，而鞠通认为："治外感如将，兵贵神速"，建功还需"将军"之辈。吴又可有训："注意逐邪勿拘结粪"，常须识此，勿令误也。

4. 烂喉痧邪侵肺卫案（云南中医中药杂志，2000，4：33）

张某某，女，39 岁，工人，1996 年 3 月 2 日初诊。发热（38.9℃），恶寒，头痛泛恶，咽喉红肿且痛，吞咽不利，肌肤潮红，颈部可见少量红色皮疹，肢楚倦怠，不思纳谷，舌苔薄白，脉浮紧。血常规：WBC 11.4×10^9/L，N 0.762。大、小便常规均正常。胸透：心肺无异常。西医诊断：链球菌感染，中医诊为：丹痧（邪侵肺卫，毒聚于喉），治则：宣透利咽。处方：葛根 30g，麻黄 9g，黄芩、芍药、甘草、射干、大青叶、山豆根各 15g，蝉蜕 5g，大枣 12 枚，日 2 剂，首煎顿服，4 小时后体温降至 37.5℃，再服 1 剂，6 小时后体温降至正常，红疹消失，症状缓解而愈。

分析：本案为丹痧温毒侵袭肺卫，结聚咽喉之证。发热，恶寒，头痛，舌苔薄白，脉浮紧等为邪在卫表之征；毒热结聚咽喉则红肿疼痛；肺主气属卫，咽喉为肺之门户，今卫表及咽喉受邪侵犯，则肺难逃其咎；毒热窜营扰络，则见肌肤潮红和少量红色皮疹。故治疗遵"烂喉丹痧以畅汗为第一要义"之旨，以麻黄、葛根、蝉蜕温凉并用，以畅汗疏表，解肌宣透；射干、山豆根合蝉蜕利咽散结消肿；黄芩、大青叶清泄肺热；芍药、甘草养阴和营安络。理法方药合拍，故效验显著。

第十章
温疫类温病

温疫类温病是指由疠气引起的一类急性外感热病，主要包括湿热疫和暑燥疫。这类温病虽然与温热类和湿热类温病在临床表现和证治等方面有部分相通之处，但因其致病因素——疠气致病暴戾，病发沿门阖户，故这类温病多发病急剧，病情险恶，复杂多变，具有强烈的传染性，甚至可迅速传播造成流行。所以，古代医家早有相关专著专论，一般认为吴又可《温疫论》所论之温疫为湿热疫，湿热疠气始伤遏伏膜原，以流连气分为多；而余师愚《疫疹一得》所论为暑燥疫，初起即见热毒燔炽阳明，充斥表里、上下、内外，甚至卫气营血几个阶段证候并见。

第一节　湿热疫

一、概述

湿热疫是由湿热性质的疠气所引起的急性外感热病。其特点为初起以疠气遏伏膜原的表现为主要证候，临床常见寒热交作，苔白厚腻如积粉，脉不浮不沉而数等表现。发病一般不拘年份、季节和地域，但以东南沿海和岭南一带雨水较多湿热气候季节多见。

明末医家吴又可，亲身经历了崇祯辛巳年间疫病的流行，将临床治疗体会写成《温疫论》一书，是第一部论述温疫的专著，主要阐述了湿热秽浊之疠气所引起的疫病在病因、病机、传变上的特点，并创立疏利透达法祛除疫邪，为温疫学说的建立作出了巨大贡献。吴氏认为湿热疫"感天地之疠气，在岁运有多寡，在方隅有厚薄，在四时有盛衰。此气之来，无论老少强弱，触之者即病。邪从口鼻而入，则其所客，内不在脏腑，外不在经络，舍于夹脊之内，去表不远，附近于胃，乃表里之分界，是为半表半里，即《针经》所谓横连膜原是也"。可见，湿热疫疠之邪来势凶猛，从口鼻而入，初起病机既非在表，亦非在里，而是在半表半里之膜原。吴氏指出："温疫初起，先憎寒而后发热，日后但热而无憎寒也。初得之二三日，其脉不浮不沉而数，昼夜发热，日晡益甚，头疼身痛。其时邪在夹脊之前，肠胃之后，虽有头疼身痛，此邪热浮越于经，不可认为伤寒表证，辄用麻黄、桂枝之类强发其汗，此邪不在经，汗之徒伤表气，热亦不减。又不可下，此邪不在里，下之徒伤胃气，其渴愈甚。宜达原饮。"进一步描述了湿热疫初起表现和治疗，及其不可用伤寒法治疗本病的见解。在吴又可《温疫论》影响下，继之而起研究温疫者层出不穷。如清代戴天章的《广瘟疫论》，即是在《温疫论》基础上，对温疫的辨证施治广为发挥，特别在辨气、辨色、辨舌、辨脉、辨神、辨温病兼夹证等方面尤有心得，并立汗、下、清、和、补五法施治。刘奎撰《松峰说疫》，沿袭吴又可温疫学说，新组"除湿达原饮"，明确以湿热相称，为温疫的分类奠定了基础。此外，陆九芝、何廉臣等亦有所发挥，进一步丰富了本病辨证论治的内容。

据其传染流行特点、发病方式和临床表现，西医学中的霍乱、急性肝炎、流感等疾病，凡具有湿热疫特征者，可参考本病辨证论治。

二、病因病机

湿热疫的外因是具有湿热性质的疠气。这类疠气是引起湿热疫发病的主要原因。湿热疫不同于一般意义上的外感六淫致病之概念，与时气、伏气等诸学说也不尽相同，而属疫气致病的范畴。疫气的产生与气候条件、地理环境、卫生条件、生态环境等诸多自然和社会因素有关。《温疫论》曰："疫气者亦杂气中之一，但有甚于他气，故为病颇重，因名之疠气。"此类疠气引起发病与正气强弱、感邪轻重密切相关。如正气相对充足，感邪较轻，不一定发病，即使发病也较为轻浅；如元气亏乏，感邪又重，则为病深重。如《医学原理》所说"夫瘟疫之病，乃天地不时之疫气，……若体气壮盛之人感之浅者，轻而易疗，若元气虚败，感之深者，重而难愈"。因此，正气不足，抗病能力低下，又是湿热疫发病的内因。另外，发病轻重与疠气致病力强弱有关，若致病力强者，无论体质强弱，一经感染即可发病，即《温疫论》所谓"无论老幼强弱，触之者即病"。

湿热性疠气多从口鼻而入，侵入人体之初，病邪既非在表，亦非在里，而是遏伏表里分界之膜原，影响气机之出入。疠气溃离膜原，必行传变。由于疠气种类不同，所伤轻重不一，体质强弱差异，病理演变亦当有别。吴有性虽有九传之说，概而言之，不外出表、入里两端。所谓出表，系指轻浅之证，稍加治疗病邪即可外出，疾病向愈。而受邪深重，或元气不支者，病邪势必由膜原直走中道，内传入里，而犯及脾胃、大小肠、三焦等脏腑。溃离之邪内传脾胃，与积滞夹杂，无路而出，愈蒸愈闭，则胶闭大肠；损伤脾胃，波及大肠、小肠，导致清浊相干，升降失常而吐泻交作；疫毒夹秽浊或夹冷气过重，郁闭中焦，气机窒塞而上下不通，病势深重；若平素脾虚湿盛，疫毒内传，困遏脾土则反侮肝木。若疫毒遏伏而无出路，夹秽浊蒸郁波及营血，则病三焦俱急，甚则邪入心脑。疫毒化燥，内传阳明，或显热盛伤津之证；或成邪结腑实之候。阴津耗竭则有亡阴之变，津液耗竭严重者，筋脉失于濡养，可引起肢体拘急，均为险恶之证；病情不能控制，进而阴损及阳，阴竭阳脱，又有性命之虞。病久深入厥阴，主客浑受，络脉凝滞，正衰邪恋而为痼疾。诊治恰当，客邪早逐，未行化燥而转入恢复期，则与一般湿热类温病转归相近。如果化燥深入营血，却与暑燥疫营血证病机相似。

总之，本病起病急骤，病情大多凶险，具有强烈传染性并能引起流行；疫气始伤，遏伏膜原，虽然传变无常，总以流连气分为多。

三、诊断要点

1. 具有强烈的传染性和流行性，应根据流行特点作为重要诊断依据。
2. 起病急，病情重，病初多见邪伏膜原证候。
3. 病程中易见脾胃、大小肠，或流连三焦气分证候。

四、辨证治疗原则

湿热疫初始多以先憎寒而后发热，头身疼痛，乏力，苔白腻为特点。因感邪轻重而膜原之证不尽相同，苔薄白而腻，发热不甚，脉不数者，为病较轻；身热持续，苔白腻厚如积粉，脉不浮不沉而数，则为病重；其中，白苔薄与厚是辨别轻重的关键。胶闭大肠，则腹痛痞满，泻下极臭之物，状如粘胶。清浊相干，随之剧烈吐泻，伤津耗液严重则显转筋；疫秽郁闭中焦，致腹中绞痛，欲吐不得吐，欲泻不得泻。疫困脾土，肝木反乘者，见胁痛，腹胀，乏力等症。疫漫三焦，波及营血，以身大热，烦躁，发黄，尿黄赤，苔黄腻，舌质红绛为特征；邪入心脑，形显躁扰谵妄，或嗜睡，或昏迷。化热内传阳明者，可见壮热，口渴，脉洪大；或身热不退，腹满痛，舌黑起刺。阴液耗竭，故尿短赤，舌干红，脉细数；阴竭阳脱，症见身冷，汗出不止，脉微欲绝。病至后期，若主客交浑，则身热，肢体时疼，或神识不清，脉数等。

湿热疫的治疗原则：初起疠气遏伏膜原，治宜疏利透达；感之轻者，服达原饮一二剂，其病自解；稍重者，亦以本方促其战汗而解；"凡疫邪游溢诸经，当随经引用，以助升泄"。溃离膜原，传变入里，依其病候，随证变法，总宜视其前后可解之处，逐邪为主，兼顾气阴。胶闭大肠者，直行导滞通腑逐邪之法，轻法频下。清浊相干，治宜芳香化浊，分利逐邪；疫秽郁闭中焦，急以辟秽解毒，利气宣中。疫困脾土，当渗利逐邪。疫漫三焦，波及营血，直须芳化解毒，渗利逐邪，清凉并施；邪入心脑，开窍为先，以复苏心神为急务。阳明热盛，则清热生津；邪结肠腑，宜攻下逐邪。耗气亡阴，急急益气养阴，生津救逆；阴竭阳脱，速予益气固脱，回阳救逆。化燥深入营血者，考其在气在血之不同，气分为主兼入营血者，治气分湿热为主，兼治营血；营血证为主，参照暑燥疫证治。转入恢复期可参考湿热类温病调治。《伤寒绪论》指出"湿温之证，即藏疫疠在内"，"瘟疫证类多端，岂可一律而论"。因此，本节所论证治，实属示范举要而已。临证之际，应与湿热类温病证治，前后互参，不可偏执。

第二节　暑燥疫

一、概述

暑燥疫是由暑燥淫热之疠气所引起的急性外感热病。其特点为初起即见热毒燔炽阳明，充斥表里、上下、内外，甚至卫气营血几个阶段证候并见，临床常见高热、头痛、身痛、斑疹、出血，甚至昏谵、痉厥等一派热毒极盛的表现。本病具有剧烈的传染性和流行性，严重威胁人民生命健康，夏暑季节多见。

本病多发于战乱饥馑，或久旱无雨，暑气亢盛之年。清乾隆甲子五六月间，京都大暑，疫作，余师愚根据当时温疫特点采取相应治疗方法，取得成功，他在前人理论基础上，结合自己的实践经验，著成《疫疹一得》。其中疫疹之病，即指感受暑热特点的疠气所引起的以肌表发有斑疹为特点的温疫病，与本节所论病证相当。余氏认为温疫乃感四时不正疠气为病，力主火毒致病说，故在治疗上，余氏强调清热解毒、凉血滋阴为主，拟清瘟败毒饮为主方，融清热、解毒、护阴为一法。为暑燥疫的治疗开拓了新的境地，对此，王孟英誉之："独识淫热之疫，别开生面，洄补昔贤之未逮，堪为仲景之功臣"。杨栗山、王孟英、丁甘仁等亦有重要发挥，进一步完善了温疫学说。

西医学的一些烈性传染病如流行性出血热、登革热与登革出血热、流行性乙型脑炎等具有暑燥疫特点者可参考本病辨治。

二、病因病机

本病的致病外因是暑燥淫热之疠气。疠气不同于一般外感六淫之邪，它是在气候反常或是出现自然灾害、战乱饥馑的情况下形成的，加上卫生不良、污秽不洁之物处理不善等，都使疠气容易形成并侵犯人体。不同的环境条件产生的疫疠病邪不同，如暑热偏盛则性偏燥热，而为暑燥疫；如湿热秽浊者为湿热疫。人体正气的虚实在发病上起重要作用，吴又可说："昔有三人，冒雾早行，空腹者死，饮酒者病，饱食者不病"。说明人体正气亏虚，不足以抵御病邪，则容易患温疫病，此为温疫致病的内因。

本病比湿热疫发病更为急骤，传变更为迅速。由于疫邪性质不同，人的体质不同，温疫初起证候亦不同。暑燥疫为感受暑燥淫热之疠气所致，初起多为卫气同病，出现寒热，少汗，头项强痛，肢体酸疼等；入里可闭结胃肠或熏蒸阳明，甚则见热毒充斥表里上下之证，见壮热头痛，两目昏瞀，狂躁谵语，骨节烦疼，甚则痉厥、吐衄发斑，舌绛苔焦；热毒深伏，可出现昏聩不语等。若邪来凶猛，病变迅速，则无明显阶段过程，而诸候并见，病甚危笃。

总之，本病发病急骤，传变迅速，虽有卫气营血阶段可分，但往往邪气迅速充斥上下内外，气血热毒炽盛明显。

三、诊断要点

1. 有强烈的传染性和流行性，根据流行特点作为重要诊断依据。
2. 起病急，病变发展迅速，病情重。
3. 初起无论是否兼表，皆里热炽盛，邪毒进而充斥表里上下。常常同时出现卫气营血数个阶段证候。

四、辨证治疗原则

暑燥疫起病急骤，传变迅速，初起即可见表里同病而见热毒充斥内外的表现，如壮热、恶寒、头痛如劈、肌肉骨节烦疼、甚则发展为昏谵、吐衄、项强、抽搐等热入营血、闭窍动风之象。热毒亦可蔓延脏腑，耗损津气，甚或正气溃败，不治而亡。如经抢救，可好转而愈，或后期可因正衰邪恋而留下低热、痴呆、瘫痪等后遗症。

暑燥疫的治疗当依据病邪性质和证候表现确定治法和方药，其总的原则是选用针对暑燥疠气的有效药物，迅速祛除疠气，扭转病情。由于本病起病即以阳明胃热为主，疫毒很快充斥表里内外。在治疗过程中，亦以清解阳明胃热、解除疫毒为主。并随时注意病情转化，暑燥疫热毒充斥表里，则以大剂清热解毒以救阴；热毒亢盛而阴津将绝，当大剂苦寒解毒清热护阴；其他如腑实、昏谵、痉厥等治疗与其他温病基本相同。暑燥疫后期，邪去正伤，以临床所见为据，当以清除余邪，恢复阴液为治。

第三节　温疫类温病主要证治

温疫类温病往往起病急骤，传变迅速，常见疫邪同时犯及多个部位、多个层次，而表现为卫气营血分证交叠出现，有时难以截然划分病变阶段，临证时当细加辨识。治疗时应在辨证论治的基础上，注意不失时机，积极抗邪为要务。

一、卫气同病证治

【证候】发热恶寒，无汗或有汗，头痛项强，肢体酸痛，口渴唇焦，恶心呕吐，腹胀便结，或见精神不振、嗜睡，或烦躁不安，舌边尖红，苔微黄或黄燥，脉浮数或滑数。

【分析】暑燥疫初起，邪势迅猛，初起即可见卫气同病。卫气奋起抗邪，故见发热恶寒；卫气受抑，腠理开闭失常，可见有汗或无汗；邪气上攻见头痛项强；内扰胃肠，则恶心呕吐；内结肠腑则腹胀便结；干扰心神则可见精神不振，嗜睡，或烦躁不安；舌边尖红，苔微黄或黄燥，脉浮数或滑数为卫气同病之象。本证以发热恶寒，腹胀便结，舌红苔黄为辨证要点。

【治法】表里双解

【方药】增损双解散（《伤寒瘟疫条辨》）

僵蚕（酒炒）　滑石　蝉蜕　姜黄　防风　薄荷叶　荆芥穗　当归　白芍药　黄连　连翘　栀子　黄芩　桔梗　大黄（酒浸）　芒硝（冲服）　石膏　甘草

暑燥疫初起，邪在卫气，故用表里双解。以荆芥穗、防风、薄荷叶、蝉蜕等透邪外出；黄连、黄芩、连翘、栀子、姜黄、桔梗等清热解毒；僵蚕、白芍、当归养血舒筋，预防痉厥之变；石膏清胃热；滑石清下焦热；调胃承气汤以攻下泄热。共使疫毒邪热从内外分解，前后分消。

临证运用时，热象较甚可去当归；头痛较甚可加菊花、钩藤、葛根；呕吐甚者加竹茹、苏叶。

二、邪遏膜原证治

【证候】初始憎寒而后发热，后但热不寒，昼夜发热，日晡益甚，头疼身痛，脉不浮不沉而数，舌苔白厚腻如积粉，舌质红绛。

【分析】湿热疫初起，虽显寒热、头身疼痛，然其脉不浮不沉，说明邪不在表，又未深入，而是疫毒郁遏表里分界之膜原；加之舌苔浊腻白厚如积粉，脉数，舌质红绛，与伤寒初起明显不同，乃湿热疫疠秽浊之邪遏阻膜原之象。寒热，头身疼痛，为膜原之邪浮越之势；昼夜发热，日晡益甚，苔白厚腻如积粉，脉不浮不沉而数，乃湿热疫疠秽浊之邪遏阻盘踞膜原之象，亦为本证的辨证要点。

【治法】透达膜原，疏利化浊

【方药】达原饮（《温疫论》）

槟榔　厚朴　草果　知母　芍药　黄芩　甘草

湿热疫毒遏伏膜原，邪不在表，一般忌汗散，尚未入里，又不宜苦泄。槟榔、厚朴、草果温运流畅气机，疏其郁滞，三味力专直达病所，促使疫毒溃败，速离膜原；知母、芍药和营血而护阴；黄芩泄蕴热；甘草和中，共奏疏利透达之功效。

临证运用时，依病情灵活加减。秽浊内盛，选加藿香、苍术、菖蒲、六一散等辟秽化浊渗泄之品。疫毒游溢诸经，当随经引用，以助升泄：溢于少阳，胁痛、呕而口苦加柴胡；溢于太阳，腰背项痛加羌活；溢于阳明，目痛鼻干加葛根。本方偏于温燥，用后苔减，病势有变，随即斟味酌量，甚或更方。若舌苔转黄，心腹痞满，可加大黄下之。疫毒传脾，胶闭大肠，宜枳实导滞汤加减（方见湿热类温病证治）。

三、清浊相干证治

【证候】发热较重，即见暴吐暴泻，甚则呕吐如喷，吐出酸腐物，夹有食物残渣，泻下物热臭，呈黄水样，甚如米泔水，头身疼痛，烦渴，脘痞，腹中绞痛阵作，小便黄赤灼热，舌苔黄腻，脉濡数；甚或转筋，肢冷腹痛，目陷脉伏。

【分析】湿热秽浊疫邪，由膜原直走中道，邪正清浊相干胃肠是本证的病机关键。郁阻中焦，脾胃受伤，升降失常，即作暴吐暴泻；腐熟运化失司，则吐出物夹有食物残渣；下迫大肠，则泻下物呈黄水样并带有黏液和泡沫；发热乃疫毒所为；头身疼痛系湿热秽浊郁滞；疫毒壅滞胃肠，气机郁阻而脘痞，腹中绞痛时作；心烦口渴，小便黄赤灼热，舌苔黄腻，脉濡数，为疫病已趋化热伤津之势。若津伤严重则会出现转筋，阴损及阳则肢冷腹痛，目陷脉伏等，均为正气严重耗伤之象。正如王孟英所谓："已风自火出，而有胜湿夺津之势矣"。暴吐暴泻，及其吐泻物的性状，腹部绞痛阵作，甚则转筋为本证辨证要点。

【治法】芳香化浊，分利逐邪

【方药】燃照汤（《重订霍乱论》）

酒黄芩　焦山栀　制厚朴　佩兰　滑石　炒豆豉　制半夏　白蔻仁（后下）

本方以黄芩、山栀、滑石清热解毒利湿；佩兰、半夏、厚朴、白蔻仁、豆豉芳香辟秽化浊，本方对吐利较甚者用之颇佳。临证运用时，如脘闷较甚，汤药难进，可先服玉枢丹。苔腻而厚浊者，去白蔻，加草果仁少许，煎服。脘痞，干呕较甚，重用厚朴、白豆蔻，加竹茹；热甚者，可用甘露消毒丹或白虎汤、竹叶石膏汤加减；兼夹食滞者，可选神曲、焦山楂；小便短少，加通草、车前草；手足厥冷，腹痛自汗，口渴，口唇指甲青紫，小便黄赤，六脉俱伏，为热深厥深，真热假寒，应加用生石膏、竹叶、天花粉，清热生津，补益气阴。

蚕矢汤（《重订霍乱论》）

晚蚕砂（包）　木瓜　薏苡仁　制半夏　黄连　大豆黄卷　黄芩（酒炒）　通草　吴茱萸　焦山栀

本方具有清热舒筋，和中利湿，解毒化浊的作用。木瓜、蚕砂专为霍乱转筋而设，因此，适用于目陷脉伏兼见转筋拘挛者；半夏、吴茱萸、黄连、黄芩、山栀、豆卷，辛开苦泄，解毒化浊和中；通草、苡仁分利湿浊，诸药合用，祛邪以护正。

临证运用时，转筋者还可配合外治法，即以烧酒摩擦转筋处，以软散为度。

四、秽浊郁闭中焦证治

【证候】发热，卒然腹中绞痛，痛甚如刀割，欲吐不得吐，欲泻不得泻，烦躁闷乱，甚则面色青惨，昏聩如迷，四肢逆冷，头汗如雨，舌淡苔白，脉沉伏。

【分析】本证湿热秽浊疫毒闭阻中焦气机所致，俗称"干霍乱"。邪正抗争而发热；郁闭中焦，气机窒塞，上下不通，则卒发腹中绞痛，甚如刀割，欲吐不得吐，欲泻不得泻；浊邪壅闭，关格阳气于上下，清阳失其舒展，故烦躁闷乱；面色青惨，昏愦如迷，四肢逆冷，头汗如雨，为疫秽郁阻，中阳闭塞，气机逆乱，阳气宣通受遏，头面四末失于荣养；舌淡苔白，脉沉伏为邪气内盛，阻遏阳气征象。腹中绞痛，欲吐不得吐，欲泻不得泻为本证的辨证要点。

【治法】解毒辟秽 芳香开闭

【方药】玉枢丹（《百一选方》）

山慈姑 续随子霜 红芽大戟 麝香 文蛤

行军散（《重订霍乱论》）

西牛黄 当门子 珍珠 冰片 硼砂 雄黄 火硝 金箔

玉枢丹具有辟秽化浊，开窍逐邪之功效，最宜治疗疫毒霍乱中道闭阻，欲吐不得吐，欲泻不得泻之证。行军散解毒辟秽、芳香开闭，为治疗窍闭神昏，厥逆脉伏之良药。

临证运用时，还可配合其他简便有效的方法：第一、用烧盐放入热汤调服，以刺激咽喉探吐，一经吐出，不仅烦躁闷乱可减，而且可使下窍宣畅、二便通利。第二、用行军散搐鼻取嚏，以辟秽解毒，通闭开窍。第三、针刺十宣、委中出血，以通脉开窍，引邪外出。第四、用生大蒜捣烂，贴两脚心，或以吴茱萸研末，盐卤和，涂于两足心亦能取效。

五、疫困脾土证治

【证候】大多起病缓慢，胁肋胀痛，脘痞腹胀，纳谷不馨，口不渴，身重乏力，便溏，或有发热，头痛，恶心呕吐，苔白腻。

【分析】本证因内有脾湿，复感湿热性疠气所致。内外相引，困遏脾土，脾病及胃，水谷运化失司，气机升降失常，故显脘痞腹胀，纳谷不馨，口不渴，身重乏力，溏便，或恶心呕吐；脾湿过盛，反侮肝木，经气不利则胁肋胀痛；发热乃疫毒所致，头痛系浊邪上扰清窍；苔白腻乃尚未化热之象。胁肋胀痛，脘腹痞胀，身重乏力，苔白腻为本证辨证要点。

【治法】解毒辟秽，运脾渗利

【方药】胃苓汤（《太平惠民和剂局方》）

苍术 厚朴 陈皮 甘草 生姜 大枣 桂枝 白术 泽泻 茯苓 猪苓

本方乃平胃散与五苓散合法，有解毒辟秽，渗利泄浊之功效。方中苍术与厚朴相须为用，具有较强的化浊解毒作用；五苓散渗利于下，行排毒利小便之能；陈皮、生姜、大枣、甘草，理气和中。苔白厚腻，脾胃症状突出者，适宜本方。临证运用时，兼热象者，去桂枝加黄柏、茵陈、赤芍等。腻苔滑润，脉沉弱，为中阳素虚，可加制附子。

六、疫漫三焦证治

【证候】身大热，烦躁，胸闷腹胀，呕吐，大便秘结，小便黄赤，黄疸迅速加深，舌质红绛，苔黄腻或干燥，脉滑数，甚则神昏谵语，抽搐，便血，溺短赤等。

【分析】身热乃疫毒热盛所致，病势欲陷心包则烦躁；浊气不降，气机郁滞而生闷胀、呕吐；损伤津液，导致大便秘结，小便黄赤；疫毒深伏，失于清利，毒瘀互结，致使黄疸迅速加深；红绛舌，黄腻或干燥苔，滑数脉，提示气分未尽，已有深入营血之势；内陷手足厥阴，则昏谵、抽搐；疫毒化火，深入营血，迫血妄行，可见便血等。身热，烦躁，黄疸，舌绛，甚则昏谵，抽搐为本证辨证要点。

【治法】解毒逐邪，凉血护阴，清心开窍

【方药】甘露消毒丹（方见湿热类温病证治）

本方清宣芳化，通利三焦疫毒，适宜病在气分者。

神犀丹（《温热经纬》）

犀角（水牛角代）　石菖蒲　黄芩　粪清　连翘　鲜生地　银花露　板蓝根　香豉　玄参　天花粉　紫草

神犀丹凉血护阴，解毒开窍，主治邪入血分者。方中水牛角、生地、玄参、天花粉凉血护阴；银花、连翘、黄芩、粪清、板蓝根清热解毒；香豉、石菖蒲宣泄秽浊，防其浊邪上蒙；紫草凉血止血。心烦，尿赤去黄芩，加黄连、栀子引导疫毒下行。临证运用时，若高热持续，出血发斑，加西牛黄、焦栀子、丹皮，合紫草以清热解毒，凉血止血。烦躁，时有谵语，加郁金合菖蒲，痰瘀同治，开心窍以防内陷。若神昏抽搐，为内陷厥阴，"须用牛黄丸、至宝丹之类以开其闭"。

七、邪传阳明证治

【证候】壮热口渴，大汗出，舌苔黄燥，脉洪大而数。或身热烦渴，午后热甚，鼻如烟煤，腹满硬痛，通舌变黑起刺。

【分析】疫毒化燥，燔炽于阳明气分，故见发热口渴，苔黄诸症。疫毒瘀结成实，腑气不通，致腹满硬痛；疫毒未除则身热不退；鼻如烟煤，通舌变黑，提示病情严重，有消亡阴液之势。大热，烦渴，舌红苔黄，脉洪大为本证辨证要点。若午后热甚，腹满硬痛，为病势发展，腑实热结的辨证要点。

【治法】清热生津或急下存阴

【方药】白虎汤（方见温热类温病证治）

本方为治疗邪传阳明，气分疫毒炽盛之剂。

大承气汤（《伤寒论》）

大黄　厚朴　枳实　芒硝

大承气汤荡涤实热，攻下积滞，主治疫毒化燥，燔灼气分，阳明腑实者。方中大黄味苦性寒，泻热通便，荡涤肠胃；芒硝助大黄泻热通便，并能软坚润燥；积滞内阻，则腑气不通，用枳实、厚朴行气散结，消痞除满，并助硝、黄荡涤积滞之力。正如吴鞠通所说："承气非可轻尝之品，……舌苔老黄，甚则黑有芒刺，脉体沉实者系燥结痞满，方可用之。"

临证运用时，须依据病情需要而选方治疗。如见阳明气分热邪散漫而未成里结者，可选用白虎汤加减。如见腹满硬痛，苔黄焦燥起芒刺，脉沉实有力者，系疫毒内结阳明，腑气不通，则应"急证急攻"，选用大承气汤通腑泻热，攻逐内结之疫毒，给邪以出路。倘在病变过程中兼见阴伤，可酌加生地、麦冬、玄参等清热生津之品，顾护津液。

八、疫毒充斥证治

【证候】身大热，头痛如劈，两目昏瞀，或狂躁谵妄，口干咽痛，腰如被杖，骨节烦疼，或惊厥抽搐，或吐衄发斑，舌绛苔焦或生芒刺，脉浮大而数或沉数，或六脉沉细而数。

【分析】本证暑燥疫多见，以暑热疫疠毒邪充斥表里为特点。疫毒攻窜太阳、阳明则头痛如劈，两目昏瞀；游溢肾经故腰如被杖，骨节烦疼；疫疠热毒蒸腾，燔灼阳明，上干清窍则口干咽痛；热扰神明，故狂躁谵妄；苔焦起刺为耗津之象；毒火引动肝风，可伴惊厥抽搐；舌绛，吐衄发斑乃深入营血之征；其脉浮大系疫毒游溢，沉数者为疫毒郁闭较深，如若六脉沉细而数，则属疫毒夹秽浊郁伏深重。身热，头痛如劈及其舌脉是本证辨证要点。

【治法】解毒清泄，凉血护阴

【方药】清瘟败毒饮（《疫疹一得》）

生石膏　生地黄　川黄连　水牛角　栀子　桔梗　黄芩　知母　赤芍　玄参　连翘　生甘草　丹皮　鲜竹叶

本剂为白虎、黄连解毒、犀角地黄诸法组合，相辅相成，具有清瘟败毒、气血同治之功效。方中石膏、生地、黄连、水牛角四味依病证轻重而有小、中、大用量的不同，即脉浮大而数用小量，沉而数用中量，六脉沉细而数用大量；重用石膏体现"甚者先平"之意，故诸经之火无不自安；黄连、黄芩、连翘、栀子、竹叶清泄气分疫毒；生地、水牛角、赤芍、玄参、丹皮凉解营血疫毒。寓辛寒、苦寒、甘寒、咸寒为一体，乃邪正兼顾之良方。

临证运用时，依病情灵活加减：斑疹色青紫，紧束有根，加紫草、红花、归尾以通络行瘀。斑疹外出不快，兼见腹满胀痛，大便秘结，合调胃承气法，祛气分之壅，畅血分之滞。津伤而筋肉抽动，去桔梗之开肺，轻则加菊花、龙胆草凉肝泻肝；重则入羚羊角、钩藤凉肝息风。斑疹显露，神昏谵语，选加"三宝"以清心开窍。

九、正气欲脱证治

【证候】吐泻不止，目眶凹陷，指螺皱瘪，面色㿠白，呼吸短促，声嘶，疲软无力，心烦，口渴引饮，尿少或尿闭，舌质干红，脉细数；或恶寒蜷卧，精神萎靡，呼吸微弱，语声低怯，汗出身凉，四肢厥冷，舌质淡白，脉沉细，甚则细微欲绝。

【分析】吐泻不止，目眶凹陷，指螺皱瘪，面色㿠白，呼吸短促，声嘶，疲软无力，心烦，口渴引饮，尿少或尿闭，舌质干红，脉细数等为亡阴之证。其中清浊相混则吐泻不止；目眶凹陷，指螺皱瘪，声嘶，尿少尿闭，属阴液大伤征象；面色㿠白，呼吸短促，疲软无力为气随液脱；烦渴，舌干红，脉细数乃津液耗竭，水不制火所致。恶寒蜷卧，精神萎靡，呼吸微弱，语声低怯，汗出身凉，四肢厥冷，舌质淡白，脉沉细，甚则脉细微欲绝等为亡阳之证。其中恶寒蜷卧，精神萎靡，呼吸微弱，语声低怯，四肢厥冷，舌淡，脉沉细为元气大伤；汗出身凉，脉微细欲绝，已显阴阳分离危象。精神状态、呼吸、脉象及小便赤白多少为亡阴亡阳辨证的关键。

【治法】亡阴须益气养阴，生津救逆；亡阳则益气固脱，回阳救逆

【方药】生脉散、大定风珠（方见温热类温病证治）

生脉散有敛阴固脱之效，侧重上焦；大定风珠适宜真阴耗竭，时时欲脱之证，主治下焦，二者均可用于亡阴之证。如疲软无力明显，酌加西洋参、白芍益气护阴。声嘶加诃子固肾开音。呕吐甚者，增入竹沥、竹茹、半夏。腹泻明显，加入五味子、乌梅。呼吸急促入五味子、鹅管石。尿少尿闭为阴液大伤，忌用淡渗，当用麦冬、生地、玄参滋补阴液。

通脉四逆汤（《伤寒论》）

炙甘草　熟附子　干姜

参附汤（《正体类要》）

人参（另炖）　熟附子

通脉四逆汤重用干姜、附子，大辛大热，速破阴寒，急回浮越之阳；参附汤以人参大补元气，附子温肾以潜真元，大温大补，具有益气、回阳、固脱之效，两者均宜救治亡阳之证，服后脉出者为奏效。临证运用时，兼有面赤烦躁为虚阳上浮，可仿白通汤之意，加葱白以驱阴通阳。下利不止，面赤，干呕烦躁，厥逆无脉为阴盛格阳，仿白通加猪胆汁之意，以咸寒苦降之品反佐于温阳药中，防其格拒热药。腹痛甚者，加白芍和阴、缓急止痛。大汗不止者，增山萸肉。呕吐剧烈者，入生姜。下利，四肢厥逆，脉微欲绝，病势危重者，重用干姜。下利而忽自止，肢厥怕冷，脉微，属阴液内竭，宜四逆汤，重用人参，益阴回阳救逆。

十、正衰邪恋证治

【证候】身热，口不渴，默默不语，神识不清，或胁下刺痛，或肢体时疼，脉数。

【分析】本证多见于素有内伤，复感疫毒，或疫病日久不解，气钝血滞而疫毒不得外泄，深入厥阴，络脉凝滞。其中身热，脉数为毒火并郁；毒陷夹瘀，阻滞络脉，则胁下刺痛，或肢疼时作；损及阴阳，气血不畅，神失所养，故默默不语，神识不清。素有内伤复感疫毒或疫病日久，不语或神识欠清，胁下或肢节疼痛，是其辨证要点。

【治法】扶正祛邪

【方药】三甲散（《温疫论》）

鳖甲　龟甲　穿山甲　蝉蜕　僵蚕　牡蛎　土鳖虫　白芍　当归　甘草

本方刚柔相济，扶正而不恋邪，祛邪又不伤正。方中以鳖甲、龟甲、穿山甲三味为主，滋阴行瘀；僵蚕、蝉蜕擅入厥阴，透邪通络止痉；白芍、当归、土鳖虫和营活血；甘草和中。临证运用时，如若夹杂宿疾，当治新病为主，兼治旧病，随证加减。

第四节 临床运用指导

一、文献辑要

黄帝曰：余闻五疫之至，皆相染易，无问大小，病状相似，不施救疗，如何可得不相移易者？岐伯曰：不相染者，正气存内，邪不可干。

（《素问·刺法论》）

夫温疫之为病，非风、非寒、非暑、非湿，乃天地间别有一种异气所感，其传有九，此治疫紧要关节。

（吴又可《温疫论·原序》）

病疫之由，昔以为非其时有其气，春应温而反大寒，夏应热而反大凉，秋应凉而反大热，冬应寒而反大温，得非时之气，长幼之病相似以为疫。余论则不然。夫寒热温凉，乃四时之常，因风雨阴晴，稍为损益，假令秋热必多晴，春寒因多雨，较之亦天地之常事，未必多疫也。伤寒与中暑，感天地之常气，疫者感天地之疠气，在岁运有多寡；在方隅有厚薄；在四时有盛衰。此气之来，无论老少强弱，触之者即病。邪从口鼻而入，则其所客，内不在脏腑，外不在经络，舍于伏脊之内，去表不远，附近于胃，乃表里之分界，是为半表半里，即《针经》所谓横连膜原是也。胃为十二经之海，十二经皆都会于胃，故胃气能敷布于十二经中，而荣养百骸，毫发之间，靡所不贯。凡邪在经为表，在胃为里，今邪在膜原者，正当经胃交关之所，故为半表半里。

（吴又可《温疫论·原病》）

邪之所着，有天受，有传染，所感虽殊，其病则一。

（吴又可《温疫论·原病》）

所谓杂气者，虽曰天地之气，实由方土之气也。盖其气从地而起，有是气则有是病。

至于无形之气，偏中于动物者，如牛温、羊温、鸡温、鸭温，岂但人疫而已哉？然牛病而羊不病，鸡病而鸭不病，人病而禽兽不病，究其所伤不同，因其气各异也。知其气各异，故谓之杂气。

（吴又可《温疫论·论气所伤不同》）

温疫初起，先憎寒而后发热，日后但热而无憎寒也。初得之二三日，其脉不浮不沉而数，昼夜发热，日晡益甚，头疼身痛。其时邪在夹脊之前，肠胃之后，虽有头疼身痛，此邪热浮越于经，不可认为伤寒表证，辄用麻黄、桂枝之类强发其汗，此邪不在经，汗之徒伤表气，热亦不减。又不可下，此邪不在里，下之徒伤胃气，其渴愈甚。宜达原饮。

（吴又可《温疫论·温疫初起》）

大凡客邪，贵乎早逐，乘人气血未乱，肌肉未消，津液未耗，病人不至危殆，投剂不至掣肘，愈后亦易平复。欲为万全之策者，不过知邪之所在，早拔去病根为要耳。但要量人之虚实，度邪之轻重，察病之缓急，揣邪气离膜原之寡，然后药不空投，投药无太过不及之弊。是以仲景自大柴胡以下，立三承气，多与少与，自有轻重之殊。勿拘于下不厌迟之说。应下之证，见下无结粪，以为下之早，或以为不应下之证，误投下药。殊不知承气本为逐邪而设，非专为结粪而设也。

（吴又可《温疫论·注意逐邪勿拘结粪》）

温疫发热一二日，舌上白苔如积粉，早服达原饮一剂，午前舌变黄色，随现胸膈满痛，大渴烦躁，此伏邪即溃，邪毒传胃也。前方加大黄下之，烦渴少减，热去六七，午后复加烦躁发热，通舌变黑生刺，鼻如烟煤，此邪毒最重，复瘀到胃，急投大承气汤。傍晚大下，至半夜热退，次早鼻黑苔刺如失。此一日之间而有三变，数日之法一日行之。因其毒甚，传变亦速，用药不得不紧。设此证不服药或投缓剂，羁迟二三日必死。设不死，服药亦无及矣。尝见温疫二三日即毙者，乃其类也。

（吴又可《温疫论·急证急攻》）

夫疫乃热病也，邪气内郁，阳气不得宣布，积阳为火，阴血每为热搏。暴解之后，余焰尚在，阴血未复，大忌参、芪、白术，得之反助其壅郁，余邪留伏，不惟目下淹缠，日后必变生异证。或周身痛痹，或四肢挛急，或流火结痰，或遍身疮疡，或两腿钻痛，或劳嗽涌痰，或气毒流注，或痰核穿漏，皆骤补之为害也。凡有阴枯血燥者，宜清燥养荣汤。若素多痰，及少年平时肥盛者，投之恐有腻膈之弊，亦宜斟酌。大抵时疫愈后，调理之剂，投之不当，莫如静养节食为第一。

（吴又可《温疫论·解后宜养阴忌投参术》）

疫证初起，有似伤寒太阳、阳明证者，然太阳阳明头痛，不至如破，而疫则头痛如劈，沉不能举；伤寒无汗，而疫则下身无汗，上身有汗，惟头汗更盛。头为诸阳之首，火性炎上，毒火盘踞于内，五液受其煎熬，热气上腾，如笼上熏蒸之露，故头汗独多，此又痛虽同而汗独异也。有似少阳而呕者，有似太阴自利者。少阳之呕，胁必痛；疫证之呕，胁不痛。因内有伏毒，邪火干胃，毒气上冲，频频而作。太阴自利，腹必满；疫证自利，腹不满。大肠为传送之官，热注大肠，有下恶垢者，有旁流清水者，有日及数十度者，此又证异而病同也。

（余师愚《疫病篇·论疫与伤寒似同而异》）

余每论热疫不是伤寒，伤寒不发斑疹。或曰：热疫不是伤寒固已，至云伤寒不发斑疹，古人何以谓伤寒热未入胃，下之太早，热乘虚入胃，故发斑；热已入胃，不即下之，热不得泄，亦发斑，斯何谓欤？曰：古人以温热皆统于伤寒，故《内经》云热病者，伤寒之类也。《难经》分别五种之伤寒，《伤寒论》辨别五种之治法。既云热入胃，纵非温热，亦是寒邪化热，故可用白虎、三黄、化斑、解毒等汤，以凉解也。今人不悟此理，而因以自误误人。至论大者为斑，小者为疹；赤者胃热极，五死一生；紫黑者胃烂，九死一生。余断生死，则又不在斑之大小、紫黑，总以其形之松浮紧束为凭耳。如斑一出，松活浮于皮面，红如朱点纸，黑如墨涂肤，此毒之松活外见者，虽紫黑成片可生；一出虽小如粟，紧束有根，如履透针，如矢贯的，此毒之有根锢结者，纵不紫黑亦死。苟能细心审量神明于松浮紧束之间，决生死于临证之顷，始信余言之不谬也。

（余师愚《疫病篇·论斑疹》）

仲景之书，原有十六卷，今世只传十卷，岂疫疹一门亦在遗亡之数欤？以致后世立说纷纷，至河间清热解毒之论出，有高人之见，异人之识，其旨既微，其意甚远。后人未广其说，而反以为偏。《冯氏锦囊》亦云斑疹不可发表，此所谓大中至正之论，惜未畅明其旨，后人何所适从。又可辨疫甚析，如头痛、发热、恶寒，不可认为伤寒表证，强发其汗，徒伤表气；热不退，又不可下，徒伤胃气。斯语已得其奥妙，奈何疫气从口鼻而入，不传于胃，而传于膜原，此论似有语病。至用达原饮、三消、诸承气，犹有附会表里之意。惟熊恁昭《热疫志验》首用败毒散去其爪牙，继用桔梗汤，同为舟楫之剂，治胸膈手六经邪热。以手足少阳俱下膈络胸中，三焦之气为火，同相火游行一身之表。膈与六经，乃至高之分，此药浮载，亦至高之剂，施于无形之中，随高下而退胸膈及六经之热，确系妙方。汪按：败毒散似未尽妥，究宜慎用。余今采用其法，减去硝、黄，以热疫乃无形之毒，难以当其猛烈，重用石膏，直入肺胃，先捣其窝巢之害，而十二经之患自易平矣。无不屡试屡验，明者察之。

（余师愚《疫病篇·论治疫》）

疹出于胃。古人言热未入胃而下之，热乘虚入胃，故发斑；热已入胃，不即下之，热不得泄，亦发斑。此指寒邪化热，误下失下而言。若疫疹未经表下，有热不一日而即发者。故余谓热疫有斑疹，伤寒无斑疹也。热疫之斑疹发之愈迟，其毒愈重。一病即发，以其胃本不虚，偶染疫邪，不能入胃。犹之墙垣高大，门户紧密，虽有小人，无从而入，此又可所谓达于膜原者也。有迟至四五日而仍不透者，非胃虚受毒已深，即发表攻里过当。胃为十二经之海，上下十二经都朝宗于胃。胃能敷布十二经，荣养百骸，毫发之间，靡所不贯。毒既入胃，热必敷布于十二经，戕害百骸，使不有以杀其炎炎之热，则百骸受其煎熬，不危何待？疫既曰毒，其为火也明矣。

（余师愚《疫病篇·论治疹》）

生石膏大剂六两至八两、中剂二两至四两、小剂八钱至一两二钱，小生地大剂六钱至一两、中剂三钱至五钱、小剂二钱至四钱，乌犀角大剂六钱至八钱、中剂三钱至五钱、小剂二钱至四钱，真川连大剂四钱至六钱、中剂二钱至四钱、小剂一钱至一钱半，栀子、桔梗、黄芩、知母、赤芍、元参、连翘、甘草、丹皮、鲜竹叶。先煮石膏数十沸，后下诸药，犀角磨汁和服。

此十二经泄火之药也。凡一切火热，表里俱盛，狂躁烦心，口干咽痛，大热干呕，错语不眠，吐血衄血，热甚发斑，不论始终，以此为主方。盖斑疹虽出于胃，亦诸经之火有以助之。重用石膏，直入胃经，使其敷布于十二经，退其淫热；佐以黄连、犀角、黄芩，泄心肺火于上焦；丹皮、栀子、赤芍，泄肝经之火；连翘、元参，解散浮游之火；生地、知母，抑阳扶阴，泄其亢甚之火，而救欲绝之水；桔梗、竹叶，载药上行；使以甘草和胃。此大寒解毒之剂，重用石膏，则甚者先平，而诸经之火自无不安矣。若疫证初起，恶寒发热，头痛如劈，烦躁谵妄，身热肢冷，舌刺唇焦，上呕下泄，六脉沉细而数，即用大剂；沉而数者，即用中剂；浮大而数者，用小剂。如斑一出，即加大青叶，并少佐升麻四五分，引毒外透。此内化外解，浊降清升之法。

（余师愚《疫病篇·清瘟败毒饮》）

吴又可治疫主大黄，盖所论湿温为病，湿为地气，即仲圣所云浊邪中下之疫，浊邪乃有形之湿秽，故宜下而不宜清；余师愚治疫主石膏，盖所论者暑热为病，暑为天气，即仲圣所云清邪中上之疫，清邪乃无形之燥火，故宜清而不宜下。二公皆卓识，可为治疫两大法门。

（王学权《重庆堂随笔》）

疫者，犹徭役之谓，大则一郡一城，小则一村一镇，比户传染，多见于大凶之后。盖旱潦兵火之余，烈日郁蒸，尸骸之气，与亢胜之气混合，化为沴厉之毒，散漫于天地之间，沿门阖境，最易沾染，若不传染，便非温疫，乃四时常气之温热证耳。越人所谓异乎寒热之温病，其脉行在诸经，不知何经之动也，各随其经之所在而取之。缘古无瘟字，温即瘟疫之谓也。夫温疫为天地沴厉之气，不可以常理测用，即不可以常法治。方书温瘟不分，治法多误，良可慨矣。先哲治疫，有上焦如雾，升逐解毒，中焦如沤，疏逐解毒，下焦如渎，决逐解毒之论，深得治疫要领。故吴又可《温疫论》治热湿相搏之疫，首用达原饮，继则三消承气以决逐之。陈锡三二分晰义。杨栗山《寒温条辨》中，亦以升降散升决并用为首方。若余师愚《疫疹一得》之清瘟败毒饮，乃专治热淫所胜之温疫，故一意清热，而不兼驱湿也。

（张凤逵《增订叶评伤暑全书》霖按）

二、临床举要

温疫多为现代医学的烈性传染病，现代医学对其诊断方法已达到了一个新的水平，但治疗方面仍存在许多难题。如尚有许多病毒性传染病治疗效果欠佳；毒素在病理变化中的作用越来越被重视，但却缺乏清除毒素较理想的药物；抗生素所致的二重感染、耐药菌株的不断增加、菌种的变迁以及新病种（如艾滋病等）的不断出现、西药的毒副作用等也给治疗带来新的难题。而温疫理论和治疗方法在解决这些难题方面有其灵活性及优越性。

暑燥疫多发于战乱饥馑，或久旱无雨，暑气亢盛之年。西医学的一些烈性传染病如流行性出血热、登革热与登革出血热、流行性乙型脑炎等具有暑燥疫特点的可参考本病辨治。其特点为初起即见热毒燔炽阳明，充斥表里、上下、内外，经常卫气营血几个阶段证候并见。临床常见高热、头痛、身痛、斑疹、出血、甚至昏谵、痉厥等一派热毒极盛的表现。治疗宜以驱邪为主。清瘟败毒饮为治疗温疫类温病疫毒充斥气血的主方，刘氏以之加减治疗登革热30例。方为生石膏30g（先煎），生地、赤芍、土茯苓各20g，黄连、栀子、黄芩各10g，知母、藿香各12g，水牛角（先煎）、丹皮、茵陈、紫草各15g，甘草5g。剂量随年龄增减，每日2剂水煎服。并用具有清热泄火作用的中成药双黄连粉针剂静滴，每日1次。与西药病毒唑静滴之对照组30例比较。结果两组均治愈，但中药治疗组白细胞、血小板复常及退热时间均短于对照组（实用中医药杂志，1998，7∶6）。郝氏同样用清瘟败毒饮治疗流行性出血热120例，并根据不同病变阶段和临床表现加减制成不同成方，每日1剂水煎服。与病毒唑（利巴韦林）治疗组60例对照。结果：少尿期及低血压休克期的越期率好于对照组，发热、多尿、血小板复常及尿蛋白转阴日数均短于对照组，并发症亦少于对照组（中国中西医结合急救杂志，2001，1∶45）。魏氏则用清泄逐瘀法为主治疗流行性出血热急性肾衰竭80例，方用犀角地黄汤合桃仁承气汤加减：生地、白茅根、生石膏（先煎）、板蓝根各30g，水牛角60g，丹皮、黄连、大黄、芒硝、桃仁各10g，赤芍、玄参、知母各13g，甘草6g。热甚加公英、连翘；呕吐加姜竹茹、赭石；休克加西洋参、麦冬；出血加三七。日1～2剂水煎服。结果：治愈77例，死亡3例（中医杂志，2000，7∶441）。徐氏用加味白虎汤为主治疗恙虫病102例，方用石膏、滑石各24g，知母、黄芩、藿香、扁豆、厚朴、蔻仁各10g，生地、郁金、菖蒲各15g；湿重加苍术；每日2剂水煎服。并用双黄连注射液或穿琥宁静滴，每日1次，7日为1疗程；高热、昏迷者用清开灵静滴，每日2次。结果均告治愈（中西医结合实用临床急救杂志，1997，2∶69）。杨氏抢救极重型流行性乙型脑炎呼吸衰竭93例，用生石膏、知母、板蓝根、丹皮、党参、五味子、钩藤、菖蒲、僵蚕等。痰多黄稠加天竺黄、青礞石、竹沥达痰丸；痰多而稀加制南星、姜半夏或礞石滚痰丸；痰多难咯出加陈胆星、大贝母、天竺黄或猴枣散；昏迷热甚加紫雪散；深昏迷、高热、抽搐加抗热牛黄散；深昏迷抽搐热不甚加至宝丹；热极生风加生石决明、蜈蚣、全蝎；便秘加生大黄、元明粉；脉伏、肢冷加红参、熟附子、生牡蛎。并用皮质激素、东莨菪碱及脱水、扩容、纠酸、强心、吸氧等对症治疗。结果：治愈75例，死亡16例，自动出院2例（中西医结合实用临床急救杂志，1997，3∶120）。

　　湿热疫是由湿热性质的疠气所引起的急性外感热病。发病一般不拘年份、季节、地域，起病急骤，病情大多凶险，亦具有强烈传染性并能引起流行。病初以憎寒，进而发热，头疼身痛，乏力，甚者苔白如积粉，舌边红绛等邪遏膜原证候为临床特征。根据其传染流行特点、发病方式和临床表现，西医学中的霍乱、急性无黄疸型肝炎、重型肝炎、流感等疾病，凡具有湿热疫特征者，可参考湿热疫进行辨证论治。如潘氏用治疗湿热疫邪伏膜原之达原饮加减治疗病毒感染性发热226例，方用槟榔、草果、知母各15g，川朴10g，黄芩12g，甘草3g。邪在少阳加柴胡，在太阳加羌活，在阳明加葛根；腹胀、便秘、苔黄加大黄。日2剂水煎取液，每次口服150ml，每6小时1次。阴虚者禁用；舌苔燥者慎用。禁辛辣厚味及油腻之品。结果均痊愈（四川中医，2001，4：42）。钟氏用中西医结合治疗流行性出血热54例，发热期湿热遏伏用黄芩10g，藿香、连翘各12g，薄荷6g（后下）、白豆蔻、草果（均后下）、菖蒲各5g，茵陈30g，六一散（包）、薏苡仁各20g；卫气同病用生石膏（先煎）、芦根各30g，知母、黄芩、金银花、连翘各10g，薄荷（后下）、生甘草各6g，板蓝根25g；气营（血）两燔用生石膏、水牛角（先煎）各30g，知母、黄芩、丹皮、赤芍、紫草、大黄（后下）各10g，黄连3g，生地、半边莲各15g。少尿期瘀热蕴结用大黄（后下）、芒硝（分冲）、桃仁、丹皮、赤芍、紫草各10g，生地、车前子、滑石各15g，白茅根30g，肾阴亏耗用知母、黄柏、丹皮、山茱萸各12g，茯苓、泽泻、麦冬各15g，生地、山药、白茅根各30g，西洋参10g。多尿期肺胃燥热用淡竹叶3g，西洋参10g，石膏20g（先煎），炙甘草6g，麦冬、北沙参、玉竹、天花粉各5g；肾虚不固用熟地、山药、山茱萸各15g，枸杞子、丹皮、杜仲、熟附子各10g，益智仁、桑螵蛸、乌药各6g，黄芪20g。每日1剂水煎服。恢复期用中成药口服。并西医常规治疗。结果：治愈52例，腔道大出血停用中药2例（新中医，2001，7：35）。褚氏用甘露消毒丹治疗急性病毒性肝炎40例，药用白豆蔻、薄荷各6g，藿香、木通、黄芩、贝母、射干、菖蒲各10g，茵陈30g，滑石、连翘各15g。对照组36例，用三仁汤：杏仁、通草、厚朴、法半夏各10g，滑石、薏苡仁各15g，竹叶、白豆蔻各6g。均每日1剂水煎服，10日为1疗程，共3个疗程，结果：两组分别治愈39例和25例（P＜0.01），显效1例和9例，好转0例和2例。治疗组HBsAg转阴8例，HBeAg转阴8例，治疗前后比较有显著性差异（P＜0.01）（中医杂志，1999，2：87）。陈氏用达原饮治疗21例小儿病毒性脑炎。用本方：槟榔、草果、黄芩、知母、芍药各6g，厚朴、甘草各3g。随症加减，每日1剂水煎服。结果：显效15例，有效4例，无效2例（中国中医急症，1999，4：188）。

　　总之，温疫类温病的特点是发病急剧，复杂多变，病情险恶，具有强烈的传染性，可迅速传播造成流行，我们应根据温疫的这些特点制定防治措施。现阶段常用来治疗急性热病的中成药如清开灵、穿琥宁、醒脑静、双黄连等，具有给药方便快捷的优点，可作为积极治疗温疫类温病的手段之一。

三、临床医案

1. 暑燥疫热结旁流案（流行性乙型脑炎）（《蒲辅周医案》）
梁某，男，28岁，住某医院。诊断为流行性乙型脑炎。

住院检查摘要：（略）

病程与治疗：病已 6 日，曾连服中药清热、解毒、养阴之剂，病势有增无减。会诊时，体温高达 40.3℃，脉象沉数有力，腹满微硬，哕声连续，目赤不闭，无汗，手足妄动，烦躁不宁，有欲狂之势，神昏谵语，四肢微厥，昨日下利纯青黑水，此虽病邪羁踞阳明、热结旁流之象，但未至大实满，而且舌苔秽腻，色不老黄，未可与大承气汤，乃用小承气汤法微和之。

服药后，哕止便通，汗出厥回，神清热退，诸证豁然，再以养阴和胃之剂调理而愈。

原按：此患者症见腹满微硬，谵语欲狂，热结旁流，目赤肢厥，身热无汗，脉沉数有力，乃里闭表郁之证，虽屡用清热、解毒、养阴之剂，而表不解，必须下之。下之则里通而表自和，若泥于温病忌下之禁，当下不下，里愈结，表愈闭，热结精伤，造成内闭外脱。说明脑炎治疗并非绝对禁用下法；惟非下证而误下，酿成内陷则属非是。这是一个很明显的"辨证论治"的实际例证。

2. 暑燥疫案（登革热）（《中国百年百名临床家刘仕昌》）

黄某，女，48 岁，教师，住院号：62130。1990 年 10 月 13 日因发热恶寒，头痛，全身骨节酸痛 4 天收入院。

患者 4 天前无明显诱因而出现发热恶寒，伴头痛，全身骨节酸痛，以腰痛为甚，发热以下午或夜晚为甚（T38℃～39℃），肌肤出疹，色红，无咳嗽，胃纳差，口干，时有腹痛，便溏，3～4 次/日，舌边尖红、苔微黄干，脉弦细数。体检：T38℃，神清，四肢及胸腹部皮肤可见散在红色出血点，眼睑结膜充血（＋＋），双肺未闻干湿性啰音，心（－），束臂试验阳性。血分析：WBC 3.0×10^9/L，RBC 3.76×10^{12}/L，HGB 109g/L，PLT 84×10^9/L。西医诊断：登革热。中医诊断：暑燥疫。辨证：卫营同病。治以清暑解毒，凉营透疹。处方：水牛角（先煎）、石膏（先煎）各 30g，生地、野菊花各 20g，银花、黄芩各 15g，赤芍、丹皮、知母各 12g，黄连、甘草各 6g。日 2 剂，水煎服，上、下午各进 1 剂。

10 月 15 日二诊：仍有发热（T38.5℃），腰痛乏力，皮疹，尿黄，大便干，舌红、苔黄，脉弦数。治以清热祛湿，凉血透疹。处方：苡仁 30g，红条紫草、滑石、黄芩各 15g，丹皮、法半夏、赤芍各 12g，青蒿（后下）10g，甘草、陈皮各 3g。水煎服，日 2 剂。

10 月 19 日三诊：发热已退，神疲乏力，口干口苦，时有胸闷，皮疹消退，舌淡红、苔白稍腻，脉弦细数。此为登革热后期，余邪未清，治宜清涤余邪，养阴生津。处方：生苡仁 20g，沙参、麦冬、连翘、菊花、茯苓、板蓝根、天花粉各 12g，甘草 3g。日 1 剂，再服 4 天而病痊愈。

分析：本例经防疫站会诊确诊登革热。治疗以清解疫毒为主，佐以凉营透疹祛湿，配合双黄连粉针剂 3g 静滴，板蓝根注射液 2ml，肌注，每日 2 次，以加强清热解毒之力，疫毒得清，诸症得除。

3. 牛黄承气汤治愈瘟黄（暴发性肝功能衰竭）（《中国现代名中医医案精华》）

柴某，男，35 岁。1960 年 3 月 22 日初诊。

1960 年 3 月 17 日午夜，因意识不清七八小时而急诊入某医大附院治疗，经检查，诊为急性传染性肝炎、暴发性肝功能衰竭。3 月 22 日下午应邀会诊。

诊查：不省人事，知觉全无，目赤睛定，瞳孔缩小，舌短口噤，遍身黄染如金，身热不扬，躁扰不宁，循衣摸床，时时呕呛，呕出暗红色汁液。已十多日未大便，小溲每日一次，色如啤酒。脉数而实。

辨证：脉症合参，此病属于瘟黄，已热入心包，肝风内动。

治法：急宜开窍清心与釜底抽薪同进。

处方：安宫牛黄丸 2 丸，另加牛黄 1g，大黄 25g。每次以大黄煎汁送服丸药及牛黄，每 4 小时服一次，夜间停服。待能大便二三次，则停用大黄。

因病人口噤难开，采用鼻饲，鼻饲失败，又改由肛门注入给药。当夜很平静，无躁动谵语，无呕呛，仍昏迷。次日午夜，突然抽搐，经用葡萄糖酸钙仍不能控制，继续以前方保留灌肠。

3 月 24 日晨开始呢喃自语；9 时，挣扎坐起小便；10 时，能识亲友，但仍时发抽搐，全身颤动。再用前方口服。3 月 25 日，病人意识清楚，但时有幻视、抽搐、谵语等症，脉象滑实。此时神志虽清，郁热仍盛，肝阴耗损，肝风内动，故抽搐幻视。虽经灌肠导便，因胃肠津液未复，仍有燥粪结滞。拟急下存阴，加用清心疏肝解毒之品。

处方：犀角 5g（用代用品），生地 20g，白芍 10g，丹皮 10g，川连 8g，生石膏 30g，柴胡 10g，黄芩 10g，栀子 10g，知母 10g，黄柏 10g，茵陈 15g，甘草 10g。

水煎服，1 日 2 次。兼服安宫牛黄丸 2 丸，每日 3 次，另加牛黄 1g，大黄 25g 煎汁送服，夜间停服。

3 月 25 日下午，病人重又昏迷，谵语躁扰，左下肢抽搐较剧。3 月 26 日，再次清醒，能正确回答问题，但有阵发性抽搐，其口角与肢体常有不自主动作。继服前方药。3 月 27 日，病人虽见清醒，但狂躁加剧，骂詈抓胸，舌起芒刺，苔黄腻，脉滑实，仍无大便。急投利胆通便，救阴泻热，急下阳明之剂。

处方：大黄 30g，厚朴 10g，枳实 15g，元明粉 15g。

水煎服，1 日 2 次。嘱服后大便泻下 2 次即停。兼服安宫牛黄丸 3 丸，牛黄 1g，每日 6 次。

3 月 29 日，病人于前晚大便一次，极干燥臭秽。近 2 日抽搐较频，每一二小时发作一次，发作时口角歪斜，目珠上吊，意识清楚，精神萎靡，极度倦怠，黄疸日益加深。因郁热已久，引动肝风，拟于 25 日处方中加羚羊角 2.5g，以清热息风。4 月 3 日。病人抽搐已除，但黄疸不退，神志呆钝，倦怠懒言，有时狂躁不安，骂詈谵语。再拟安宫牛黄丸 3 丸，牛黄 1g，1 日 6 次，连服 12 次，汤药暂停。4 月 6 日，病人精神好转，但脉数，全身发斑，紫红如云片，皮肤金黄。此系正邪交争关键时刻，如果脉能逐渐恢复，斑能顺利透发，则病势可趋好转；若正气不能胜邪，脉不能复，斑不得透，则危险难救。应于前方加重剂量，以清热解毒，凉血化斑，维护心包。处方：安宫牛黄丸 4 丸，每日 6 次，每间隔一次加服牛黄 1g。从 4 月 6 日至 4 月 11 日，一直以安宫牛黄丸加服牛黄，红斑和黄疸均退。再拟以下汤剂方。

处方：犀角 10g（用代用品），生地 20g，白芍 15g，丹皮 15g，元参 15g，寸冬 15g，黄连 10g，山栀 10g，石膏 50g，知母 20g，柴胡 10g，子芩 10g，黄柏 10g，茵陈 15g，粳米 10g。

水煎服，1 日 2 次。兼服安宫牛黄丸 4 丸，1 日 4 次。

4 月 12 日，病情好转，言谈清楚，能翻身活动，三餐均可自进。昨夜颈项胸背满起白痦，胸闷随之减轻，心中稍感清爽。黄疸与红斑均渐消退。在此期间，均以前方药加减调服。

8 月 18 日，实验室检查：总蛋白 64.7g/L，白蛋白 36.5g/L，球蛋白 28.2g/L，高田反应（−），麝香草酚浊度试验 3 单位，黄疸指数 3 单位，凡登白试验直接反应与间接反应均（−），胆红素 5.99μmol/L。遂于 1960 年 8 月 23 日痊愈出院。愈后 25 年中，曾多次随访，患者一直健康工作，无任何自觉症状，肝功能完全正常。

分析：本例疫黄来势凶险，湿热疫毒化热化火，结聚胃腑，不能清降，邪热深入营血，内陷心包，熏灼肝胆，引动肝风，发展到难治的地步。这种传变，完全符合湿热疫的发病规律，以阳明为变化的枢纽，此乃本病辨证的重点，也是治疗的关键。治疗上，初诊重在抢救昏迷，以开窍息风、清心泻热、急下存阴以阻遏病邪的发展，采用牛黄承气汤（安宫牛黄丸调生大黄末）为有效的措施，另加牛黄助其不及。但热入营血，阴液受其损害，急下存阴系釜底抽薪的急救方法，只能阻止热邪继续伤阴，不能恢复已受损的阴液，所以配合白虎汤清气、黄连解毒汤泻火、犀角地黄汤及增液汤凉血育阴。在较长的治疗过程中，根据病情变化，灵活给药，重点突破，但用药出入始终未离以上原则，收效显著，使濒死者得生。

在用药方法及给药途径上，吸取西医之长处，酌情采用鼻饲或灌肠等法，使中医传统治疗急症之法更趋完善。

附篇

第十一章

叶天士《温热论》

一、叶天士《温热论》简介

《温热论》系清代名医叶桂（字天士，号香岩，晚年号上津老人，江苏吴县人，1667~1746）所著。祖籍安徽歙县，先世迁吴县（今江苏苏州市）阊门外下塘上津桥畔。其祖父和父亲皆精通医术。叶氏少年时，日至学塾读书，晚则由其父讲授岐黄，学习医术。14岁时，其父去世，其从父门人朱君专心习医。叶氏聪颖勤奋，经常寻师访友，凡闻某医善治某证，即执弟子礼，得其术则更从他师。据传叶氏在18岁时已求教过17位老师，即使成名之后，尚从师多人。叶氏能博采众长，融会贯通，故学识渊博，医术精湛，不仅精于内科，而且精于幼科、妇科、外科，在医疗实践中敢于创新，注重取舍，史书称其"治方不执成见"，"切脉、望色、听言，病之所在，如见五脏"，故治病多奇中，每起沉疴危症，名著朝野。叶氏一生忙于诊务，著述多由其弟子整理而成，存世的有《临证指南医案》《幼科要略》《叶氏医案存真》《眉寿堂方案选存》《叶天士晚年方案真本》等。

本篇著作据唐大烈《吴医汇讲》小引中所记，为"先生游于洞庭山，门人顾景文随之舟中，以当时所语信笔录记"而成。该篇文辞简要，论述精辟，甚切实用，为中医典籍中论述温热病的一部专著，被称为温病学理论的奠基之作。主要内容可概括以下几方面：第一，阐明了温病的发生发展规律，指出了温病的病因、感邪途径及传变形式，并进一步明确了温病和伤寒的区别。第二，创立卫气营血学说作为温病辨证施治的理论体系，明确了温病的证治规律。第三，丰富和发展了温病诊断学的内容，如辨舌、验齿、辨斑疹白㾦等。第四，论述了妇人温病的证治特点，丰富了中医妇科学的内容。本篇著作世传有两种版本，一是由华岫云收载于《临证指南医案》中的《温热论》，称为"华本"，一是唐大烈收载于《吴医汇讲》中的《温证论治》，称为"唐本"。其内容基本相同，仅文字略有出入。后章虚谷依"唐本"将其收于《医门棒喝》中，名《叶天士温病论》，对原文逐条进行详细的注释，并阐发己见。王孟英依"华本"将其收于《温热经纬》中，更名为《叶香岩外感温热篇》，不仅收入了众多医家的注释和论述，本人亦加了精辟的按语。此后，注释本篇的还有凌嘉六、宋佑甫、周学海、陈光淞、杨达夫等。而吴坤安的《伤寒指掌》、茅雨人的《感证集腋》、董废翁的《西塘感证》虽非注释本，但对本篇内容也作了阐发，可供参考。

本教材以"华本"为据，共列37条，将内容归类分析，按原文、提要、释评之体例予以叙述。原文后括号内数字，为《温热论》条文顺序编号。

二、《温热论》原文类编

(一) 温病大纲

【原文】 1. 温邪上受，首先犯肺，逆传心包。肺主气属卫，心主血属营，辨营卫气血虽与伤寒同，若论治法则与伤寒大异也。(1)

【提要】 温病证治总纲。概括了新感温病的病因、感邪途径、发病部位、传变趋势，指出温病治法与伤寒有别。

【释评】 温病是外感热病的一大类。对于温病的病因，历来认识不同。明代以前医家多遵从《内经》的"冬伤于寒，春必病温"之说，认为温病乃"伏寒化温"所致，即冬感寒邪而不即病，寒邪伏于体内，郁久化热，至春发为温病。明末医家吴又可《温疫论》中提出"杂气论"，认为"杂气为病，更多于六气"，非专由"风寒暑湿燥火"致病，因而提出了温病的病因是"乖戾之气"、"杂气"、"疠气"、"戾气"等。叶天士总结前人关于病因的论述，明确提出了温病的病因是"温邪"，突出了温病病因的温热特性，包括了风热病邪、暑热病邪、湿热病邪、燥热病邪、"伏寒化温"的温热病邪，以及疠气、温毒病邪等。

温病的感邪途径为邪从"上受"，即由口鼻而入，侵犯人体。发病部位是"首先犯肺"。因肺居上焦，开窍于鼻，主司呼吸，与天气相通；肺为华盖，其位最高；肺外合皮毛，与卫气相通，主一身之表，所以温邪初犯人体，肺卫先伤，即见肺卫表证。继叶氏后，吴鞠通提出"凡病温者，始于上焦，在手太阴"，二者之意相似。但"上受"之说不能包括所有温病的发病部位，如华岫云说："邪从口鼻而入，故曰上受，但春温冬时伏寒，藏于少阴，遇春时温气而发，非必上受之邪也。"王孟英在《温病条辨》按语中亦指出："伏气自内而发，则病起于下者有之；胃为藏垢纳污之所，湿温、疫毒病起于中者有之；暑邪夹湿者亦犯中焦，又暑属火，而心为火脏，同气相求，邪极易犯，虽始上焦，亦不能必其在手太阴一经也。"由此可见，温邪上受犯肺虽然是温病的好发部位，但主要是指风温、秋燥等病，而春温、暑温、伏暑、湿温等初起发病部位各有特征。

温病初起邪犯肺卫，病情轻浅，及时而正确的诊治，病邪即可外解。邪不外解，手太阴肺的病变不解传至阳明气分，称为"顺传"；传变至心包，称为"逆传"。可见，逆传是相对顺传而言，在于突出"温邪"传变迅速，病情急剧转变，病势重险。如王孟英所释："温病之顺传，天士虽未点出，而细绎其议论，则以邪从气分下行为顺，邪入营分内陷为逆也。苟无其顺，何以为逆"。对"逆传"的理解，章虚谷提出"以卫气通肺，营气通心，而邪自卫入营，故逆传心包也"，二者之意大致相同。逆传的形成取决于邪正的消长，叶天士在本篇 14 条说："平素心虚有痰，外热一陷，里络就闭"。

在温病过程中，肺与心包病变必然要影响到卫气营血的正常活动，反映出表里浅深的不同病理变化。叶氏于上焦肺与心包病变中，结合卫气营血创立了四种证候类型，以辨别其浅深轻重，故云"肺主气属卫，心主血属营"。一般说，温邪犯肺病在卫分者，病情轻浅；传气分者，病情较重；逆传心包及病在营分者，病情严重；深入血分者则最为深重。这种按卫气营血来分析温病的发展阶段，反映病变浅深轻重的辨证方法，不仅适用于上焦心肺，而且适用于各种温病各个病位的辨证，形成了温病独特的辨证纲领。

　　伤寒与温病同属外感热病，叶氏提出"辨营卫气血"与"伤寒同"，是指其发展传变均具由表入里、由浅入深的一般规律，伤寒虽以六经分证，亦影响到卫气营血的病机变化。如《伤寒论》中有"卫气不和"、"卫气不共荣气谐和"、"卫强荣弱"、"血弱气尽"、"荣气不足，血少故也"，并论及了各种吐血、衄血、便血病变和蓄血证、热入血室证等，故言"同"。但是，此"同"并非完全相同。伤寒与温病是两类性质不同的外感热病，温病初起邪在肺卫，治以辛凉解表；若有湿浊兼夹，邪在少阳时多见少阳三焦病变，治以分消上下，里结阳明时多湿热积滞交结胃肠，治以轻法频下；病程中易伤津液，重视养阴生津；病至后期多见虚热证，常要滋养肺胃或肝肾之阴。伤寒初起寒邪束表，治以辛温解表；邪在少阳多见足少阳胆经病变，治以和解表里；里结阳明时多见实热燥屎结于肠腑，多用猛下之法；病程中易伤阳气，重视顾护阳气；病至后期多见虚寒证，每需补脾肾之阳气。故叶氏说："若论治法则与伤寒大异也"。

　　【原文】2. 大凡看法，卫之后方言气，营之后方言血。在卫汗之可也，到气才可清气，入营犹可透热转气，如犀角、玄参、羚羊角等物，入血就恐耗血动血，直须凉血散血，如生地、丹皮、阿胶、赤芍等物。否则前后不循缓急之法，虑其动手便错，反致慌张矣。（8）

　　【提要】卫气营血病机的浅深层次及其不同治法。

　　【释评】卫气营血在分布部位、作用范围及生成过程有浅深先后之分。卫气营血的病机传变，反映了温病发展过程中的病位浅深、病情轻重及病程的先后阶段。一般说，温病初起多在卫分，病情轻浅；继之表邪入里传入气分，病情较重；进而深入营分，病情更重；邪陷血分，病情最为深重。这是新感温病由表入里，由浅入深，由轻转重的一般演变过程。但并不是所有温病的演变都是按此固定的顺序而变化，如有的温病病发气分或营分，营血分之邪可向外透出气分。同时，因为不同的温病致病原因不同，如在卫分之邪有风热、暑热、湿热、燥热等，卫气营血各阶段表现的病机变化不同；在气分之邪，其病位又有肺、脾、胃、胆、肠之异，其病机变化亦不相同。另外，卫气营血之间并不是截然割裂的，又有卫气、卫营同病者，也有气营、气血两燔者，有的病甚至可同时波及卫气营血。

　　叶氏根据卫气营血不同阶段的证候表现，辨别邪之所在，明确病变机理，提出其治疗大法。"在卫汗之"，是指邪在卫分之表证，主以汗法即解表法。华岫云言"辛凉开肺便是汗剂，非如伤寒之用麻桂辛温也"，亦提示了"在卫汗之"的用药特点。叶氏所指温邪在表，治疗宜辛凉透汗解表，使邪从外解，用药既忌辛温发汗，以免助热耗阴，又不宜过用寒凉之品，以免凉遏致邪不外透。由于表邪性质有风热、湿热、燥热等不同，解表的方法又不尽相同。

　　"到气才可清气"，是指表邪入里，气分里热已炽，治疗应以清气泄热为主，初入气分者多用轻清透邪之品，热毒深重者则用苦寒沉降之药，使邪热外透。叶氏用"才可"二字，是强调清气之品不可早投滥用，须在温邪入气之后方可用之，防寒凉早投遏邪不解。由于气分证涉及病位广泛，有肺、胃、肠、脾、胆、三焦等不同，感邪轻重有别，故气分证的具体治法亦较为复杂，"清气"只言其梗概，并不能包括气分证的所有治法。

"入营犹可透热转气"，是指邪热入营，治宜清营热、滋营阴，佐以轻清透泄之品，使营分邪热转出气分而解。药如犀角（今以水牛角代之）、玄参、羚羊角等，再配合银花、连翘、竹叶等清泄之品，以达透热转气的目的。慎用滋腻养血和破散活血等药，以免腻滞留邪和破散伤血。

"入血就恐耗血动血，直须凉血散血"，指出了血分证的病机特点及治疗大法。耗血是指耗伤营阴和血液，动血是指血热炽盛，迫血妄行，血溢脉外而导致的一系列出血及瘀血见症。针对血分证热毒炽盛，耗血动血，热瘀互结的病机特点，治用"凉血散血"之法，该法具有清、养、散三方面的作用。清，指清热凉血，药如犀角、丹皮等。血热不除，血不归经，凉血之品具有宁血之效。养，指滋养阴血，药用生地、阿胶等。阴津不复，新血不生，养阴之品，有充养阴津，化生新血之效。散，指消散瘀血，药用赤芍等。因瘀血不去，血易妄行，故用散血化瘀之品，收止血之效，并可防止凉血之品寒遏血行，切不可轻易用炭类止血而加重瘀血之征。

（二）邪在肺卫

【原文】3. 盖伤寒之邪留恋在表，然后化热入里，温邪则热变最速，未传心包，邪尚在肺，肺主气，其合皮毛，故云在表。在表初用辛凉轻剂。挟风则加入薄荷、牛蒡之属，挟湿加芦根、滑石之流。或透风于热外，或渗湿于热下，不与热相搏，势必孤矣。（2）

【提要】伤寒与温病传变的区别，温邪在表及其夹风夹湿的不同治法。

【释评】本节继原文第一条讨论伤寒与温病在传变上的不同。伤寒与温病同属外感热病，传变趋向均由表入里，但其病因性质则有寒温之异，传变速度亦有快慢之别，故初起治法截然不同。伤寒是外感寒邪所致，寒性阴凝、收引，易伤阳气，所以初起邪恋在表，郁遏卫阳而呈现表寒见症，必待寒郁化热始内传入里而转化成里热证候，化热传变的过程较长，故初起当用辛温散寒治之。而温为阳邪，其性属热，故初起邪在肺卫即出现表热证候；且热邪传变迅速，所以温邪在肺，每易逆传心包，或内陷营分、深入血分而致病情骤然加剧，故曰"热变最速"。温邪虽传变迅速，但初起多有卫分过程。肺主皮毛，主一身之表，故温邪未传心包而尚在肺之际，其病多属表证。温为阳邪，病邪在表，治宜辛凉之剂轻清宣透，以疏散肺卫之温邪，切不可误用辛温助火化燥，反生他变。

温邪致病每易兼夹风邪或湿邪，而致风热相搏或湿与温合，其治疗方法有所区别。叶氏把温病分为挟风、挟湿两大类，其分类方法对后世影响颇大，后世根据病证性质把温病分为温热与湿热两大类。对于挟风、挟湿的治疗，应把叶氏原文中前后之意连贯起来理解，"挟风则加入薄荷、牛蒡之属"，取其轻清疏散，使风从外解；湿宜分利，故"挟湿加芦根、滑石之流"，取其甘淡渗湿，使湿从下泄，利湿而不伤阴。风从外解，湿从下泄，不与热相结，温邪之势孤立，病易解除。

对于夹湿的治疗，章虚谷言："湿气感于皮毛，当先去表湿，使热外透可解，否则湿闭其热而内侵，病必重矣。其挟内湿者，清热必兼渗利之法，不使湿热相搏，则易解也"，其论突出淡渗湿邪之说，亦合古人"治湿不利小便，非其治也"之义。从叶氏此关于"挟风"、"挟湿"治疗的例举性论述，可看出其用药的法则。即治风之品当用轻清疏散，不可滥用温燥风药；治湿之品当取利湿而不伤阴者，且须知温热夹湿除有淡渗之法外，还有芳化、燥湿等法，临床上可酌情使用。

【原文】4. 不尔，风夹温热而燥生，清窍必干，谓水主之气不能上荣，两阳相劫也。湿与温合，蒸郁而蒙蔽于上，清窍为之壅塞，浊邪害清也。其病有类伤寒，其验之之法，伤寒多有变证，温热虽久，在一经不移，以此为辨。（3）

【提要】承上文进一步阐明温热夹风夹湿的证候特点，以及与伤寒的鉴别要点。

【释评】"清窍必干"是承上节温热夹风失治误治而出现的证候特点。风性疏泄，故温热夹风，治宜辛凉透解，以使风热之邪从皮毛而解。如果不按上文提出的"透风于热外"的治疗原则，则风与温热俱属阳邪，两阳相合，必耗劫津液，津液一伤，则邪火愈炽，因无津上荣，必然会出现口鼻等头面清窍干燥之象，即"风夹温热而燥生"。

"清窍为之壅塞"是温热夹湿失治而出现的证候特点。湿为有形之邪，故温热夹湿之证，治疗必于凉解之中加入淡渗之品，以使湿从小便而去，利湿而不伤阴，湿去而热邪孤立，则病易解除。如不循上文"渗湿于热下"的治疗原则，则湿热相搏，热蒸湿动，蒙蔽于上，清阳之气被阻遏，必然出现耳聋、鼻塞、头目昏胀、甚或神识昏蒙等症，即叶氏所说"浊邪害清"之候。

"其病有类伤寒"，因其紧接"浊邪害清"，可理解为温热夹湿证与伤寒相类，尤其是初起的临床见证，如吴鞠通在《温病条辨》中说湿温"头痛，恶寒，身重疼痛，有似伤寒"。叶氏在此从两者的传变特点加以区别，指出"伤寒多有变证"。伤寒初起留恋在表，然后化热入里，传入少阳、阳明，或传入三阴，病情由热转寒，性质多变。而温热夹湿证，湿邪淹滞粘腻，故病程中传变较慢，变化较少，往往流连气分阶段，即叶氏所云："温热虽久，在一经不移"。

（三）流连气分

【原文】5. 若其邪始终在气分流连者，可冀其战汗透邪，法宜益胃，令邪与汗并，热达腠开，邪从汗出。解后胃气空虚，当肤冷一昼夜，待气还自温暖如常矣。盖战汗而解，邪退正虚，阳从汗泄，故渐肤冷，未必即成脱证。此时宜令病者，安舒静卧，以养阳气来复，旁人切勿惊惶，频频呼唤，扰其元神，使其烦躁。但诊其脉，若虚软和缓，虽倦卧不语，汗出肤冷，却非脱证；若脉急疾，躁扰不卧，肤冷汗出，便为气脱之证矣。更有邪盛正虚，不能一战而解，停一二日再战汗而愈者，不可不知。（6）

【提要】温邪流连气分的治法，战汗的形成机理、临床特点、护理措施、预后及与脱证的鉴别等。

【释评】温邪久留，既不外解，又不内传营血，一直流连于气分者，邪虽未去而正气尚未虚衰，邪正相持，可希望通过战汗来透达邪气外解，可用叶氏提出的"益胃法"。清气生津，宣展气机，并灌溉汤液，使气机宣通，热达于外，腠开汗出，病邪随之外透。正如王孟英所言："益胃者，在疏瀹其枢机，灌溉汤水，俾邪气松达，与汗偕行，则一战可以成功也”。

温病过程中出现战汗，多为邪正剧烈交争，战而汗出热退，正胜邪却，病邪外解。由此可知，战汗的形成，是邪气流连已久，而正气尚未虚衰，犹能奋起驱邪外出，正气驱邪，力透重围，故出现战汗。战汗的临床表现，多是全身战栗，甚或肢冷脉伏，继而全身大汗。战而汗解后，患者常表现出身凉、脉虚、倦卧不语等正虚现象。大汗之后，胃中水谷之气亏乏，卫阳外泄，肌肤一时失却温养，致汗后“肤冷一昼夜”，这是一种暂时性的阳虚现象，一般不致形成“脱证”，一俟阳气恢复，肌肤即可温暖如常。其辨证要点在于注意脉象与神志表现。脉象虚弱和缓、神清安卧是邪退正虚，虽汗出肤冷，但非脱证。若战汗后脉象急疾，或沉伏，或散大不还，或虚而结代，神志不清，躁扰不安，肤冷汗出，则为正气外脱的危重表现，即“气脱”之证。临床上还有这样一种情况，即一次战汗后病邪不能尽解。须一、二日后再次发生战汗而方痊愈的。其原因主要是邪甚而正气相对不足，一次战汗，还不足以驱逐全部病邪，因此，往往须停一、二日，待正气渐复后再作战汗而获愈。

战而汗解之后，由于邪退正虚，阳气出现一时性的不足，此时应保持环境安静，让患者安卧休息，以促使阳气逐渐恢复。切不可见其倦卧不语，汗出肤冷而误认为“脱证”，以致惊慌失措，频频呼唤，这样反会扰其元神，不利机体恢复。

原文中叶氏把战汗后并非脱证的临床表现称为“汗出肤冷”，而把脱证的临床表现称为“肤冷汗出”。陈光淞认为“汗出肤冷与肤冷汗出有别：汗出肤冷者，汗后而热退肤冷，此邪解正虚之象，故云非脱，即仲景所谓：汗泄热去身凉即愈；肤冷汗出者，即《伤寒论》中所谓亡阳遂漏不止，与汗出如油也”。寓有深意。

（四）邪留三焦

【原文】6. 再论气病有不传血分，而邪留三焦，亦如伤寒中少阳病也。彼则和解表里之半，此则分消上下之势，随证变法，如近时杏、朴、苓等类，或如温胆汤之走泄。因其仍在气分，犹可望其战汗之门户，转疟之机括。（7）

【提要】邪留三焦的病理变化、治疗和转归。

【释评】温邪久羁气分，既不外解，亦不内传营血分，往往可留于三焦。三焦属手少阳，既主人体气机升降出入，又司水道运行。若邪留三焦则造成气机郁滞，水道不利，水液输布失常，形成温热夹痰湿之证，其证与伤寒少阳病均属少阳，但伤寒为邪居半表半里，见足少阳胆经枢机不利的寒热往来，胸胁苦满，心烦喜呕，默默不欲食，口苦，咽干，目眩等症，治宜和解表里之小柴胡汤；本证为温热夹痰湿阻遏上、中、下三焦气机，临床多见寒热起伏，胸满腹胀，溲短，苔腻等症，治宜开上、宣中、渗下之杏、朴、苓，或宣泄气机，化痰清热利湿的温胆汤治疗。但须注意杏、朴、苓或温胆汤皆着重在宣气化湿，对于气机不畅、痰湿较重的证候较为适用；若热象较甚的则又须以清化为法，如属风热流连气分则更不宜用，应予清气泄热之法治之，误用分消走泄之品，反致化燥伤津病情转重。总之，临床上必须随着证情的变化而立法施治，即“随证变法”。

关于本证的转归，叶氏提出如治疗得法，气机宣通，痰湿得化，可望通过战汗打开邪与汗并出的道路，或通过转为疟状，以逐渐外达而解，此为良好转归之关键，即所谓“犹可望其战汗之门户，转疟之机括"。

由于三焦具有主气机升降出入及通行水道两大作用，故对邪留三焦的病机特点主要需注意气机郁滞及痰湿内阻两方面。叶氏提出"分消上下之势"，即是针对病之上、中、下三焦气机郁滞，痰湿内阻的病机特点，治宜疏导三焦气机的运行，泄化三焦的痰湿，叶氏提出的杏、朴、苓及温胆汤，皆为理气、化痰、利湿之品。但并不包括邪留三焦的全部方药，其所举的方药只对气滞湿阻三焦者较宜，若热势较重者则不宜单独使用，须与清化之法配合。又因叶氏所列的方药中有属辛温性燥之品，用之不当可助热化燥伤阴，故又提"随证变法"，不可拘于定法、定方、定药。临床上对邪留三焦者，应分清热重还是湿重，是气滞为主还是湿阻为主，在三焦病变上，应探究其重点在上、在中、还是在下，根据不同情况施治。

（五）里结阳明

【原文】7. 再论三焦不得从外解，必致成里结。里结于何？在阳明胃与肠也。亦须用下法，不可以气血之分，就不可下也。但伤寒邪热在里，劫烁津液，下之宜猛；此多湿邪内搏，下之宜轻。伤寒大便溏为邪已尽，不可再下；湿温病大便溏为邪未尽，必大便硬，慎不可再攻也，以粪燥为无湿矣。（10）

【提要】三焦之邪进一步里结于阳明的治法，以及湿热病与伤寒运用下法的区别。

【释评】病邪羁留三焦如能及时给予分消上下，泄化痰湿，随证变法施治，病邪每多外透而解，反之则必里结于阳明胃和肠，临床可见大便溏而不爽，色黄如酱，其气臭秽等，此时亦当用下法治疗，不能认为此为气分、血分的病变，与伤寒表邪入里之腑实证不同，而不用下法。伤寒腑实证为邪已化热入里，劫烁津液形成燥屎，表现大便干结，故下之宜峻猛，以期急下存阴；湿热类温病之里结阳明多系湿热与肠内结滞相互搏结，而非燥屎，所以下之宜轻宜缓。伤寒里结属于燥热所致，用下法后见大便溏为腑实已通，燥结已去，邪热已尽，不可再下；湿热类温病之里结，大便溏为湿滞未尽，因湿性粘腻重浊，非能速化，可轻法频下，必见大便成形为邪尽，不可再下，即叶氏所谓"以粪燥为无湿矣"。但若湿邪化燥，已与肠垢互结，亦当攻下，不可拘于轻下缓下之说，以致贻误病机。

本节"不可以气血之分"之意，陈光淞注"气指温病言，血指伤寒言"，似觉牵强。叶氏本意似为不可因为温病以气分、血分证辨治，便认为与伤寒邪在阳明不同，而不用下法。

【原文】8. 再人之体，脘在腹上，其地位处于中，按之痛，或自痛，或痞胀，当用苦泄，以其入腹近也。必验之于舌：或黄或浊，可与小陷胸汤或泻心汤，随证治之；或白不燥，或黄白相兼，或灰白不渴，慎不可乱投苦泄。其中有外邪未解，里先结者，或邪郁未伸，或素属中冷者，虽有脘中痞闷，宜从开泄，宣通气滞，以达归于肺，如近俗之杏、蔻、橘、桔等，是轻苦微辛，具流动之品可耳。（11）

【提要】湿热痰浊结于胃脘的主症、治法，及多种类型痞证的证治鉴别。

【释评】胃脘居于上腹部，位处中焦，若胃脘按之疼痛，或自痛，或痞满胀痛，当用苦泄之法治疗，因其入腹已近，以泄为顺。但脘痞疼痛的原因有多种，治法不一，为了作出正确诊断，要依据舌苔变化来鉴别，即"必验之于舌"：若见舌苔黄浊者，为湿热痰浊互结之证，当用苦泄法，即苦辛通降以清热化痰泄湿，可用小陷胸汤或泻心汤等，其中偏于痰热者宜用小陷胸汤，偏于湿热者宜用泻心汤；若舌苔白而不燥，则为痰湿阻于胸脘，邪尚未化热；若舌苔黄白相兼，为邪热已内传而表邪犹未解；若舌苔灰白且不渴者，为阴邪壅滞，阳气不化，或素禀中冷。后三类证候，虽见胃脘痞胀，不可轻投苦泄，宜用开泄法，即以轻苦微辛，流通气机之品，开泄上焦，宣通中焦。因肺主一身之气，气化则湿化，肺气得宣，气机得畅，湿浊自去，痞闷自消，药用杏、蔻、橘、桔等。痰湿重者，可加燥湿化痰之品，如半夏、苍术等；兼表证者可佐以藿梗、紫苏等透表之品；阳气不化而阴邪壅滞者，可酌加附子、干姜、白术等温通之品。

【原文】9. 再前云舌黄或浊，须要有地之黄。若光滑者，乃无形湿热中有虚象，大忌前法。其脐以上为大腹，或满或胀或痛，此必邪已入里矣，表证必无，或十只存一。亦要验之于舌，或黄甚，或如沉香色，或如灰黄色，或老黄色，或中有断纹，皆当下之，如小承气汤，用槟榔、青皮、枳实、元明粉、生首乌等。若未见此等舌，不宜用此等法，恐其中有湿聚太阴为满，或寒湿错杂为痛，或气壅为胀，又当以别法治之。(12)

【提要】进一步说明痞证用苦泄法和腑实证用下法的辨舌要点。

【释评】前节提出凡痞症见有舌苔黄浊者，方可用苦泄法，此种黄浊苔必"须要有地之黄"，即是苔黄而腻浊有根，苔垢紧贴舌面刮之不去，方为湿热痰浊结滞可用苦泄法的指征。若舌苔黄而光滑，松浮无根，刮之即去者，则是湿热内阻而中气已虚，治宜清热利湿，大忌苦泄以伤中气。

脐上大腹部位见胀满疼痛，是邪已入里，表证已解或仅微存表证，此时也要依据舌苔的特点来分辨其因：若见舌苔黄甚，或如沉香色，或如灰黄色，或老黄色，或中有断纹，方为里结阳明之征象，予攻下法治疗，方用小承气汤，或选用槟榔、青皮、枳实、玄明粉、生首乌等。若虽腹满胀痛，未见上述种种舌苔，则说明病变非腑实内结，其中可能有因太阴脾湿未化，或寒湿内阻，气机壅滞等引起，当以其他方法治疗。

"当以别法治之"，叶氏未作具体论述，临床可依据病机特点施治。如见脾阳不足，湿邪停聚者，可予健脾燥湿的平胃散；若因寒湿阻遏，阳气不通引起者可用温阳化湿的附子理中汤；肝气郁滞，横伐脾土而见腹胀满者，可用疏肝理脾的柴胡疏肝散；若脾气虚弱致虚满者，可予四君子汤健脾和中。总之，切忌妄用攻下，造成脾胃阳气大伤，反生其他变证。

（六）论湿

【原文】10. 且吾吴湿邪害人最广，如面色白者，须要顾其阳气，湿胜则阳微也，法应清凉，然到十分之六七，即不可过于寒凉，恐成功反弃，何以故耶？湿热一去，阳亦衰微也；面色苍者，须要顾其津液，清凉到十分之六七，往往热减身寒者，不可就云虚寒，而投补剂，恐炉烟虽熄，灰中有火也，须细察精详，方少少与之，慎不可直率而往也。又有酒客里湿素盛，外邪入里，里湿为合。在阳旺之躯，胃湿恒多；在阴盛之体，脾湿亦不少，然其化热则一。热病

救阴犹易，通阳最难，救阴不在血，而在津与汗，通阳不在温，而在利小便，然较之杂证，则有不同也。（9）

【提要】湿邪致病及其治疗大法和注意点。

【释评】叶氏对湿热为患提出"外邪入里，里湿为合"，即强调外湿与内湿相合为病的发病特点。叶氏说："吾吴湿邪害人最广"，指其所居吴地（今苏州一带），气候潮湿，地势卑湿，故湿邪较重，突出了湿热病邪具有地域性的特点。此外，外湿尚须有内湿相引方可为病，引起湿热性温病。内湿多由脾胃失健自内而生。叶氏举"酒客里湿素盛"为例，说明凡恣食生冷，过食肥甘而损伤脾胃，或素体肥胖、痰湿过盛者，影响脾胃健运，多有湿邪蕴藏于里，成为湿热类温病的致病内因，一旦再受外湿，则必内外相合而酝酿成病。又由于脾为湿土之脏，胃为水谷之海，湿土之气同类相召，故湿热病邪致病多以脾胃为病变中心。但随人体体质之异而有不同的病机变化：阳旺之体，湿邪多从热化，而归于阳明胃，表现为热重于湿，即叶氏所称之"胃湿"；在阴盛之体，邪从寒化，病多留恋太阴，表现为湿重于热，即叶氏所谓"脾湿"。两者湿热各有偏重，治法各异。但是两类病证初起表现虽有不同，但随病程发展，多能化热，此为两类相似之处，故叶氏说："然其化热则一"。

湿为阴邪，性重浊黏滞。其致病后既能化燥伤阴，亦易伤人体的阳气，因而对湿热病的治疗应特别重视患者的体质情况。如遇面色㿠白而无华者，多属素体阳气不足，再感湿邪，阳气更易被湿邪所伤，致湿胜阳微，治疗时尤应注意顾护阳气，即使湿渐化热，如需用清凉之法，用至十分之六七即应停止，以免寒凉过度，重伤阳气，造成湿热虽去而阳气衰亡的恶果。即叶氏所云"成功反弃"、"湿热一去，阳亦衰微也"。凡面色青苍而形瘦之人，多属阴虚火旺，感受湿热病邪每易化燥伤阴，治疗时应顾护阴液，切忌温补，即使在疾病后期热退身凉的情况下，亦不可误认为虚寒证而投温补，以防余邪未尽，而致"炉灰复燃"。

温邪属阳，热变最速，易耗伤津液，治疗总以清热保津为基本原则。且滋阴之品性偏甘凉，用于温热病正合"热者寒之"，"燥者润之"的原则，以使热退阴复而病愈，故叶氏曰："热病救阴犹易"。湿热留连，气机郁阻，既不能过于寒凉清热，致湿邪不去，气机更不能舒展，亦不能滥用温运、苦燥化湿，以致有助热伤津之弊，故曰"通阳最难"。但须明确温病救阴的目的并不在于滋补阴血，而是在于生津养液及防汗泄过多损伤津液；温病通阳的目的并不在运用温药温补阳气，而在于化气利湿，通利小便，因气机宣通，水道通调则湿邪可从小便而去。因此温病治疗中救阴、通阳的意义与杂病有所不同。

本节中叶氏提出"湿盛则阳微也"与"湿热一去，阳亦衰微也"，两者意义不完全相同。前者指阳虚之人易感受湿邪，而湿邪为患也易损伤阳气。后者指的是治疗时过用寒凉之品的后果，即湿热已伤阳，再过用寒凉更导致阳气衰亡。

关于"救阴不在血，而在津与汗"，王孟英说："言救阴须用充液之药，以血非易生之物，而汗需津液以化也"。故从汗的状况，可以测知热势与津伤的程度。治疗上要防汗过多而损津液。"津"是救阴的要着，因为温病过程中始终存在着热与津之盛衰消长变化的矛盾。热盛必伤津，津伤热更甚，故温病救阴，不是到阴竭时才救，而是时刻顾护。去邪护津，邪去津安。补血药厚重呆腻，用其救阴，不但血不能生，津难得充，反而会恋邪助邪，故说"救阴不在血，而在津与汗"。

关于"通阳不在温,而在利小便",此语参考前人之注,应理解为通阳不全在使用温通阳气的药物,而是宣展气机,淡渗利尿,迨至气机宣展,小便通利,湿浊外泄,阳气自无阻遏而外达。利小便多用淡渗之品,非为温药,但如理气化湿、苦温化湿、辛温芳香化湿等不乏温性药物,只是此等药物与辛热药物温通阳气不同。

（七）邪入营血

【原文】11. 前言辛凉散风,甘淡驱湿,若病仍不解,是渐欲入营也。营分受热,则血液受劫,心神不安,夜甚无寐,或斑点隐隐,即撤去气药。如从风热陷入者,用犀角、竹叶之属;如从湿热陷入者,犀角、花露之品,参入凉血清热方中。若加烦躁,大便不通,金汁亦可加入,老年或平素有寒者,以人中黄代之,急急透斑为要。(4)

【提要】温病热邪陷入营分的证治。

【释评】前面已论及,温邪在肺卫时,对夹风、夹湿者分别投以辛凉散风、甘淡驱湿之法,病仍不解,是邪热炽盛或正气抗邪能力不足,导致正不胜邪,病邪进一步深入,可由卫分或气分陷入营分。

邪热传入营分的主要病机变化是"血液受劫,心神不安"。因心主血属营,热入营分后,必耗伤营阴,而营气为化血之源,营阴不足必然致阴血受损。故邪入营分,血分亦受波及。营气通于心,心营有热,心神受扰,临床可见心神不安,夜甚无寐。营血同行脉中,营热窜扰血络,则见斑点隐隐。

对于营分证的治疗,叶氏提出邪既传营,则"撤去气药",即不用辛凉散风,甘淡驱湿等治疗卫分、气分的药物,而应予清营泄热透邪之品,并根据所陷病邪性质而随症加减。营分热盛,治以犀角(水牛角代)为主药,如从风热陷入者,加竹叶之类透泄热邪;如从湿热陷入者,加花露之类清泄芳化。若症见烦躁不安,大便不通,说明热毒壅盛,锢结于内,治疗宜加入金汁以清火解毒,但因其性极寒凉,老年阳气不足或素体虚寒者当慎用,可用人中黄代之。总之,邪热入营而见斑点隐隐者,病虽深入,但治疗总以泄热外达为急,使斑疹得透,即所谓"急急透斑为要"。

透斑,是指清热凉血解毒,使热得以清透而斑随之外透,而不是用升散透发之法,若误用辛温升透之品则有助热伤阴之弊。透斑的具体方法甚多,叶氏所论陷入营分者用犀角(水牛角代)、竹叶、花露之类为透斑,用金汁或人中黄清泄热毒亦为透斑,阳明腑实而致邪热锢结,清营解毒方中加入通下之品通腑气,里气通则表气顺,斑疹可透发,为通腑透斑。当然,攻下不宜过于峻猛,否则亦可引起邪毒内陷。本节中叶氏又说"若加烦躁,大便不通,金汁亦可加入",是指营分证中热毒锢结而用清热解毒力较强的金汁治疗,并未涉及到下法的运用。陈光淞提出"若金汁、人中黄所不能下者,大黄、玄明粉亦宜加入",是对叶氏论述的补充,提示了温病过程中,兼有阳明腑实证者,均宜考虑用通下之法。

关于营分证的临床表现,叶氏仅言"心神不安,夜甚无寐,或斑点隐隐",章虚谷指出:"热入于营,舌色必绛。"结合临床,尚应有身热夜甚,时有谵语等症。

【原文】12. 若斑出热不解者,胃津亡也,主以甘寒,重则如玉女煎,轻则如梨皮、蔗浆之类。或其人肾水素亏，虽未及下焦，先自彷徨矣，必验之于舌，如甘寒之中加入咸寒，务在先安未受邪之地，恐其陷入易易耳。（5）

【提要】斑出热不解的病机、治法及用药。

【释评】温病发斑多因阳明胃热内迫营血所致。斑疹外发则邪有透解之机，故斑出之后，热势应逐渐下降。如戴天章说："时疫发斑，邪热出于经脉也，虽不及战汗，亦有外解之机"。若斑出而热不解者，是为邪热消烁胃津，致津伤不能济火，水亏火旺而热势燎原，即叶氏所谓"胃津亡"的后果。

治疗当以甘寒之剂生津清热。热盛伤津之重者，可用玉女煎加减，清气凉营，退热生津；证情较轻者，用梨皮、蔗浆之类甘寒滋养胃津。若患者素体肾水不足，邪热最易乘虚深入下焦，劫烁肾阴则热势更难外解。叶氏提出"必验之于舌"：若见舌质绛而枯萎，即提示为肾水不足之体，虽未见到明显肾阴被灼的症状，也应于甘寒之中加入咸寒之品兼补肾阴，肾阴得充则邪热不易深入下焦而使病情恶化，此即"务在先安未受邪之地"，以达未病先防之作用。

对"斑出热不解"的治疗，叶氏提出"如玉女煎"，王孟英认为并非是玉女煎之原方，而用白虎加地黄法，吴锡璜又提出："热甚者，尚有犀角地黄合白虎法"，可供临床参考。

（八）辨舌验齿

【原文】13. 再舌苔白厚而干燥者，此胃燥气伤也，滋润药中加甘草，令甘守津还之意。舌白而薄者，外感风寒也，当疏散之。若白干薄者，肺津伤也，加麦冬、花露、芦根汁等轻清之品，为上者上之也。若白苔绛底者，湿遏热伏也，当先泄湿透热，防其就干也。勿忧之，再从里透于外，则变润矣。初病舌就干，神不昏者，急加养正透邪之药；若神已昏，此内匮矣，不可救药。（19）

【提要】白苔的薄、厚、干燥和白苔绛底，以及初病舌干的辨证治疗。

【释评】舌苔薄白为外感初起，病邪在表之征。但其中感邪性质有寒热之别。苔薄白而不干，舌质正常的为外感风寒，治宜辛温疏散。如薄白而干者，同时可见舌边尖红，因其肺位在上，治疗应在疏解方中加麦冬、花露、芦根汁等轻清上焦，滋而不腻之品以滋养肺津，其作用亦偏上，故称之"上者上之"。薄白而干之苔，常见于外感风热，表邪未解而肺津已伤之证，此外，还可见于燥邪犯于肺卫者。对此类病证若投浓浊厚味，反直走下焦肝肾，与肺无涉，且易恋邪。

舌苔白厚而干燥，为胃津不足而肺气已伤，肺主气、布津，肺气伤则气不化津，苔见白厚；胃津既伤而不能上承则舌面干燥。治疗当予滋润之品生津润燥，再加入甘草，取其甘味可补益肺胃之气，使其布津功能得复，津液自生，即所谓"甘守津还"。

白苔绛底指舌质红绛，苔白厚而腻，是湿邪阻遏，热邪内伏不能向外透达，即"湿遏热伏"之病势征象。治当先开泄湿邪，湿开则热透。但泄湿之品多偏香燥，易生耗津之弊，应防其温燥伤津而见舌干，然也不必忧虑舌干，因湿开热透后，津液自能恢复，舌苔自可转润，故曰"勿忧之"。

若病初起时舌即见干燥，是为温邪伤津液，按法施治即可。但若属素禀津气亏损所致初病舌干无津者，易导致正不胜邪局面，应特别引起注意。在辨证中要观察神志表现，如未见神昏等险恶证候者，预后尚好，当急予养正透邪之剂，补益津气，透邪外达。如已见神昏者，属正气大亏，津气内竭，邪热内陷，预后不良。

对于舌苔白厚而干燥者的治疗，叶氏提出在滋润药中加甘草，"令甘守津还"。因有胃津耗伤当用滋润，滋润药中加甘草，其意不在甘润养阴，是在于补益肺胃之气，使肺之布津，胃之化津功能恢复正常。其用药不只甘草一味，叶氏仅举此为例，凡调养肺胃之气的药物均可酌情选用。

【原文】14. 舌苔不燥，自觉闷极者，属脾湿盛也。或有伤痕血迹者，必问曾经搔挖否？不可以有血而便为枯证，仍从湿治可也。再有神情清爽，舌胀大不能出口者，此脾湿胃热，郁极化风而毒延口也。用大黄磨入当用剂内，则舌胀自消矣。（21）

【提要】脾湿盛与脾湿胃热、郁极化风的舌苔特点及其治法。

【释评】舌苔不燥，虽未说明苔色及厚薄，但从"自觉闷极，属脾湿盛"来分析，是指白厚而腻之苔，乃脾湿内盛，气机阻滞之征象。治疗当从湿盛辨之，予以苦温芳化之剂化湿泄浊。如见到伤痕血迹，须问明是否因搔挖所致，不可一见血迹便认为是热盛阴伤之证，更不可误作动血之象而误投寒凉，伤及脾阳。若见病者神情清爽，舌体胀大不能伸出口外，是脾湿胃热郁极化风，湿热秽毒之气循脾络上延于舌所致。治疗只需于清化湿热方中，磨入大黄以泻火解毒，舌体肿胀便可消，吐伸自如。

【原文】15. 再舌上白苔粘腻，吐出浊厚涎沫，口必甜味也，为脾瘅病。乃湿热气聚与谷气相搏，土有余也，盈满则上泛，当用省头草芳香辛散以逐之则退。若舌上苔如碱者，胃中宿滞夹浊秽郁伏，当急急开泄，否则闭结中焦，不能从膜原达出矣。（22）

【提要】脾瘅病和苔如碱状的病机及辨治。

【释评】舌苔白而粘腻，口吐浊厚涎沫，口有甜味，此即《内经·奇病论》中所论之脾瘅病，在湿温病中较为常见。此外，尚可见口粘不爽，胸闷脘痞，不思饮食等症。脾瘅病产生的机理是"湿热气聚与谷气相搏，土有余也"，即由湿热蕴阻脾胃，脾运失常，不能运化水谷，水谷不化则又可以助湿，二者相搏，互相影响。所谓谷气者，指脾胃失运，水谷不化之气。土有余者，是指脾胃为湿热所困，邪有余，而非脾胃之气有余，多湿重于热。若热重于湿，则苔黄而浊腻，口中苦。治疗当用省头草（即佩兰）之芳香辛散以驱湿浊之邪。临床应视湿热之偏盛，配其它清热化湿药物，如山栀、黄芩、白豆蔻、半夏、厚朴等。

舌上苔如碱者，即舌上苔垢白厚粗浊，状如碱，质地坚。为"胃中宿滞夹秽浊郁伏"，临床当见脘腹胀满疼痛、拒按，嗳腐呕恶等症。治疗当"急急开泄"，开其秽浊，泄其胃中宿滞，以免闭结中焦，邪气不能外达而致病情加重。临床多用大黄、枳实、厚朴、槟榔、半夏、神曲、藿香、佩兰等药。

本节所说开泄之法与前十一节所说的开泄名同实异。本处指开秽浊，泄宿滞之法；前十一节指用轻苦微辛之品以宣气化湿。

【原文】16. 若舌白如粉而滑，四边色紫绛者，温疫病初入膜原，未归胃府，急急透解，莫待传陷而入。为险恶之病，且见此舌者，病必见凶，须要小心。（26）

【提要】湿热疫邪入膜原的舌苔特征、病机、治法和预后。

【释评】叶氏所说的"温疫病"初入膜原之舌苔特征是白滑如积粉，舌边尖呈紫绛色，实指湿热秽毒所致的湿热疫，即吴又可《温疫论》主要讨论的疫病。病之初起，邪入膜原，见舌苔白滑如积粉，舌质呈紫绛色，但因白苔覆盖满舌，故仅见舌之四边色紫绛，病位在半表半里之膜原，尚未入里归胃腑。若湿邪化热传入胃腑，则可见黄腻苔。治疗当急予开泄透解，使邪有外达之机，可选用吴又可达原饮。因疫证传变极速，变化多端，应及时治疗，否则每易造成邪陷内传而致病情恶化。

【原文】17. 再黄苔不甚厚而滑者，热未伤津，犹可清热透表；若虽薄而干者，邪虽去而津受伤也，苦重之药当禁，宜甘寒轻剂可也。（13）

【提要】从黄苔的润燥判断津伤与否，以及确定相应的治疗方法。

【释评】黄苔为邪热入里，病在气分的标志，但其有润燥之不同，据此可判断津液损伤的程度，从而制定正确的治疗措施。凡黄苔不甚厚而滑润不燥者，热虽传里，但尚未伤津，病邪尚属轻浅，治宜清热透邪，使邪从表而解。如苔薄而干燥乏津的，则属邪虽已解或邪热不甚，但津液已伤，当禁用苦寒沉降的药物，以防苦燥伤津败胃，而宜用甘寒濡养津液，兼以清热。

以上所论黄苔不甚厚者，从其润燥来判断津液是否损伤，进而确立治法。但文中言"滑"者，是指润而言，非指兼有湿邪之滑腻苔。

【原文】18. 若舌无苔而有如烟煤隐隐者，不渴肢寒，知挟阴病。如口渴烦热，平时胃燥舌也，不可攻之。若燥者，甘寒益胃；若润者，甘温扶中。此何故？外露而里无也。（23）

【提要】舌上黑如烟煤隐隐者的辨治。

【释评】舌上无明显黑色苔垢，仅现一层薄薄的黑晕，有如烟煤隐隐之状，是黑苔的一种轻微类型。其所主病证有寒热虚实之分，根据舌面之燥、润及口渴与不渴等见证进行鉴别。若见不渴，肢寒，舌面湿润者为中阳不足，阴寒内盛之征，属虚寒证，治宜"甘温扶中"，以温补中阳。若见口渴，烦热而舌面干燥者，为中阳素旺，胃燥津液不足，属阳热证，不可妄用攻下，治宜甘寒濡润之剂养胃生津润燥。因为虽然外露黑苔类似里热之象，但苔极薄，则表示里无实邪内结，故"不可攻下"。

本节所论病证的病机特点，从叶氏治以"甘寒益胃"、"甘温扶中"分析，可知其重点都是以中焦脾胃为主。章虚谷曾注释本条说"其润而不燥，或无苔如烟煤者，正是肾寒来乘心火，其阳虚极矣。若黑而燥裂者，火极而变水色，如焚木成炭而黑也"，章氏所说的"肾寒来乘心火"之虚寒症见舌色隐隐发黑而润者，于杂病中可见，温病中少见；"火极而变水色"舌黑燥裂者，在温病中亦多见苔较厚者，舌色隐隐发黑者亦少见。两者病机治法不同，不可混淆。

【原文】19. 若舌黑而滑者，水来克火，为阴证，当温之。若见短缩，此肾气竭也，为难治。欲救之，加人参、五味子勉希万一。舌黑而干者，津枯火炽，急急泻南补北。若燥而中心厚瘠者，土燥水竭，急以咸苦下之。(24)

【提要】进一步论述黑苔的辨治。

【释评】如见舌苔黑而滑润者，是阴寒内盛导致肾阳衰微，即"水来克火"之征。必伴有四肢寒冷、下利清稀、脉微细无力等虚寒见症。治法"当温"，即予温阳祛寒之剂。若兼见舌体短缩，是肾气竭绝，病情险恶难治。急救的方法可在所用方剂中加入人参、五味子等敛补元气之品，以期挽回于万一。舌苔黑而干燥，属"津枯火炽"，即下焦肾阴枯竭，上焦心火亢盛所致，多见于温病后期，治疗应用清心泄火、滋肾救阴之剂，即"急急泻南补北"，可用黄连阿胶汤之类方剂。若见舌苔黑而干燥，舌中心有较厚苔垢者，是阳明腑实燥热太盛而下竭肾水所致，即叶氏所指"土燥水竭"，治宜急投承气汤类，攻下腑实。

本节所论"阴证，当温之"，与上节所论"甘温扶中"之治法不同。上节所论之证偏于中阳虚，治取温补中阳；本节所论之证属肾阳虚，治取大辛大热之品，温经散寒，回阳救逆。两者病位有中下之别，病情有轻重之异，应注意区分。

叶氏本节中提出"土燥水竭，急以咸苦下之"，即是投以承气汤之类，通下腑实，避免耗竭下焦肾水，即"急下存阴"之意。临床运用时，对土燥水竭之证可采用吴鞠通的增液攻下法，用增液承气汤之类，既可攻下阳明内实，又能滋养津液，更切合病机。

【原文】20. 又不拘何色，舌上生芒刺者，皆是上焦热极也，当用青布拭冷薄荷水揩之。即去者轻，旋即生者险矣。(20)

【提要】舌生芒刺的病机与处理方法。

【释评】舌上有芒刺，无论舌苔为何色，均为上焦热极的表现。临床施治除内服药物外，局部可用青布拭冷薄荷水揩之。揩之芒刺即能除去者，说明热邪尚未锢结，病情较轻；揩后芒刺虽去而旋即复生者，为热毒极盛，病邪锢结难解，病情重险的标志。

此节叶氏说舌上有芒刺者不拘何色，但证属气分热极，故其舌质多为红或深红，苔多老黄、焦黄、黑灰而燥。其处理方法，叶氏所说"青布拭冷薄荷水揩之"，仅是对芒刺的局部处理，临床应针对芒刺产生的原因施治。叶氏认为舌生芒刺"皆是上焦热极"，但不可局限于"上焦热极"。如属气分热盛的可用清泄气分邪热之剂，阳明腑实内结者可攻下泄热，气血分热毒炽盛者则气血两清。

【原文】21. 再论其热传营，舌色必绛。绛，深红色也。初传，绛色中兼黄白色，此气分之邪未尽也，泄卫透营，两和可也。纯绛鲜泽者，包络受病也，宜犀角、鲜生地、连翘、郁金、石菖蒲等。延之数日，或平素心虚有痰，外热一陷，里络就闭，非菖蒲、郁金等所能开，须用牛黄丸、至宝丹之类以开其闭，恐其昏厥为痉也。(14)

【提要】热传营分与包络受病见绛舌的辨治。

【释评】温病一般在卫、气分多见舌苔的变化，而在营、血分阶段多见舌质的变化。邪热传营，舌质颜色多由红转绛，即深红色，这是营分证的一个重要辨证指征。但营分证的病理变化有若干类型，单凭绛舌不能概括全部，而且也不能仅根据舌绛而诊断为营分证，必须四诊合参，全面分析，故叶氏进一步提出了热入营分的舌象具体表现及绛舌主病的不同类型。

邪热初传营分，舌色虽已转绛，但常罩有黄白苔垢，是气分之邪犹未尽解的表现，此属气分之热初传营分，营热未甚而气热亦渐衰，病情较轻，而与气分热甚炽，营分邪热亦盛之气营两燔证不同，故治疗叶氏提出"泄卫透营"，即于清营药物之中佐以清气透泄之品，两清气营之热。因营气通于心，故邪在营分每易侵犯心包，如见舌质纯绛鲜泽，则是包络已经受病，可出现神昏谵语等症状，当急予清心开透之品，如犀角（水牛角代）、鲜生地、连翘、菖蒲、郁金之类。如治不及时，延之数日，或患者平素心虚有痰湿内伏，则邪热陷入心包之后，必与痰浊互结而闭阻包络，则神志症状更为严重，甚至出现昏聩不语等重险证候，此时已非菖蒲、郁金等一般芳香开窍之品所能胜任，当急予安宫牛黄丸、至宝丹之类清心化痰开窍以急开其闭，否则可造成痉厥等险恶局面。

【原文】22. 再色绛而舌中心干者，乃心胃火燔，劫烁津液，即黄连、石膏亦可加入。若烦渴烦热，舌心干，四边色红，中心或黄或白者，此非血分也，乃上焦气热烁津，急用凉膈散，散其无形之热，再看其后转变可也。慎勿用血药，以滋腻难散。至舌绛望之若干，手扪之原有津液，此津亏湿热熏蒸，将成浊痰蒙蔽心包也。（15）

【提要】绛舌、红舌而中心干，以及绛舌望之若干扪之有津液的病机及治疗。

【释评】舌色红绛为心营热盛之征，因舌为心之苗，心主血属营，舌中心为胃之分野，故绛舌而中心干者，为热在心营兼胃热炽盛，劫灼津液之象，即叶氏所说之"心胃火燔"，当属气营两燔之证。其治疗可在清心凉营透热的犀角、生地、连翘等药中加入黄连、石膏等清胃泻火之品，以气营两清。若见口渴烦热，舌中心干，四边色红，或舌中心有或黄或白，苔垢者，此非邪在营血分，而是上焦气分热炽燔灼津液所致，治疗宜急用凉膈散清散上焦无形邪热，其后再根据证候的转化情况而随证治之。不可一见舌四边色红便误认为是邪已入营血，而用凉血滋阴之药，因此类药物多较腻滞，病在气分误用之，致邪热锢结，不易解散。故叶氏强调"慎勿用血药，以滋腻难散"。又如舌绛而望之若干，扪之却有津液，则系邪入营分，兼有湿热熏蒸，提示湿热酿痰将发生痰浊蒙蔽心包之证，此时的治疗非单纯清营透热可奏效，当投清热化湿、芳香化浊、涤痰开泄之剂。

【原文】23. 舌色绛而上有粘腻似苔非苔者，中夹秽浊之气，急加芳香逐之。舌绛欲伸出口，而抵齿难骤伸者，痰阻舌根，有内风也。舌绛而光亮，胃阴亡也，急用甘凉濡润之品。若舌绛而干燥者，火邪劫营，凉血清火为要。舌绛而有碎点白黄者，当生疳也，大红点者，热毒乘心也，用黄连、金汁。其有虽绛而不鲜，干枯而痿者，肾阴涸也，急以阿胶、鸡子黄、地黄、天冬等救之，缓则恐涸极而无救也。（17）

【提要】继续论述七种绛舌的辨治。

【释评】舌色绛而舌面上罩有粘腻似苔非苔者，临床多伴有胸脘痞闷，呕恶等症状，此为邪在营分而中焦兼夹秽浊之气所致。治疗应在清营透热的同时配合芳香化浊之品以开逐秽浊，否则浊气不除，可导致清窍蒙蔽；如舌质红绛而舌体伸展不利，以致欲伸舌出口，而抵齿却难以骤伸，是热邪亢盛，内风欲动而有痰浊阻于舌根之象；再如舌绛光亮，是胃阴衰亡的表现，其治疗不可作热入营分而清营泄热，亦忌苦寒之品，应急投重剂甘凉濡润之品救其胃阴；又如舌质红绛而舌面干燥无津者，则为营热炽盛，劫灼营阴之征，治疗应予大剂清营凉血泻火之剂；若舌绛而舌面布有碎点呈黄白色者，系热毒炽盛，舌将生疳疮的征象；如舌绛呈大红点者，则为热毒乘于心经，心火炽盛的表现，证情甚重，治当急进黄连、金汁等清火解毒；另外，有舌虽绛而不鲜，干枯而萎，毫无荣润之色者，为肾阴枯涸的表现，常见于温病后期，邪少虚多之候，证情已属危笃，应予大剂咸寒滋肾补阴之品，如阿胶、鸡子黄、地黄、天冬等以救欲竭之阴，否则精气涸竭，危局难以挽回。

　　叶氏原文所论绛舌的治疗，多仅提治法，而无具体方药。临床之际，若见营热夹秽浊者，可用清营汤配合藿香、佩兰、白豆蔻、菖蒲等芳香化浊之品；痰阻风动者，可选水牛角、钩藤、菖蒲、天竺黄等清营凉血、息风化痰之品；胃阴衰亡者，可用炙甘草汤去辛温之品，加石斛、蔗浆或用益胃汤加减变化救养胃阴；营热烁阴者，治以清营凉血泻火，佐以养阴滋液之法，可用清营汤、犀角地黄汤合增液汤加减。其他见绛舌者，可据叶氏原文所述及临床见症，加减应用。

　　【原文】24. 其有舌独中心绛干者，此胃热心营受灼也，当于清胃方中，加入清心之品，否则延及于尖，为津干火盛也。舌尖绛独干，此心火上炎，用导赤散泻其腑。（18）

　　【提要】继续论述舌中心绛干及舌尖绛干的辨治。

　　【释评】舌心干绛与舌尖干绛，虽均为绛而干燥之舌，但其部位不同，故病机、治疗亦异。舌中心属胃，故见舌独中心绛而干燥者属胃经热邪亢炽，心营被其燔灼，治疗应于清胃泄热方中加入清心凉营之品。否则舌之干绛由中心进一步扩展到舌尖，则示心胃热毒更盛而津液受劫。舌尖为心所主，仅见舌尖红绛而干者是心火上炎之征。心与小肠相表里，故心火盛者治疗可予导赤散泻小肠以清心火。王孟英注释本条文时说："舌心是胃之分野，舌尖乃心之外候，心胃两清，即白虎加生地、黄连、犀角、竹叶、莲子心也；津干火盛者，再加西洋参、花粉、梨汁、蔗浆可耳；心火上炎者，导赤汤加入童溲尤良。"可供临床参考。

　　【原文】25. 再有热传营血，其人素有瘀伤宿血在胸膈中，挟热而搏，其舌色必紫而暗，扪之湿，当加入散血之品，如琥珀、丹参、桃仁、丹皮等。不尔，瘀血与热为伍，阻遏正气，遂变如狂发狂之证。若紫而肿大者，乃酒毒冲心。若紫而干晦者，肾肝色泛也，难治。（16）

　　【提要】紫舌的意义及三种紫舌的辨治。

　　【释评】紫舌较绛舌，其病情更深一层，多由营血分热毒极盛所致。当热传营血而素体又有瘀伤宿血在胸膈者，可致瘀热相搏，舌亦可呈紫色，其特点是紫而暗，手扪之潮湿。治疗当于清营凉血方中加入活血散瘀之品，如琥珀、丹参、桃仁、丹皮等。如不用散血之法，必致瘀血与营血分热邪互结，瘀热阻遏窍机，扰乱神明而出现如狂、发狂等险恶证候。如见舌紫而肿大者，为平素嗜酒，酒毒内蕴，上冲心经所致。如见舌紫而晦暗干涩者，为热邪深入下焦，劫烁肝肾之阴，肝肾脏色外露的表现，多见于温病后期，甚难救治，预后不良。

章虚谷分析本条："舌紫而暗，暗即晦也；扪之潮湿不干，故为瘀血。其晦而干者，精血已枯，邪热乘之，故为难治。肾色黑，肝色青，青黑相合而现于舌，变成紫晦，故曰肾肝色泛也。"对紫暗湿润之舌与紫暗而干舌的病变机理作了分析，可供参考。

【原文】26. 舌淡红无色者，或干而色不荣者，当是胃津伤而气无化液也，当用炙甘草汤，不可用寒凉药。（25）

【提要】淡红舌之病机与治法。

【释评】舌质较正常人红润适中之色泽淡而少血色，或舌面干燥而色泽不荣润，此为"气无化液"，即是胃津耗伤，不能化生气血津液而上荣舌本。治宜用炙甘草汤滋养阴血，气液双补，不可因舌面干燥，便认为是热盛伤津而投以寒凉，否则徒伤胃气，津液更难化生，胃津不能回复。故叶氏说"不可用寒凉药"。

淡红舌在杂病中每见于气血亏虚者，而非温病之典型舌象，此多见于温病后期，由气血亏虚不能上荣于舌所致。

【原文】27. 再温热之病，看舌之后亦须验齿。齿为肾之余，龈为胃之络。热邪不燥胃津必耗肾液，且二经之血皆走其地，病深动血，结瓣于上。阳血者色必紫，紫如干漆；阴血者色必黄，黄如酱瓣。阳血若见，安胃为主；阴血若见，救肾为要。然豆瓣色者多险，若证还不逆者尚可治，否则难治矣。何以故耶？盖阴下竭阳上厥也。（31）

【提要】验齿的诊断意义及齿龈结瓣的病机、治疗和预后。

【释评】肾主骨，齿为骨之余；龈为阳明经脉所络。温邪伤阴以耗伤胃津或肾液为主，且肾与阳明两经之血均循行于齿龈，故观察齿龈的变化可以了解热邪的浅深轻重，胃津与肾液的耗伤程度，为辨证施治提供依据。若热邪盛于阳明或少阴，影响及血分，引起血热动血，致齿龈间出血，血凝结于齿龈部可形成瓣状物。齿龈与胃、肾相关，观察其色泽变化，可测其病位以及病证之虚实。凡瓣色紫，甚则紫如干漆，为"阳血"，系阳明热盛动血，其病属实，治宜"安胃为主"，清胃生津；若瓣色发黄，或黄如酱瓣者，为"阴血"，乃热灼肾阴，虚火上浮而动血，其病属虚，治应"救肾为要"，即急予滋肾养阴之品滋养肾阴以降虚火。龈血结瓣呈豆瓣色者，因其病已深入下焦，真阴耗竭而虚火上炎，证多险恶，但须结合全身证候看，若无衰败之象，尤可救治，若全身已呈衰败之象，则属真阴下竭而虚阳上逆，即"阴下竭阳上厥"之逆候，为阴阳离决之兆，故难救治。

关于"安胃"之法，本节乃指祛在胃之邪，补胃津之不足而使胃得以安，非限定为某法。齿龈出血，若为阳明无形热邪所致者，可清泄胃热；若胃腑实热积滞而致者，可通腑泄热；若为胃热津伤，则予甘寒濡润之品，清热生津养胃。

【原文】28. 齿若光燥如石者，胃热甚也。若无汗恶寒，卫偏胜也，辛凉泄卫，透汗为要。若如枯骨色者，肾液枯也，为难治。若上半截润，水不上承，心火上炎也，急急清心救水，俟枯处转润为妥。（32）

【提要】齿之润燥的辨治。

【释评】牙齿光燥如石，多属胃热较甚，胃津受伤，但又须结合全身见证辨别。如兼见无汗恶寒等表证，则为阳热内郁，卫气不通，津不布化所致，不可误认为胃热亢盛，误投清胃之品，须宣通其卫气，因内有郁热，不宜投以辛温，而应予辛凉透汗之剂，以泄卫透表，表开热散则津液可以布化，牙齿自可转润。若见齿干燥而无光泽，色如枯骨者，为肾液枯竭，治疗比较困难，一般见于温病之后期。叶氏未提出治法，但既属肾液枯竭之证，当以大剂滋养肾阴之品，以救将竭之肾阴，如《温病条辨》加减复脉汤之类。若见齿上半截润，下半截燥，为肾水不足，不能上济于心，心火燔灼上炎之证，治疗急当清心滋肾并进，如黄连阿胶汤之类，使心火得降而不致灼阴，肾水得复而可以上济，则牙齿干燥部分自可逐渐转润。

【原文】29. 若咬牙啮齿者，湿热化风，痉病；但咬牙者，胃热气走其络也。若咬牙而脉证皆衰者，胃虚无谷以内荣，亦咬牙也。何以故耶？虚则喜实也。舌本不缩而硬，而牙关咬定难开者，此非风痰阻络，即欲作痉证，用酸物擦之即开，木来泄土故也。（33）

【提要】咬牙啮齿的虚实辨证及局部治法。

【释评】咬牙指上下牙齿咬定，啮齿指牙齿相互磨切。凡咬牙啮齿并见者，多属热盛动风，筋脉挛急所致，并可见四肢抽搐等症，是已成痉病的表现。痉病原因甚多，此处乃指湿热化燥化火致风者。如仅咬牙而不啮齿，其中有两种情况，有属实者，有属虚者。胃之络入上齿而环唇，故实证多为胃热之气走窜经络所致；虚证多为胃气不足，不能上荣经络，筋脉失养而成，叶氏称之为"虚则喜实"。其虚实之辨，叶氏主要从脉证之虚实以别之。胃热而咬牙者，其脉证皆实，必有胃热炽盛或胃腑热结见证；胃虚而咬牙者，其脉证皆虚，必有中虚而脾胃不足之见证。此外，虚实二者的咬牙程度也各不相同，属胃热实证者多咬牙有力，牙关难开；属胃虚者多咬牙无力，牙关较易开。临证时应结合全身症状作全面分析。若见舌本不短缩而硬，牙关咬定难开者，其病机一般有两种：一为风痰阻络；一为热盛动风欲作痉证。临床亦须结合全面证候辨证施治，局部可用酸物如乌梅肉擦齿龈，往往可使牙关得开。此为应急措施，酸属木，齿龈属土，故称之为"木来泄土"。

叶氏原文中提出咬牙啮齿者属"湿热化风，痉病"，但临床上见咬牙啮齿者不限于湿热化风，温热类温病热盛动风亦多见。

【原文】30. 若齿垢如灰糕样者，胃气无权，津亡湿浊用事，多死。而初病齿缝流清血，痛者，胃火冲激也；不痛者，龙火内燔也。齿焦无垢者，死；齿焦有垢者，肾热胃劫也，当微下之，或玉女煎清胃救肾可也。（34）

【提要】齿垢与齿缝流血的辨治及预后。

【释评】温病过程中见齿垢，多由热邪蒸腾胃中浊气上升而结于齿。叶氏于本节中提出了三种情况：一是齿垢如灰糕样，即枯燥而无光泽，为胃中津气两竭，湿浊上泛所致，预后不良。二是齿焦无垢，为胃肾气液已竭，预后亦不良。三是齿焦有垢，属胃热炽盛，劫烁肾阴，气液尚未枯涸，治疗当根据具体情况，或以调胃承气汤微下其胃热，或用清胃滋水之法，如玉女煎加减方。

齿缝流血的病机同原文第 31 条所述齿龈结瓣相似，亦有虚实之别和属胃属肾之不同。凡齿缝流血而痛者，多为胃火冲激而致，应伴有齿龈肿胀或口中臭秽，其证属实；凡齿缝流血而不痛者，多为肾阴不足，肾中虚火上炎即"龙火内燔"所致，齿龈多不肿胀，其证属虚。

关于"肾热胃劫"的含义，叶氏原意乃指齿垢之形成主要是胃中邪热蒸胃中浊气上腾，同时有胃津、肾液之耗伤，治用微下或玉女煎清胃救肾，非由肾热所致。临证时当明辨。

（九）辨斑疹白痦

【原文】31. 凡斑疹初见，须用纸撚照见胸背两胁。点大而在皮肤之上者为斑，或云头隐隐，或琐碎小粒者为疹，又宜见而不宜见多。按方书谓斑色红者属胃热，紫者热极，黑者胃烂，然亦必看外证所合，方可断之。（27）

【提要】斑和疹的形态区别及其诊断意义。

【释评】斑疹初现时，以胸背及两胁为最多见，头面四肢等外露部位较少，故临证时应让病人去被解衣，详细检查全身，以防遗漏，即叶氏"用纸撚照"的含义。斑疹均为红色皮疹，但在形态上有所区别：点大成片，平摊于皮肤之上者为斑；若如云头隐隐，或呈琐碎小粒，高出于皮面者为疹。斑疹外发，标志着营血分之邪热有外达之机，所以说"宜见"。反之，斑疹应见而不见，则示热毒闭遏于内；但如斑疹外发过多过密，又说明营血分热盛毒重，故又"不宜见多"。由于温病发斑为阳明胃热内迫血分外溢肌肤所致，故观察其色泽浅深可判断阳明热邪的轻重及营血热毒的深浅程度，色红为胃热内迫营血，色紫则表明邪毒深重，色黑为热毒已极，故为"胃烂"。但仅凭斑色来判断病情是不全面的，必须结合全身证候进行综合分析，才能作出正确的诊断，正如叶氏所说"必看外证所合，方可断之"。

后世医家对斑疹之区别及其形成机理颇多阐发。如章虚谷提出"斑从肌肉而出，属胃；疹从血络而出，属经"，陆子贤在《六因条辨》中所论："斑为阳明热毒，点大而色鲜；疹为太阴风热，点细而色红。"都有助于明确斑与疹在病机上的区别。

【原文】32. 若斑色紫，小点者，心包热也；点大而紫，胃中热也。黑斑而光亮者，热胜毒盛，虽属不治，若其人气血充者，或依法治之，尚可救；若黑而晦者必死；若黑而隐隐，四旁赤色，火郁内伏，大用清凉透发，间有转红成可救者。若夹斑带疹，皆是邪之不一，各随其部而泄。然斑属血者恒多，疹属气者不少。斑疹皆是邪气外露之象，发出宜神情清爽，为外解里和之意；如斑疹出而昏者，正不胜邪，内陷为患，或胃津内涸之故。（29）

【提要】继续论述斑疹紫黑的诊断意义、发生机理及预后。

【释评】斑疹色泽皆以红润为顺，若见斑色发紫，为热邪深重之象，但其形态、大小不同，又与邪热所犯病位有关。若紫而点小，多为心包热盛，而不能畅透；紫而点大者，为阳明胃热炽盛，迫于血分外溢肌肤。若斑色黑，则热盛毒重，但其预后与人体气血盛衰相关。若黑而色泽光亮者，虽属热毒深重，但气血尚充，若及时、正确地施治，有抗邪外出转危为安的可能；斑色黑而晦暗者，表明正气已告衰亡，热毒极重而正不胜邪，预后不良。若斑色黑而隐隐，四旁呈赤色者，则是邪毒郁伏不能外达之象，须用大剂清热凉血解毒之剂，使郁伏之邪透达于外，则斑色亦可由黑转红，成为可救之候。

斑与疹的发生机理有别，叶氏说"斑属血者恒多，疹属气者不少"，即指斑为阳明热毒内迫血分，外溢肌肉所致，病偏血分；疹为肺经气分热炽波及营分，由血络外发，病偏气分。若斑疹同时外发，则为热毒盛于气营血分。斑疹的外发为邪热外达之象，透发后理应神情清爽，脉静身凉，方为邪热外解，脏腑气血渐趋平和之征。反之，斑疹虽已发出，却见身热不解神昏者，属于正虚不能胜邪，邪热乘虚内陷，或由胃中津液枯涸，水不制火，火毒过盛，预后多属不良。

章虚谷注释本条原文说："此论实火之斑疹也。点小即是从血络而出之疹，故热在心包；点大从肌肉而出为斑，故热在胃。黑而光亮者，元气犹充，故或可救，黑暗则元气败，必死矣。四旁赤色，其气血尚活，故可透也。斑疹夹杂，经胃之热各随其部而外泄。热邪入胃，本属气分，见斑则邪属血者多矣；疹从血络而出，本属血分，然邪由气而闭其血，方成疹也。故治斑疹，必当两清气血，况欲透发，必通其血中之气……"其就斑疹发生机制进一步阐发了叶氏原文之意，说理得当，并对"斑疹夹杂"提出了两清气血的治法，对治斑疹（重点在斑）注重"通其血中之气"，甚有参考价值。

【原文】33. 然春夏之间，湿病俱发疹为甚，且其色要辨。如淡红色，四肢清，口不甚渴，脉不洪数，非虚斑即阴斑。或胸微见数点，面赤足冷，或下利清谷，此阴盛格阳于上而见，当温之。(28)

【提要】虚斑、阴斑的辨治。

【释评】虚斑与阴斑皆属阴证发斑，即虚寒证发斑。叶氏提出虚斑与阴斑，意在与温病中常见的阳证发斑，即由热入营血而致发斑者相鉴别。临证时主要从斑疹的形态色泽并结合全身证候进行辨别。虚寒证发斑特点为淡红色，全身症状见有四肢清冷，口不甚渴，脉不洪数等称之为虚斑；若仅胸前微见数点，并见面赤足冷，或下利清谷者称为阴斑，此属阴寒内盛，格阳于上所致。阴斑较之虚斑，虚寒见证更甚，且有格阳见证。故对其治疗叶氏指出"当温之"，可用附子、肉桂等温阳散寒，引火归原。

本节原文"春夏之间，湿病俱发疹为甚"一句令人费解，有提出"湿病"当作"风温"之释，但未成定论，姑且存疑。

【原文】34. 再有一种白痦，小粒如水晶色者，此湿热伤肺，邪虽出而气液枯也，必得甘药补之。或未至久延，伤及气液，乃湿郁卫分，汗出不彻之故，当理气分之邪，或白如枯骨者多凶，为气液竭也。(30)

【提要】白痦的形态、病机、治法及预后。

【释评】白痦又称白疹，是一种突出于皮肤表面的细小白色疱疹，形如粟米，内含浆液，呈水晶色，消退后有很薄的脱屑，一般多见于颈项及胸腹部，而头面、四肢则很少出现。其形成机理多由气分湿热郁蒸不解，汗出不畅，致湿热郁蒸肌腠而成。白痦多见于湿热相兼之证，故湿温病中常见，亦属湿热外达之象。治疗方面因其属气分病变，当以清泄气分湿热为主。由于白痦每随汗而泄，若反复发出，邪气虽得以外解，气液必受耗伤。因此，白痦出过数次而邪已透解后，治疗当予甘平清养之剂以增补气液，不可过用苦燥耗伤气液之药。如果气液耗伤过甚以致枯竭而见白㾦空壳无浆，呈空瘪状，且无光泽，色如枯骨，谓之枯㾦，则为正虚已极，无力托邪外出的危重证候，预后大多不良，治当急予养阴益气，以求津气来复。

辨白㾦之法为叶氏首创，是诊断湿热温病的独特方法，后世医家甚为推崇。关于白㾦的病机，后世医家均认为由湿热流连气分所致，多见于湿温、伏暑等湿热性质的温病或温热夹湿之病证。对其治疗，何廉臣提出："初由湿郁皮腠，汗出不彻之故，白如水晶者多，但当轻泄肺气，开泄卫分，如五叶芦根汤最稳而灵。若久延而伤及气液，白如枯骨样者多凶，急用甘润药以滋气液，如麦门冬汤、清燥救肺汤之类，挽回万一，切忌苦燥温升，耗气液而速其毙。"王孟英提出"清其气分之余邪"，"甘濡以补之"。这些均可供临床参考。

（十）论妇人温病

【原文】35. 再妇人病温与男子同，但多胎前产后，以及经水适来适断。大凡胎前病，古人皆以四物加减用之，谓护胎为要，恐来害妊，如热极用井底泥，蓝布浸冷，覆盖腹上等，皆是保护之意，但亦要看其邪之可解处。用血腻之药不灵，又当省察，不可认板法。然须步步保护胎元，恐损正邪陷也。（35）

【提要】妇女胎前病温的护胎之法。

【释评】一般情况下，妇女患温病，证候及治疗与男子基本相同，但在怀孕、产后、经水适来适断等特殊情况下患温病，则须特殊处理。妊娠时患温病，不仅温邪入内，易损胎元，且用药不当，亦会伤胎，故治疗时须特别注意保护胎元。古人治疗孕妇病温，多在养血之剂四物汤的基础上加减用药；热势极盛时，用井底泥或凉水浸泡蓝布覆盖腹部，以局部降温，减少邪热对胎元的影响。此仅为例举之法，应根据病情详细辨证施治，从不同途径祛除邪热，保护胎元，即叶氏所说："亦要看其邪之可解处"。如邪在卫表者予以辛凉宣透，使邪从表解；阳明无形热盛者，及时辛寒清气，达热出表；阳明有形热结者，则适时度攻下，使结热从肠腑而去，不可过于顾虑胎元而延误攻下时机，致土燥水竭，危及母子性命。祛邪之药多较峻猛，特别是攻下之剂，更为猛烈，用之不当，也会伤胎，或损伤正气，致邪气内陷，故使用时一定要严格掌握适应证，注意用药时间、药量多少，适可而止。在用养血滋腻药不见效时，更应详加审察，不可因四物汤具有保胎作用而一味滥用，非但不能祛除病邪，反易恋邪滞病，病更难解，即叶氏所说"不可认板法"。

【原文】36. 至于产后之法，按方书谓慎用苦寒，恐伤其已亡之阴也。然亦要辨其邪能从上中解者，稍从证用之，亦无妨也。不过勿犯下焦，且属虚体，当如虚怯人病邪而治。总之无犯实实虚虚之禁，况产后当气血沸腾之候，最多空窦，邪势必乘虚内陷，虚处受邪，为难治也。（36）

【提要】产后温病的治疗原则。

【释评】由于产后不仅阴血耗损，阳气亦不足，所以历代医家有"胎前宜凉，产后宜温"之说，认为应慎用苦寒之品，以免寒凉伤阳、苦燥伤阴而使虚者更虚，病情加重。但这仅是指一般的产后调理之法，并非绝对禁用。若感受温邪发为温病，邪热充斥上、中二焦，肝肾阴血尚充，可酌量使用苦寒药清热祛邪并无妨碍。但须注意产后属虚弱之体，与常人病温不同，当按虚人病温治疗，苦重之品不可重用，以免伤及下焦肝肾。特别是邪热已入下焦，肝肾阴血亏损，更须慎用，以免耗竭其阴，"犯实实虚虚"之禁。

【原文】37. 如经水适来适断，邪将陷血室，少阳伤寒言之详悉，不必多赘。但数动与正伤寒不同。仲景立小柴胡汤，提出所陷热邪，参、枣扶胃气，以冲脉隶属阳明也，此与虚者为合治。若热邪陷入，与血相结者，当从陶氏小柴胡汤去参、枣加生地、桃仁、楂肉、丹皮或犀角等。若本经血结自甚，必少腹满痛，轻者刺期门，重者小柴胡汤去甘药加延胡、归尾、桃仁，挟寒加肉桂心，气滞者加香附、陈皮、枳壳等。然热陷血室之证，多有谵语如狂之象，防是阳明胃实，当辨之。血结者身体必重，非若阳明之轻旋便捷者。何以故耶？阴主重浊，络脉被阻，侧旁气痹，连胸背皆拘束不遂，故去邪通络，正合其病。往往延久，上逆心包，胸中痛，即陶氏所谓血结胸也。王海藏出一桂枝红花汤加海蛤、桃仁，原是表里上下一齐尽解之理，看此方大有巧手，故录出以备学者之用。（37）

【提要】热入血室的证治。

【释评】妇人月经来潮，或即净之时，体质相对较弱，抗邪无力，尤其是血室较平时空虚，故容易感受外邪，且感邪之后，邪气亦容易乘虚内陷血室形成热入血室证。

由于体质强弱和感邪轻重有别，热入血室的治疗用药也不同，如妇人经水适来适断之时，又患伤寒，邪从少阳将陷血室，或初陷而未深，寒热往来而脉弦者，可用小柴胡汤清透少阳，使无形邪热从少阳而出。此在《伤寒论》、《金匮要略》中论之较详，故叶氏此处未加详述。小柴胡汤中除清热透邪之药外，又因血室与冲脉相系，隶属阳明胃经，寒邪逐渐化热将内陷时，胃中空虚，故加入补益胃气之药，用甘温益气之人参、大枣，扶助胃气，驱邪外出。此适用于邪热内陷而血不结者。温病过程中，热邪陷入血室，与血相结，脉证与正伤寒不同，不可用小柴胡汤原方，应适当加减。临证时若见神昏谵语如狂，少腹拘急而痛，或经行不畅，舌绛或有瘀点，当用陶氏小柴胡汤去人参、大枣等甘温助热之品，加生地、桃仁、楂肉、丹皮或犀角（水牛角代）等清热凉血、活血祛瘀的药物；若血室及其经络血结甚，见少腹满痛，治疗可根据证候的轻重而采用不同的方法。轻者可刺期门，以行气活血，重者用小柴胡汤去参、草、枣等甘味壅补之品，加延胡、归尾、桃仁等活血散瘀药物。如兼寒邪凝滞，小腹畏寒者，加肉桂心温散寒邪；兼气滞而胁腹作胀明显者，加香附、陈皮、枳壳等理气行滞。

热入血室证，因血室瘀热上扰心神，多见谵语如狂，易与阳明胃热所致的谵语相混淆，应当加以鉴别。热入血室而神昏者，病在血分，因有阴柔重浊之性的瘀血内阻，周身经络气血运行不畅，故可见身体困重，胁及少腹痞痛不舒，牵连胸背部亦拘束不遂，治用凉血解毒祛邪，活血化瘀通络之法，正合病情。阳明胃实神昏者，因无瘀血内阻，气血流畅，故肢体活动较为轻便。二者之鉴别，临证时尚须结合具体脉证及月经情况全面分析。

热入血室为下焦热邪与血相结，日久不解，邪热漫延，致使胸膈气血郁结，甚至上逆心包，形成血结胸。临床可见胸部胀满硬痛，身热，漱水不咽，谵妄如狂，大便黑，小便利等症。治当凉血解毒，活血祛瘀。王海藏用桂枝红花汤（即《伤寒论》桂枝汤加红花）加海蛤、桃仁，配合巧妙，可调和营卫，通行上下，为"表里上下一齐尽解"之剂，可供临床加减应用。

关于热入血室证，王孟英提出："温邪热入血室有三证，如经水适来，因热邪陷入而搏结不行者，此宜破其血结；若经水适断，而邪乃乘血舍之空虚以袭之者，宜养营以清热；其邪热传营，逼血妄行，致经未当期而至者，宜清热以安营。"其论颇得要领，可供临床参考。

第十二章
薛生白《湿热病篇》

一、薛生白《湿热病篇》简介

本篇据传为薛生白所作，薛氏名雪，字生白，自号一瓢，又号扫叶老人，清代著名医学家。生于 1681 年，卒于 1770 年。江苏吴县人。薛氏博学多才，工画兰，善拳勇，精于医学，尤其擅长湿热病的治疗。薛氏医学方面的著作有《医经原旨》、《扫叶庄医案》等，名传于世影响最大的著作是《湿热病篇》。在文学方面的著作有《吾以吾集》、《一瓢诗话》等。

《湿热病篇》是论述湿热病的专著，使湿热病证治在温病学中自成体系，丰富充实了温病学说的内容。该篇采用条辨的方式，对湿热病的病因、病机、传变、诊断、治疗等进行了系统而全面的论述。同时还附有暑病、寒湿、下利等病证的辨治内容，以与湿热病作鉴别对比。本篇对诊治湿热病有重要的指导意义，故广为后世所宗，被列为医家必读之书。

《湿热病篇》未见原本。首载本篇的舒松摩重刻《医师秘籍》仅载前 35 条。江白仙本与吴子音《温热赘言》于 35 条中只采 20 条，后又增补 11 条，为 31 条本。王孟英《温热经纬》所载，是据吴人陈秋咤抄本，共有 46 条。本篇根据《温热经纬》所辑，予以归类叙述。原文后括号内数字，为《湿热病篇》条文顺序编号。

二、《湿热病篇》原文类编

（一）湿热病提纲

【原文】1. 湿热证，始恶寒，后但热不寒，汗出胸痞，舌白，口渴不引饮。(1)

自注：此条乃湿热证之提纲也。湿热病属阳明太阴经者居多，中气实则病在阳明，中气虚则病在太阴。病在二经之表者，多兼少阳三焦，病在二经之里者，每兼厥阴风木。以少阳厥阴同司相火，阳明太阴湿热内郁，郁甚则少火皆成壮火，而表里上下充斥肆逆，故是证最易耳聋、干呕、发痉、发厥。而提纲中不言及者，因以上诸证，皆湿热证兼见之变局，而非湿热病必见之正局也。始恶寒者，阳为湿遏而恶寒，终非若寒伤于表之恶寒，后但热不寒，则郁而成热，反恶热矣。热盛阳明则汗出，湿蔽清阳则胸痞，湿邪内盛则舌白，湿热交蒸则舌黄，热则液不升而口渴，湿则饮内留而不引饮。然所云表者，乃太阴阳明之表，而非太阳之表。太阴之表四肢也，阳明之表肌肉也，胸中也。故胸痞为湿热必有之证，四肢倦怠，肌肉烦疼，亦必并见。其所以不干太阳者，以太阳为寒水之腑，主一身之表，风寒必自表入，故属太阳。湿热之邪从表伤者，十之一二，由口鼻入者，十之八九。阳明为水谷之海，太阴为湿土之脏，故多阳明太阴受病。膜原者，外通肌肉，内近胃腑，即三焦之门户，实一身之半表半里也。邪由上受，直趋中道，故病多归膜原。要之湿热之病，不独与伤寒不同，且与温病大异。温病乃少阴太阳同病，湿热乃阳明太阴同病也。而提纲中不言及脉者，以湿热之证，脉无定体，或洪或缓，或伏或细，各随证见，不拘一格，故难以一定之脉，拘定后人眼目也。

　　湿热之证，阳明必兼太阴者，徒知脏腑相连，湿土同气，而不知当与温病之必兼少阴比例。少阴不藏，木火内燔，风邪外袭，表里相应，故为温病。太阴内伤，湿饮停聚，客邪再至，内外相引，故病湿热。此皆先有内伤，再感客邪，非由腑及脏之谓。若湿热之证，不夹内伤，中气实者，其病必微，或有先因于湿，再因饥劳而病者，亦属内伤夹湿，标本同病。然劳倦伤脾为不足，湿饮停聚为有余，所以内伤外感孰多孰少，孰实孰虚，又在临证时权衡矣。

　　【提要】湿热病提纲。

　　【释评】原文列举了湿热病初起的典型症状，自注从以下几个方面分析了湿热病的发生发展规律及病变特点：

　　1. 湿热病的致病原因与受邪途径及病变中心　薛氏认为病因是湿热之邪，受邪途径是"从表伤者十之一二，由口鼻入者十之八九"。而且"邪由上受，直趋中道，故病多归膜原"，邪阻膜原可作为湿热病初起的一种形式。另一方面"湿热病属阳明太阴经者居多"，故湿热病的病变中心在中焦脾胃。章虚谷云："胃为戊土属阳，脾为己土属阴，湿土之气同类相召，故湿热之邪始虽外受，终归脾胃也。"章氏所云与薛氏所论甚合。又因体质差异，有"中气实则病在阳明，中气虚则病在太阴"的不同转归。

　　2. 湿热病的发病机理　薛氏认为："太阴内伤，湿饮停聚，客邪再至，内外相引，故病湿热"，强调了湿热病是先由脾胃内伤而致内湿停聚，又感受外在湿热而发病，即湿热病有内外相引的发病特点。

　　3. 湿热病的正局与变局　原文所列六种症状为湿热病正局的见证，自注阐释了正局见证的病机且补充了湿热病兼见之变局。若阳明太阴湿热内郁化火，表里上下充斥肆逆，可窜及少阳或厥阴。因胆经循环过耳，胆火上冲而见耳聋、干呕，火郁心包而发厥，引动肝风则发痉。

　　4. 湿热病与温病、伤寒的区别　薛氏认为湿热病的表证乃太阴阳明之表，即四肢、肌肉与胸中，所以湿热病初起必见四肢倦怠，肌肉烦疼，胸痞等脾胃病变。而伤寒为寒邪束表，表现为太阳表寒证。湿热病与伏气温病的春温的区别是：湿热病为太阴阳明同病，春温为少阴太阳同病，临床表现明显不同。故薛氏说："要之湿热之病，不独与伤寒不同，且与温病大异。"其意义是通过寒、温、湿辨异，使湿热病自成体系。

　　（二）邪在卫表

　　【原文】2. 湿热证，恶寒无汗，身重头痛，湿在表分。宜藿香、香薷、羌

活、苍术皮、薄荷、牛蒡子等味。头不痛者，去羌活。（2）

自注：身重恶寒，湿遏卫阳之表证。头痛必夹风邪，故加羌活，不独胜湿，且以祛风。此条乃阴湿伤表之候。

【提要】阴湿伤表证治。

【释评】所谓"阴湿"即湿未化热之意，与寒湿近似。阴湿伤表是指湿邪伤表，尚未化热。湿伤于表，卫阳为之所遏，故恶寒无汗。湿为阴邪，其性粘腻重着，气机被困，则头痛身重。湿未化热，病在卫表，故用藿香、苍术皮、香薷等芳香辛散之品，佐以羌活祛风胜湿，薄荷、牛蒡子宣透卫表。"因于湿，首如裹"，湿热病头重头胀者为多，而头痛乃夹风之征，故头不痛者去羌活。章虚谷云："以其恶寒而不发热，故为阴湿"可参。

【原文】3. 湿热证，恶寒发热，身重关节疼痛，湿在肌肉，不为汗解。宜滑石、大豆黄卷、茯苓皮、苍术皮、藿香叶、鲜荷叶、白通草、桔梗等味。不恶寒者，去苍术皮。（3）

自注：此条外候与上条同，惟汗出独异。更加关节疼痛，乃湿邪初犯阳明之表。而即清胃脘之热者，不欲湿邪之郁热上蒸，而欲湿邪之淡渗下走耳。此乃阳湿伤表之候。

【提要】阳湿伤表证治。

【释评】薛氏所谓"阳湿"是指湿已化热。阳湿伤表是指湿邪伤表，已经化热。是与上条阴湿伤表相对而言的。湿邪伤表，故亦有恶寒、身重等症。湿已化热，故症见发热。脾主四肢肌肉，湿着肌肉，故身重关节疼痛。湿性黏滞，与热交混，故不能随汗而解。前证湿未化热，故主以藿香、苍术等芳香宣化表湿，本证湿已化热，湿中蕴热，故用滑石、豆卷、茯苓皮、通草、荷叶等淡渗凉泄之品以利湿泄热。蕴热已成，故去辛温燥烈的香薷、羌活等。湿着肌表，故仍用藿香叶、苍术皮芳香宣化，卫表郁闭不甚而不恶寒者则去苍术皮。

薛氏以汗之有无来区别阴湿与阳湿，故云："此条外候与上条同，惟汗出独异"，阴湿者无汗，阳湿者有汗。章虚谷云："以其恶寒少而发热多，故为阳湿也"。章氏以恶寒与发热的多少来区别之，但临床应灵活看待，因"阴湿"虽湿未化热，亦非绝对不发热，而"阳湿"表证，恶寒较甚者亦非罕见。一般可认为，无热无汗是阴湿伤表，有热有汗是阳湿伤表。但亦应全面分析，衡量阴与阳的孰多孰少。

【原文】4. 湿热证，胸痞发热，肌肉微疼，始终无汗者，腠理暑邪内闭。宜六一散一两，薄荷叶三、四分，泡汤调下即汗解。（21）

自注：湿病发汗，昔贤有禁。此不微汗之，病必不除。盖既有不可汗之大戒，复有得汗始解之治法，临证者当知所变通矣。

【提要】暑湿郁表证治。

【释评】暑湿郁表而不外泄，故发热无汗。湿热蕴结，气机不宣，故胸痞发热。邪郁肌表，故肌肉微疼。用六一散加薄荷（即鸡苏散），取滑石解肌清热，滑窍利湿，甘草清热和中，薄荷透解风热。

章虚谷云：此证属"暑湿闭于腠理"，又强调了"滑石利毛窍"的作用，提出湿病并非一概禁汗，所云极是。但本证邪郁不甚，故以微汗为佳。

（三）邪在气分

1. 邪在上焦

【原文】5. 湿热证，咳嗽昼夜不安，甚至喘不得眠者，暑邪入于肺络，宜葶苈、枇杷叶、六一散等味。（18）

自注：人但知暑伤肺气则肺虚，而不知暑滞肺络则肺实。葶苈引滑石，直泻肺邪则病自除。

【提要】暑湿伤肺，邪滞肺络证治。

【释评】暑湿伤肺，邪滞肺络，肺气不得肃降，则上逆为咳嗽气喘，甚至喘不得眠。故用葶苈泻肺逐痰，枇杷叶清肺和胃，降气化痰，六一散祛暑渗湿，清利湿热。肺经湿热消，肺气降，则咳喘自平。

薛氏所云暑伤肺气之虚喘与暑滞肺络之实喘，不仅证候有虚实之别，且病因亦有性质区别。前者为暑热之邪，耗伤津气，后者为暑湿黏滞，壅阻肺气。除薛氏所云症状外，尚可见面垢、口渴不欲饮，苔厚腻，脉濡软而数，两寸有力等症。

【原文】6. 湿热证，初起壮热口渴，脘闷懊憹，眼欲闭，时谵语，浊邪蒙闭上焦。宜涌泄，用枳壳、桔梗、淡豆豉、生山栀，无汗者加葛根。（31）

自注：此与第九条宜参看，彼属余邪，法当轻散；此则浊邪蒙闭上焦，故懊憹脘闷。眼欲闭者，肺气不舒也。时谵语者，邪郁心包也。若投轻剂，病必不除。《经》曰："高者越之"。用栀豉汤涌泄之剂，引胃脘之阳而开心胸之表，邪从吐散。

【提要】湿热浊邪蒙闭上焦气分证治。

【释评】壮热口渴为气分热盛，胸闷懊憹为湿热之邪蒙闭上焦气分，眼欲闭而时谵语为上焦湿热扰及神明而致，属轻度的神志异常，与热入心包之昏聩谵语、舌质绛固然不同，与湿热酿痰蒙蔽心包之神志昏蒙、时清时昧，亦有轻重之别。本证属湿热浊邪蒙阻上焦，故以栀、豉、枳、桔轻开上焦之气，使气化则湿亦化。无汗加葛根，似不如藿香为优。

薛氏所云"涌泄"似非本证适用之法，且栀子豉汤并无涌吐之功。此处"涌泄"似可理解为清宣上焦气分郁热。

【原文】7. 湿热证，初起即胸闷不知人，瞀乱大叫痛，湿热阻闭中上二焦。宜草果、槟榔、鲜菖蒲、芫荽、六一散各重用，或加皂角，地浆水煎。（14）

自注：此条乃湿热俱盛之候。而去湿药多清热药少者，以病邪初起即闭，不得不以辛通开闭为急务，不欲以寒凉凝滞气机也。

【提要】湿热秽浊阻闭上中二焦的证治。

【释评】湿热病早期即见胸闷不知人，瞀乱大叫痛，乃湿热秽浊之邪阻闭上中二焦所致。清阳闭阻不行则闷乱叫痛，机窍闭塞，浊邪害清则不省人事。此证似指时俗的痧秽为患。所以药取辛开理气化湿，芳香辟秽解毒为治，以草果、槟榔辛开理气，菖蒲、芫荽芳香辟秽，六一散清利湿热，皂角辟秽解毒。临床治此痧证多用藿香正气水、十滴水等中成药，或以刮痧法、针刺法急救。

2. 邪在中焦

【原文】8. 湿热证，寒热如疟，湿热阻遏膜原，宜柴胡、厚朴、槟榔、草果、藿香、苍术、半夏、干菖蒲、六一散等味。（8）

自注：疟由暑热内伏，秋凉外束而成。若夏月腠理大开，毛窍疏通，安得成疟。而寒热有定期，如疟证发作者，以膜原为阳明之半表半里，湿热阻遏，则营卫气争，证虽如疟，不得与疟同治，故仿又可达原饮之例。盖一由外凉束，一由内湿阻也。

【提要】湿热阻遏膜原证治。

【释评】本证表现寒热如疟，但不似疟之寒热发有定期，而是寒热交替或寒热起伏，尚可见到舌苔白腻甚或满布垢浊，苔如积粉，脘腹满闷等湿浊内盛的症状。治以宣透膜原，辟秽化浊。方中柴胡透达少阳膜原之邪，厚朴苦温燥湿，下气宽中，草果燥脾去湿，芳香辟秽，槟榔疏利壅滞，半夏散逆降气，苍术燥湿健脾，藿香、菖蒲芳香化浊，六一散清利湿热。

薛氏在 1 条自注中指出："膜原者，外通肌肉，内近胃腑，即三焦之门户，实一身之半表半里也"，今又说："膜原为阳明之半表半里"，意在明确此证既非阳明里证，又与少阳之半表半里证不尽相同。少阳之半表半里是指伤寒之邪传里化热而在足少阳，膜原之半表半里是指湿遏热伏之病，而近于中焦。

自注中提出本证与疟疾的鉴别，当细斟酌，临证时应从病因、病机、治法以及用药方面全面分析，加以区别。

【原文】9. 湿热证，舌遍体白，口渴，湿滞阳明，宜用辛开，如厚朴、草果、半夏、干菖蒲等味。（12）

自注：此湿邪极盛之候。口渴乃液不上升，非有热也。辛泄太过即可变而为热，而此时湿邪尚未蕴热，故重用辛开，使上焦得通津液得下也。

【提要】湿邪极盛，尚未化热证治。

【释评】舌遍体白，即舌苔满布白腻之意，是湿浊极盛的重要标志。湿邪阻遏，津不上升则口渴，但口渴而不欲饮，若湿邪化热之渴，舌苔必黄腻，还应见到脘痞、呕恶等湿阻脾胃症状。由于湿邪尚未化热，故治以"辛开"，即用辛燥之品，燥能祛湿，湿化则气机得开，辛可理气，气机得畅，又可以助湿邪之化，即后文所谓"辛泄"。然所用厚朴、草果、半夏、干菖蒲均为温燥之品，有助热之弊，杨照藜的经验是："湿盛热微之证，初起原可暂用此等药开之。一见湿开热化，便即转手清热，若执此为常用之法则误矣"。否则就会如自注所言："辛泄太过即可变而为热"，临证时当引以为鉴。

【原文】10. 湿热证，初起发热，汗出胸痞，口渴舌白，湿伏中焦。宜藿梗、蔻仁、杏仁、枳壳、桔梗、郁金、苍术、厚朴、草果、半夏、干菖蒲、佩兰叶、六一散等味。（10）

自注：浊邪上干则胸闷，胃液不升则口渴。病在中焦气分，故多开中焦气分之药。此条多有夹食者，其舌根见黄色，宜加瓜蒌、楂肉、莱菔子。

【提要】湿伏中焦，始见化热，湿重于热证治。

【释评】本条所列证候基本同于提纲的初起典型证候。但无恶寒说明湿邪已不在表，而是内阻中焦。湿热交蒸，虽汗出而热不除。湿热上干，影响肺气之宣化则胸痞。湿阻津液不得上升则口渴，但多渴不欲饮。湿重于热，故舌苔白滑、白腻。本证系湿邪偏重，始有化热之象，故以化湿为主。所用杏仁、桔梗、枳壳轻宣肺气，使气化则湿亦化；藿香、佩兰、菖蒲、蔻仁、郁金芳香运脾化湿；苍术、厚朴、草果、半夏辛苦温以燥中焦之湿；因湿已化热用六一散淡渗清热利湿。此宣湿、化湿、燥湿、渗湿四法体现了薛氏治湿的基本大法，对临床颇具指导意义。

薛氏自注中云："胃液不升则口渴"，是指湿邪内阻而津不上升，与胃液不足而口渴者自是不同。故其治疗不以生津止渴，而但以化湿为主，湿化则津液上升，口自不渴。胃津不足之渴，必渴而欲饮且舌面干燥，与本证之苔白滑、白腻而渴不欲饮自是不同。

【原文】11. 湿热证，舌根白，舌尖红，湿渐化热，余湿犹滞。宜辛泄佐清热，如蔻仁、半夏、干菖蒲、大豆黄卷、连翘、绿豆衣、六一散等味。（13）

自注：此湿热参半之证。而燥湿之中，即佐清热者，亦所以存阳明之液也。上二条凭验舌以投剂，为临证时要诀。盖舌为心之外候，浊邪上熏心肺，舌苔因而转移。

【提要】湿渐化热，余湿犹滞证治。

【释评】本条证候薛氏自注为"湿热参半"，实际上仍属湿重热轻之证。舌根虽仍白腻，但舌尖红表明湿渐化热。临床尚可见到胸痞、口渴、口苦或发热汗出不解，甚或小便短赤，脉濡数等症。治疗即薛氏所谓"燥湿之中，即佐清热"，"辛泄佐清热"。用蔻仁、半夏、菖蒲辛散开泄，用大豆黄卷、连翘、绿豆衣、六一散清热利湿，为湿热两解之法。

薛氏自注云："即佐清热者，亦所以存阳明之液也"，其意义是：湿渐化热，易伤津液，清热即以保存阴液。

薛氏主张"凭验舌以投剂，为临证时要诀"。上三条（12）、（10）、（13）同属中焦湿热而湿重于热，主要以舌诊来辨别。即分别为舌遍体白，舌白及舌根白、舌尖红，以此来判定湿与热的偏胜程度，足见验舌对于湿热病的重要性，临证时还当四诊合参，全面分析。

【原文】12. 湿热证，壮热口渴，自汗，身重，胸痞，脉洪大而长者，此太阴之湿与阳明之热相合。宜白虎加苍术汤（37）

自注：热渴自汗，阳明之热也；胸痞身重，太阴之湿兼见矣。脉洪大而长，知湿热滞于阳明之经，故用苍术白虎汤以清热散湿，然乃热多湿少之候。白虎汤仲景用以清阳明无形之燥热也，胃汁枯涸者，加人参以生津，名曰白虎加人参汤；身中素有痹气者，加桂枝以通络，名曰桂枝加白虎汤，而其实意在清胃热也。是以后人治暑热伤气身热而渴者，亦用白虎加人参汤；热渴、汗泄、肢节烦疼者，亦用白虎加桂枝汤；胸痞身重兼见，则于白虎汤中加入苍术以理太阴之湿；寒热往来兼集，则于白虎汤中加入柴胡，以散半表半里之邪。凡此皆热盛阳明，他证兼见，故用白虎清热，而复各随证以加减。苟非热渴汗泄，脉洪大者，白虎便不可投。辨证察脉，最宜详审也。

【提要】热多湿少证治。

【释评】壮热口渴、自汗、脉洪大而长为阳明热盛之象，身重胸痞，为太阴脾湿之征。此即薛氏所云："太阴之湿与阳明之热相合"而热重湿轻之候，治以清热为主兼以化湿，方中以白虎汤专清阳明之热，佐以苍术专燥太阴之湿，方简效宏。

薛氏自注极尽白虎汤之加减变化，颇适临床。至于"苟非热渴汗泄，脉洪大者，白虎便不可投"临证时应灵活对待，不必拘泥于四大证俱全，只要确属阳明热盛者便可应用。

3. 邪在下焦

【原文】13. 湿热证，数日后自利，溺赤，口渴，湿流下焦，宜滑石、猪苓、茯苓、泽泻、萆薢、通草等味。（11）

自注：下焦属阴，太阴所司。阴道虚故自利，化源滞则溺赤，脾不转津则口渴。总由太阴湿盛故也。湿滞下焦，故独以分利为治，然兼证口渴胸痞，须佐入桔梗、杏仁、大豆黄卷开泄中上，源清则流自洁，不可不知。

湿热之邪不自表而入，故无表里可分，而未尝无三焦可辨，犹之河间治消渴，亦分三焦者是也。夫热为天之气，湿为地之气，热得湿而愈炽，湿得热而愈横。湿热两分，其病轻而缓，湿热两合，其病重而速。湿多热少则蒙上流下，当三焦分治，湿热俱多则下闭上壅而三焦俱困矣。犹之伤寒门二阳合病、三阳合病也。盖太阴湿化、三焦火化，有湿无热只能蒙蔽清阳，或阻于上，或阻于中，或阻于下，若湿热一合则身中少火悉化为壮火，而三焦相火有不起而为疟者哉？所以上下充斥，内外煎熬，最为酷烈。兼之木火同气，表里分司，再引肝风，痉厥立至。胃中津液几何，其能供此交征乎？至其所以必属阳明者，以阳明为水谷之海，鼻食气，口食味，悉归阳明。邪从口鼻而入，则阳明为必由之路。其始也，邪入阳明，早已先伤其胃液，其继邪盛三焦，更欲资取于胃液，司命者可不为阳明顾虑哉？

【提要】湿流下焦，泌别失职证治。

【释评】湿热之邪流注下焦，小肠泌别失职，膀胱气化及大肠传导失司，而见小便赤涩，大便自利，口渴乃湿邪内阻，津不上承所致。故治当分利湿邪为要，方中药物取淡渗利湿之品，所谓"治湿不利小便，非其治也"，"利小便所以实大便"，湿邪去则诸症愈。

吴子音《温热赘言》于本条"数日后"句下，有"胸痞"二字，"溺赤"作"溺涩"。王孟英："据此则本条胸痞二字，当从吴本增入为是"，据自注所云，王氏所言极是，原文当有"胸痞"一症。

自注云："下焦属阴，太阴所司。"乃指位于下焦的大小肠、膀胱与太阴脾在生理病理上密切相关。"阴道虚故自利"非指虚证，当理解为肠道功能失司，湿胜测濡泄。"源清则流自洁"是指肺为水之上源，宣其上源有助于下焦的水道的通利。

自注中"湿热之邪不自表而入，故无表里之分"是说湿热病初起即为里证，甚少单纯的表证。对于湿热证可从三焦辨治，"湿多热少则蒙上流下"，分阻于上、中、下三焦，"湿热俱多则下闭上壅而三焦俱困矣"，故薛氏指出，湿热病"未尝无三焦可辨"，临证时当采用三焦分治之法。

【原文】14. 湿热证，四五日，忽大汗出，手足冷，脉细如丝或绝，口渴，茎痛，而起坐自如，神清语亮。乃汗出过多，卫外之阳暂亡，湿热之邪仍结，一时表里不通，脉故伏，非真阳外脱也，宜五苓散去术加滑石、酒炒川连、生地、芪皮等味。（29）

自注：此条脉证，全似亡阳之候，独于举动神气得其真情，噫！此医之所以贵识见也。

【提要】卫阳暂亡，湿热之邪仍结证治。

【释评】"忽大汗出，手足冷，脉细如丝或绝"全似阴盛阳亡之象。但阴盛者，当神疲倦卧，欲寐郑声，"而起坐自如，神清语亮"，则非阴盛阳亡可知，实乃一时汗出过多，卫阳随汗泄越，在里之阳气一时未达于肌表之卫阳暂亡之象。茎痛，为湿热结于下焦，口渴为汗出过多，阴液耗伤所致。王孟英云："以四苓加滑石导湿下行，川连、生地清火救阴，芪皮固其卫气，用法颇极周密"。王氏之方药解释，甚是可取。

（四）邪入营血

【原文】15. 湿热证，壮热口渴，舌黄或焦红，发痉，神昏谵语，或笑，邪灼心包，营血已耗。宜犀角、羚羊角、连翘、生地、玄参、钩藤、银花露、鲜菖蒲、至宝丹等味。（5）

自注：上条言痉，此条言厥。温暑之邪本伤阳气，及至热极逼入营阴，则津液耗而阴亦病；心包受灼，神识昏乱。用药以清热救阴，泄邪平肝为务。

【提要】湿热化燥，内陷心营，气营两燔证治。

【释评】湿热化燥，气分里热亢盛，则见壮热口渴，舌黄；邪热由气入营，劫灼营阴则见舌焦红；发痉为邪热引动肝风；神昏谵语或笑为热灼心包。综观本证为气营两燔之候，故用银花露、连翘清气分热；犀角、生地、元参清心凉营，滋养阴液；羚羊角、钩藤凉肝息风止痉；至宝丹、鲜菖蒲芳香开窍，解毒苏神。

自注谓"此条言厥"，原文中并未提及，当指热闭心包而昏厥者。王孟英认为：自注中"温暑之邪本伤阳气"乃是指"邪之初感，必先干阳分而伤气也，"其意是湿热之邪多先犯属阳之气分，一旦化燥则易内陷属阴之营分，此说较为恰当。

【原文】16. 湿热证，壮热烦渴，舌焦红或缩，斑疹，胸痞，自利，神昏痉厥，热邪充斥表里三焦。宜大剂犀角、羚羊角、生地、玄参、银花露、紫草、方诸水、金汁、鲜菖蒲等味。（7）

自注：此条乃痉厥中之最重者，上为胸闷，下夹热利，斑疹痉厥，阴阳告困。独清阳明之热，救阳明之液为急务者，恐胃液不存，其人自焚而死也。

【提要】湿热化燥，热邪充斥气血及表里三焦证治。

【释评】湿热化燥化火，充斥气血。壮热烦渴为气分热炽，舌焦红或缩，外发斑疹为热燔血分，热毒充斥于上则胸痞，下迫大肠则自利，窜入手足厥阴则见神昏痉厥。自注云："此条乃痉厥中之最重者"，急需凉血解毒，清热生津，开窍息风为治。方中犀角（水牛角代）、羚羊角清热凉血息风，银花、紫草、金汁清热解毒，生地、玄参滋养阴液，方诸水清热止渴除烦，菖蒲化痰开窍。

自注云："独清阳明之热，救阳明之液为急务"。存得一分阴液，便有一分生机。而清热为救阴之有效方法，故对本证当清热为先，辅以养阴。所用药物即有清热、滋阴、解毒、息风之功。

"方诸水"即"明水"，以大蚌磨之令热，向月取之，或入冰片二分，便可得水。甘寒无毒，明目定心。王孟英云："方诸水俗以蚌水代之，腥浊已甚，宜用竹沥为妙。"可参。

【原文】17. 湿热证，上下失血或汗血，毒邪深入营分，走窜欲泄。宜大剂犀角、生地、赤芍、丹皮、连翘、紫草、茜根、银花等味。（33）

自注：热逼而上下失血、汗血，势极危而犹不即坏者，以毒从血出，生机在是。大进凉血解毒之剂，以救阴而泄邪，邪解而血自止矣。血止后，须进参、芪善后乃得。汗血即张氏所谓肌衄也。《内经》谓"热淫于内，治以咸寒"，方中当增入咸寒之味。

【提要】湿热化燥，热盛动血证治。

【释评】湿热化燥，热盛动血，迫血外溢。阳络伤则血从上溢为吐血、衄血；阴络伤则血内溢，为便血、溺血；表络伤则血从肌肤而出，为汗血，又名肌衄。上述出血皆为热邪极盛，迫血妄行所致，故曰："势极危"。薛氏用犀角地黄汤清热凉血，活血化瘀，再加银花、连翘、紫草清热解毒，茜草助丹皮、赤芍活血行瘀。

自注提出："《内经》谓'热淫于内，治以咸寒,'方中当增入咸寒之味，"甚是。因出血过多必伤阴，咸味入肾，咸寒可清热养阴，如玄参、知母、阿胶之类可选择使用。

王孟英云："丹皮虽凉血而气香走泄能发汗，惟血热而瘀者宜之"。王氏提出丹皮适于血热有瘀者，正合病机。

【原文】18. 湿热证，经水适来，壮热口渴，谵语神昏，胸腹痛，或舌无苔，脉滑数，邪陷营分。宜大剂犀角、紫草、茜根、贯众、连翘、鲜菖蒲、银花露等味。（32）

自注：热入血室，不独妇女，男子亦有之，不第凉血，并须解毒，然必重剂乃可奏功。

【提要】湿热化燥化火，热入血室证治。

【释评】妇女患湿热病，月经适来，壮热口渴，神昏谵语，有似阳明经证。但阳明经证必口渴引饮，汗出，脉洪大，舌苔黄燥。本证舌无苔，则知病邪不在气分，而是热毒入于血分。心主血，主神志。血热扰心则神昏谵语。经水适来，血行凝滞，则胸腹痛，当以少腹部疼痛为著。热毒陷于血分，则舌无苔而质必深绛，口虽渴而必不甚引饮。薛氏主张用重剂凉血解毒之品治之，甚合病机。

薛生白提出热入血室男子亦有之，此说仅供参考。一般认为热入血室的发生与月经来潮有关。

（五）变证

薛氏在湿热证提纲自注中说："病在二经之表者，多兼少阳三焦，病在二经之里者，多见厥阴风木。……故是证最易耳聋、干呕、发痉、发厥。皆湿热证兼见之变局。"可见湿热病虽以阳明太阴为主，但多兼见少阳厥阴之证，即为湿热证之变证，指湿热之邪波及少阳三焦厥阴而产生的证候，临床多见痉厥、呕吐等症。

1. 湿热致痉

【原文】19. 湿热证，三四日即口噤，四肢牵引拘急，甚则角弓反张，此湿热侵入经络脉遂中。宜鲜地龙、秦艽、威灵仙、滑石、苍耳子、丝瓜藤、海风藤、酒炒黄连等味。（4）

自注：此条乃湿邪夹风者。风为木之气，风动则木张，乘入阳明之络则口噤，走窜太阴之经则拘挛，故药不独胜湿，重用息风，一则风药能胜湿，一则风药能疏肝也。选用地龙、诸藤者，欲其宣通脉络耳。

或问仲景治痉原有桂枝加栝蒌根及葛根汤两方，岂宜于古而不宜于今耶？今之痉者与厥相连，仲景不言及厥，岂《金匮》有遗文耶？余曰：非也。药因病用，病源既异，治法自殊。伤寒之痉自外来，证属太阳，治以散外邪为主；湿热之痉自内出，波及太阳，治以息内风为主。盖三焦与肝同司相火，中焦湿热不解，则热盛于里而少火悉成壮火，火动则风生而筋挛脉急，风煽则火炽而识乱神迷。身中之气随风火上炎而有升无降，常度尽失，由是而形若尸厥。正《内经》所谓："血之与气，并走于上，则为暴厥"者是也。外窜经脉则成痉，内侵膻中则为厥。痉厥并见，正气犹存一线，则气复返而生。胃津不克支持，则厥不回而死矣。所以痉之与厥往往相连，伤寒之痉自外来者，安有是哉？

暑月痉证与霍乱同出一源，风自火生，火随风转，乘入阳明则呕，贼及太阴则泻，是名霍乱；窜入筋中则挛急，流入脉络则反张，是名痉。但痉证多厥，霍乱少厥。盖痉证风火闭郁，郁则邪势愈甚，不免逼乱神明，故多厥；霍乱风火外泄，泄则邪势外解。不至循经而走，故少厥。此痉与霍乱之分别也。然痉证邪滞三焦，三焦乃火化，风得火而愈煽，则逼入膻中而暴厥；霍乱邪走脾胃，脾胃乃湿化，邪由湿而停留，则淫及诸经而拘挛。火郁则厥，火窜则挛。又痉与厥之遗祸也，痉之挛结乃湿热生风，霍乱之转筋乃风来胜湿。痉则由经及脏而厥，霍乱则由脏及经而挛，总由湿热与风淆乱清浊、升降失常之故。夫湿多热少，则风入土中而霍乱，热多湿少，则风乘三焦而痉厥。厥而不返者死，胃液干枯，火邪盘踞也；转筋入腹者死，胃液内涸，风邪独劲也。然则胃中之津液所关顾不钜哉？厥证用辛，开泄胸中无形之邪也；干霍乱用探吐，泄胃中有形之滞也。然泄邪而胃液不上升者，热邪愈炽；探吐而胃液不四布者，风邪更张，终成死候，不可不知。

【提要】湿热夹风侵入经络脉隧而致痉证治。

【释评】湿邪夹风侵入阳明经脉则口噤，因阳明经脉夹口环唇；湿邪走窜太阴之经，则四肢牵引拘急，甚则角弓反张，因脾主四肢。证属湿热夹风，故用祛风清热胜湿之品，如地龙、秦艽、威灵仙、苍耳子可祛风胜湿，丝瓜藤、海风藤疏通经络，配合滑石、黄连利湿清热。方中并未用平息内风之药，所以薛氏云"重用息风"似欠贴切。

自注提出了两则鉴别诊断：一则论伤寒之痉与湿热之痉有别，二则论霍乱与暑月痉证同源而症有异，当认真体会。薛氏还以"火窜则挛，火郁则厥"高度概括了痉厥发生的不同机理，颇有见地。

【原文】20. 湿热证，发痉，神昏笑妄，脉洪数有力，开泄不效者，湿热蕴结胸膈，宜仿凉膈散；若大便数日不通者，热邪闭结肠胃，宜仿承气微下之例（6）

自注：此条乃阳明实热，或上结或下结。清热泄邪只能散络中流走之热，而不能除肠中蕴结之邪，故阳明之邪仍假阳明为出路也。

【提要】湿热化燥，阳明里结波及厥阴而发痉厥证治。

【释评】本证属湿热化燥，阳明热盛而发痉、神昏笑妄。热极生风，故脉洪数有力。因热结胸膈，故仿凉膈散清除膈上实热。若燥结在肠腑，大便数日不通，宜承气汤泻下，釜底抽薪。

薛氏所谓"开泄不效"是指用安宫牛黄丸、至宝丹等清心开窍之剂无效，证明本证非邪入心肝，而是阳明实热上结或下结所致。

薛氏"阳明之邪仍假阳明为出路"，指出了肠中蕴结之邪，须用通下之法。

【原文】21. 湿热证，发痉撮空，神昏笑妄，舌苔干黄起刺或转黑色，大便不通者，热邪闭结胃腑。宜用承气汤下之。（36）

自注：撮空一证，昔贤谓非大实即大虚，虚则神明涣散，将有脱绝之虞，实则神明被逼，故多缭乱之象。今舌苔黄刺干涩，大便闭而不通，其为热邪内结阳明，腑热显然矣。徒事清热泄邪，只能散络中流走之热，不能除胃中蕴结之邪，故假承气以通地道，然舌不干黄起刺者，不可投也。承气用硝、黄，所以逐阳明之燥火实热，原非湿邪内滞者所宜用。然胃中津液为热所耗，甚至撮空缭乱，舌苔干黄起刺，此时胃热极盛，胃津告竭，湿火转成燥火，故用承气以攻下，承气者，所以承接未亡之阴气于一线也。湿温病至此，亦危矣哉。

【提要】继续讨论湿热化燥，阳明里结，波及厥阴出现痉厥证治。

【释评】本条为上条的补充，病理均为阳明热结，窜及厥阴心包、肝经而发痉厥。撮空一症，其表现为神志昏糊时两手无意识地抓空而动，因于腑实邪热扰于厥阴所致。舌苔干黄起刺或转黑色，大便不通为阳明热邪内结。故用承气急下存津，若阴津耗伤较甚者，当配合养阴生津之品以滋阴攻下。

【原文】22. 湿热证，口渴，舌黄起刺，脉弦缓，囊缩舌鞭，谵语昏不知人，两手撮搦，津枯邪滞。宜鲜生地、芦根、生首乌、鲜稻根等味。若脉有力，大便不通，大黄亦可加入。（35）

自注：胃津劫夺，热邪内踞，非润下以泄邪，则不能达，故仿承气之例，以甘凉易苦寒，正恐胃气受伤，胃津不复也。

【提要】湿热化燥，热结阴伤之痉厥证治。

【释评】本条口渴，苔黄起刺，神昏谵语，为阳明腑实伤津之象；脉弦，囊缩舌鞭，撮搦，为肝经热盛动风之征。综合分析，为阳明胃热引动肝风，劫灼阴液，津液枯涸，邪热留滞，证属危重。药用鲜生地、芦根、生首乌、鲜稻根滋养阴液，冀肠中阴液得复而热结自下，即所谓"增水行舟"。若腑实较甚，脉有力而便秘者，大黄亦可用之。

【原文】23. 湿热证，数日后，汗出热不除，或痉，忽头痛不止者，营液大亏，厥阴风火上升，宜羚羊角、蔓荆子、钩藤、元参、生地、女贞子等味。（20）

自注：湿热伤营，肝风上逆，血不荣筋而痉；上升巅顶则头痛；热气已退，木气独张，故痉而不厥。投剂以息风为标，养阴为本。

【提要】湿热化燥，营阴亏耗，肝风上逆证治。

【释评】湿热蕴蒸于里则见汗出而热不除，湿热化燥，阴液亏耗，筋脉失养，肝风横窜经络则发痉，风阳上冒清空则头痛不止。从自注"热气已退"知湿热虽化燥化火，但邪热已不甚，乃阴液大亏，肝阳独亢，风阳内动所致，故"痉而不厥"，其病理属虚中夹实之候。薛氏提出："以息风为标，养阴为本"，以羚羊角、钩藤凉肝息风治其标，玄参、生地、女贞子滋养阴液治其本，蔓荆子止头痛。王好古《珍珠囊》载，蔓荆子有凉诸经血，止头痛，搜肝风之效，薛氏可能本于此说。

【原文】24. 湿热证，发痉神昏，独足冷阴缩。下体外受客寒，仍宜从湿热治，只用辛温之品煎汤熏洗。（30）

自注：阴缩为厥阴之外候，合之足冷，全似虚寒，乃谛观本证，无一属虚，始知寒客下体，一时营气不达，不但证非虚寒，并非上热下寒之可拟也，仍从湿热治之，又何疑耶？

【提要】湿热化燥，热陷厥阴，阳气郁闭证治。

【释评】湿热化燥化火，邪热内陷手足厥阴，内闭心包，引动肝风而致痉厥。邪热内陷，阳气郁阻，不能达于肢末而足冷。肝脉络阴器，厥阴肝经热极则筋脉挛急而阴囊内缩。至于原文中"下体外受客寒"与后文"仍从湿热治之"相互矛盾，需进一步研讨。

本证治疗在"仍从湿热治之"的原则下，可参其他湿热致痉条文治之。以内服清热开窍，凉肝镇痉之剂为主。薛氏提出的"辛温之品煎汤熏洗"仅为针对足冷阴缩采用的治标之法，如用茴香、荔枝核、橘核、吴茱萸等熏洗可通络以助阳气外达，有一定治疗作用。

【原文】25. 湿热证，七八日，口不渴，声不出，与饮食亦不却，默默不语，神识昏迷，进辛开凉泄，芳香逐秽，俱不效。此邪入厥阴，主客浑受。宜仿吴又可三甲散，醉地鳖虫、醋炒鳖甲、土炒穿山甲、生僵蚕、柴胡、桃仁泥等味。(34)

自注：暑热先伤阳分，然病久不解，必及于阴。阴阳两困，气钝血滞而暑湿不得外泄，遂深入厥阴，络脉凝瘀，使一阳不能萌动，生气有降无升，心主阻遏，灵气不通，所以神不清而昏迷默默也。破滞破瘀，斯络脉通而邪得解矣。

【提要】湿热深入厥阴，络脉凝瘀，气血呆滞，灵机不运证治。

【释评】本证为湿热深入厥阴心包而见神昏的一种变证。同时又见口不渴，知非阳明热盛上蒸心包之神昏；"与饮食亦不却"，知非腑实熏蒸心包，且与"辛开凉泄，芳香逐秽，俱不效"，知非热闭或痰蒙心包之证。乃由于湿热"先伤阳分"，日久及阴分，即由气分入于营血，而致阴阳两困，气血呆滞，继而深入厥阴，灵机不运所致，故见"默默不语，神识昏迷"，"声不出"，"与饮食亦不却"，是神情呆钝的表现。

薛氏"主客浑受"的"主"指人体营血，"客"指病邪。指久病正虚，湿热之邪久留与人身营血相混而形成络脉凝瘀的一种病理状态。

薛氏指明治疗当活血通络，"破滞破瘀"，仿吴又可三甲散治之。此方义许益斋解释较为透彻，即："鳖甲入厥阴，用柴胡引之，俾阴中之邪尽达于表；䗪虫入血，用桃仁引之，俾血分之邪尽泄于下，山甲入络，用僵蚕引之，俾络中之邪亦经风化而散"。

2. 湿热致呕

【原文】26. 湿热证，四五日，口大渴，胸闷欲绝，干呕不止，脉细数，舌光如镜，胃液受劫，胆火上冲。宜西瓜汁、金汁、鲜生地汁、甘蔗汁，磨服郁金、木香、香附、乌药等味。(15)

自注：此营阴素亏，木火素旺者。木乘阳明，耗其津液，幸无饮邪，故一清阳明之热，一散少阳之邪。不用煎者，取其气全耳。

【提要】湿热证胃阴大伤，肝胆气逆证治。

【释评】本证属首条提纲所论病在二经之表多兼少阳，易发干呕变证的一种。湿热化燥，耗劫胃阴而见口大渴，舌苔如镜，脉细数。液枯水亏则木旺气逆，壅塞于胸而见胸闷欲绝，胆火上冲则干呕不止。证属阳明少阳同病，治如薛氏云："一清阳明之热，一散少阳之邪"，用西瓜汁、生地汁、甘蔗汁以滋养胃津；用郁金、木香、香附、乌药疏通肝胆气机。至于金汁乃清热解毒之品，并无滋胃阴作用，当进一步探讨。

【原文】27. 湿热证，呕吐清水或痰多，湿热内留，木火上逆。宜温胆汤加瓜蒌、碧玉散等味。(16)

自注：此素有痰饮而阳明少阳同病，故一以涤饮，一以降逆。与上条呕同而治异，正当合参。

【提要】湿热证痰热内阻，胆火上逆证治。

【释评】薛氏自注云："此素有痰饮而阳明少阳同病"，故亦为湿热证阳明少阳同病的一种变证。痰饮内阻则呕吐清水或痰多，湿热内阻，木火上逆当有口苦、苔黄腻、脉弦滑等见证。故用温胆汤化痰涤饮，和胃降逆；加瓜蒌清化痰热，碧玉散清利肝胆湿热。诸药共奏"一以涤饮，一以降逆"之效。

【原文】28. 湿热证，呕恶不止，昼夜不瘥欲死者，肺胃不和，胃热移肺，肺不受邪也。宜用川连三四分，苏叶二三分，两味煎汤，呷下即止。（17）

自注：肺胃不和，最易致呕，盖胃热移肺，肺不受邪，还归于胃。必用川连以清湿热，苏叶以通肺胃。投之立愈者，以肺胃之气，非苏叶不能通也，分量轻者，以轻剂恰治上焦之病耳。

【提要】湿热证肺胃不和，胃逆呕恶证治。

【释评】湿热蕴阻于胃，胃失通降，胃气夹湿热上逆犯肺，肺不受邪，还归于胃，致使肺胃不和。此即自注云："胃热移肺，肺不受邪，还归于胃"的病理机制。由于肺胃不和则"呕恶不止，昼夜不瘥"，尚可见到口渴不欲饮，舌苔黄微腻等。治以清化湿热，通降肺胃，用川连清湿热，降胃火，用苏叶通降肺气，兼能泄上逆之火，药仅二味，配伍得当，且分量极轻，对于病邪不重者，投之每获良效。

（六）类证

湿热证的类证是由于寒湿或暑湿内侵所导致，常见暑病、寒湿和下利等。

1. 暑病

【原文】29. 湿热证，湿热伤气，四肢困倦，精神减少，身热气高，心烦溺黄，口渴自汗，脉虚者，用东垣清暑益气汤主治。（38）

自注：同一热渴自汗而脉虚神倦，便是中气受伤而非阳明郁热。清暑益气汤乃东垣所制，方中药味颇多，学者当于临证时斟酌去取可也。

【提要】湿热证湿热未净，津气已虚证治。

【释评】此为湿热未净，津气两虚之候。脾主四肢，脾气虚弱，脾湿不化则四肢困倦。湿热未净，则身热，心烦，溺黄。气高是指呼吸短促，是暑热内蒸，耗伤肺气所致。津气两伤则脉虚，精神减少，口渴自汗。治以补气养阴为主，清化湿热为辅。东垣清暑益气汤益气力强，生津力较弱，并可除湿。对于暑病之以气虚为主，阴虚为次而湿热较轻之证适宜，若湿热病后津气两伤，气虚较著者亦可用之。而对阴伤较甚或余热较盛者则不相宜。本证里热未清，故东垣清暑益气汤用于本证应当加减化裁使用。

【原文】30. 暑月热伤元气，气短倦怠，口渴多汗，肺虚而咳者，宜人参、麦冬、五味子等味。（39）

自注：此即千金生脉散也，与第十八条（191页〔原文〕5）同一肺病，而气粗与气短有分，则肺实与肺虚各异。实则泻而虚则补，一定之理也。然方名生脉，则热伤气之脉虚欲绝可知矣。

【提要】暑伤元气，津气两虚证治。

【释评】暑热虽解，元气亏虚，津伤较甚故气短倦怠，口渴；汗多为气虚不能固外所致；咳为肺气虚所致，表现为气短而咳，属肺虚咳喘，与18条之肺实咳喘有虚实之别。除本条所列证候外，临床上还可见到身热骤降，脉虚软或散大，甚或脉虚欲绝等症。

薛氏自注云："方名生脉，则热伤气之脉虚欲绝可知矣"，即生脉散可使虚而欲绝之脉得以复生之意。方中人参、麦冬益气生津，五味子敛肺止汗，共收甘酸敛津，益气养阴之功。若见亡阳厥逆之证，又当用参附等回阳救逆。

【原文】31. 暑月乘凉饮冷，阳气为阴寒所遏，皮肤蒸热，凛凛畏寒，头痛头重，自汗烦渴，或腹痛吐泻者，宜香薷、厚朴、扁豆等味。（40）

自注：此由避暑而感受寒湿之邪，虽病于暑月而实非暑病。昔人不曰暑月伤寒湿而曰阴暑，以致后人淆惑，贻误匪轻，今特正之。其用香薷之辛温，以散阴邪而发越阳气，厚朴之苦温，除湿邪而通行滞气，扁豆甘淡，行水和中。倘无恶寒、头痛之表证，即无取香薷之辛香走窜矣。无腹痛、吐利之里证，亦无取厚朴、扁豆之疏滞和中矣。故热渴甚者，加黄连以清暑，名四味香薷饮；减去扁豆名黄连香薷饮；湿盛于里，腹膨泄泻者，去黄连加茯苓、甘草名五物香薷饮；若中虚气怯汗出多者，加人参、芪、白术、橘皮、木瓜名十味香薷饮。然香薷之用，总为寒湿外袭而设，不可用以治不夹寒湿之暑热也。

【提要】夏月外感寒湿，见有表证证治。

【释评】"暑月乘凉饮冷"，感受寒湿之邪，"阳气为阴寒所遏"，表里并困，故外则恶寒发热，头痛头重，内则腹痛吐泻，自汗烦渴。自汗烦渴，当是汗泄不畅，渴亦不甚，乃是暑月寒湿外袭之证。故用三物香薷饮，以香薷辛温散寒，兼能宣化湿邪，扁豆祛暑和脾渗湿，厚朴理气燥湿和中。本方为治夏月乘凉饮冷，外感寒湿而致发热恶寒，或兼腹痛吐泻之常用方剂。

自注中详列诸多加减使用方法，可供参考。临床上常见暑湿内蕴，寒邪束表者，为暑、湿、寒三气交感所致，症见发热，头痛无汗等表证的同时，又见脘痞心烦，面赤口渴，脉洪大等暑热内盛之象，治宜外解表寒，内清暑湿，常用黄连香薷饮取效。

2. 寒湿

【原文】32. 湿热证，身冷脉细，汗泄胸痞，口渴舌白，湿中少阴之阳，宜人参、白术、附子、茯苓、益智等味。（25）

自注：此条湿邪伤阳，理合扶阳逐湿。口渴为少阴证，乌得妄用寒凉耶！

【提要】寒湿证治。

【释评】王孟英云："此湿热病之类证，乃寒湿也。"薛氏又列以下数条寒湿，正是为了与湿热病相鉴别。本条临床表现为身冷、脉细、汗泄，即为寒湿之候。阳气虚衰，寒从中生则身冷、脉细；口渴为阳气虚而津液不能上输，故自注中强调口渴为少阴证；舌白、胸痞为寒湿内阻之象。综观本证为"湿中少阴之阳"，即湿邪累及肾阳之证。治当扶阳燥湿，用人参、附子、益智温补脾肾之阳，白术、茯苓健脾燥湿。章虚谷云："当加厚朴、半夏或干姜，恐参、术太壅气也"，意指寒湿证宜温通而不宜温补，但本证阳气虚衰而湿阻不甚，章氏所云似不甚相宜。

【原文】33. 暑月病初起，但恶寒，面黄，口不渴，神倦，四肢懒，脉沉弱，腹痛下利，湿困太阴之阳，宜仿缩脾饮，甚则大顺散、来复丹等法。（26）

自注：暑月为阳气外泄，阴气内耗之时，故热邪伤阴，阳明消烁，宜清宜凉。太阴告困，湿浊弥漫，宜温宜散。古法最详，医者鉴诸。

【提要】寒湿困遏脾阳证治。

【释评】脾为湿土之脏，喜燥而恶湿，在五色中应黄。寒湿困脾，故恶寒、面黄；脾主四肢，脾气主升，脾为寒湿所用，则神倦，四肢懒，口不渴，脉沉弱；腹痛不利，乃寒湿内阻之象。薛氏所谓："湿困太阴之阳"可理解为寒湿伤困脾阳，故治以温阳燥湿为主，即所谓"宜温宜散"。轻者用缩脾饮，方以砂仁、草果理气化湿，扁豆、甘草培土和中，葛根升胃气，乌梅制砂仁、草果之燥，适用于湿重于寒而脾气虚者。病情重才用大顺散，方以干姜、肉桂温中散寒，杏仁、甘草理气调脾，适用于寒重于湿而阳气虚者。或用来复丹温热助阳，苦温香燥，以去湿化浊，使阴寒湿浊得开而阳气来复，方以硫黄之纯阳，伍硝石之苦寒，有阴阳相济之妙。另有玄精石制硫黄之火性，青、陈二皮健胃理气，五灵脂引石性之药走肝胆之经，能治上盛下虚，心腹冷痛，大便泄泻等症。

薛氏自注云："热邪伤阴，阳明消烁，宜清宜凉。太阴告困，湿浊弥漫，宜温宜散"。实际上是指出了夏月感受湿热后的两种不同转归，或从热化，或从湿化，治法大异。

【原文】34. 暑热内袭，腹痛吐利，胸痞脉缓者，湿浊内阻太阴，宜缩脾饮。（44）

自注：此暑湿浊邪伤太阴之气，以致土用不宣，太阴告困，故以芳香涤秽，辛燥化湿为制也。

【提要】湿困脾阳而致吐利证治。

【释评】脾主运化，喜燥而恶湿。暑湿浊邪内袭，脾胃先受其邪，运化失常，升降失调，故腹痛吐利。湿浊内阻，气机宣化不利故胸痞，脉缓。治以温脾化浊，用缩脾饮。

本条与（26）条病机，证治相仿。然本条为湿重热微，（26）条为寒湿内侵，并且因寒之微甚不同，分别拟有 3 个不同处方。本方证属湿浊内阻太阴，用缩脾饮温运脾阳，正合病机。

【原文】35. 暑月饮冷过多，寒湿内留，水谷不分，上吐下泻，肢冷脉伏者，宜大顺散。（45）

自注：暑月过于贪凉，寒湿外袭者，有香薷饮；寒湿内侵者，有大顺散。夫吐泻肢冷脉伏，是脾胃之阳为寒湿所蒙，不得升越，故宜温热之剂调脾胃，利气散寒。然广皮、茯苓似不可少，此即仲景治阴邪内侵之霍乱，而用理中汤之旨乎。

【提要】寒湿内侵脾胃而致吐利证治。

【释评】暑月气候炎热，最易贪凉饮冷，损伤脾胃。脾胃受伤，运化失常，则水谷不分，清浊相干，故上吐下泻。本条和（44）条均见吐利，但本条寒湿为甚，以致阳气不能通达四肢，故见四肢逆冷，脉沉伏。治以温脾祛寒化湿，方选大顺散。自注又提出加入广皮、茯苓等理气渗湿之品，更为贴切。

王孟英云："此条明言暑月饮冷过多，寒湿内留，水谷不分之吐利，宜大顺散治之，是治暑月之寒湿病，非治暑也。"其说甚是。

【原文】36. 腹痛不利，胸痞，烦躁，口渴，脉数大，按之豁然空者，宜冷香饮子。（46）

自注：此不特湿邪伤脾，抑且寒邪伤肾。烦躁热渴，极似阳邪为病，惟数大之脉按之豁然而空，知其躁渴等症，为虚阳外越，而非热邪内扰。故以此方冷服，俾下咽之后，冷气既消，热性乃发，庶药气与病气无扞格之虞也。

【提要】寒湿内伤脾肾，虚阳外越证治。

【释评】本条所见之证极似湿热内盛之候，但脉数大却按之豁然中空，即数大而芤之脉，可知乃寒湿内伤脾肾，阴寒内盛，格阳于外所致。其烦渴，脉数大非阳热之征，而是阴阳格拒虚阳外越所致真寒假热之象。其腹痛下利，胸痞，亦为脾肾被寒湿所伤之征。临床尚可见到舌苔白腻而滑，小便清长等证。薛氏治以冷香饮子，药用附子补阳益火，温中止痛，草果祛寒湿，温脾阳，广皮健脾利湿，生姜安脾和中。薛氏之所以用冷服法，是投热药恐被虚阳格拒而发生呕吐，所谓："无扞格之虞也。"

3. 下利

【原文】37. 湿热证，十余日后，左关弦数，腹时痛，时圊血，肛门热痛，血液内燥，热邪传入厥阴之证，宜仿白头翁法。（23）

自注：热入厥阴而下利，即不圊血，亦当宗仲景治热利法。若竟逼入营阴，安得不用白头翁汤凉血而散邪乎？设热入阳明而下利，即不圊血，又宜师仲景治下利谵语用小承气汤之法矣。

【提要】湿热郁滞肠道，夹肝经邪热而下利证治。

【释评】"湿热证，十余日后"，出现"左关弦数，腹时痛，时圊血"等症，是湿热郁滞肠道，夹肝经邪热所致。圊血即便血之症，腹时痛多为少腹或小腹疼痛，左关弦数说明湿热郁甚而致厥阴风木为病。热伤气滞，则肛门灼热疼痛。如邪入血分，则便下脓血。治疗用《伤寒论》中治厥阴热利的白头翁汤，以白头翁清湿热治厥阴热利，秦皮清湿热而止后重，黄连清热燥湿，黄柏泻下焦湿热，薛氏仿此法是针对湿热多夹肝经邪热特点而选，对临证治疗湿热便血甚有指导意义。

【原文】38. 湿热证，十余日后，尺脉数，下利，或咽痛，口渴心烦，下泉不足，热邪直犯少阴之证，宜仿猪肤汤凉润法。（24）

自注：同一下利有厥少之分，则药有寒凉之异，谓厥阴宜寒，少阴宜凉也。

然少阴有便脓之候，不可不细审也。

【提要】湿热劫灼肾阴，水亏火浮而致下利、咽痛证治。

【释评】湿热化燥，劫灼肾阴，阴亏火浮，故出现咽痛、口渴、心烦等阴虚生热之证。肾阴被劫，阴津外泄而见下利，热灼少阴故尺脉数。薛氏以猪肤为君，滋肾养阴；佐以白蜜甘寒润肺，制上炎虚火；白粉，徐灵胎谓即米粉，淡渗利水，和脾止利。

自注提出："同一下利有厥少之分，则药有寒凉之异"。厥阴为风木而寄相火，其利多为热利便脓血，是以湿热为主，即（23）条所论白头翁汤证。本证则属虚热，以咽痛、口渴、心烦之少阴虚热为主。如少阴下利而见便脓血者，易误认为是厥阴下利，当详加辨析。

【原文】39. 湿热内滞太阴，郁久而为滞下，其证胸痞腹痛，下坠窘迫，脓血稠粘，里结后重，脉软数者，宜厚朴、黄芩、神曲、广皮、木香、槟榔、柴胡、煨葛根、银花炭、荆芥炭等味。（41）

自注：古之所谓滞下，即今所谓痢疾也。由湿热之邪内伏太阴，阻遏气机，以致太阴失健运，少阳失疏达。热郁湿蒸，传导失其常度，蒸为败浊脓血，下注肛门，故后重。气壅不化，乃数至圊而不能便。伤气则下白，伤血则下赤，气血并伤，赤白兼下，湿热盛极，痢成五色。故用厚朴除湿而行滞气，槟榔下逆而破结气，黄芩清庚金之热，木香、神曲疏中气之滞，葛根升下陷之胃气，柴胡升土中之木气，热侵血分而便血，以银花、荆芥入营清热。若热盛于里，当用黄连以清热，大实而痛，宜增大黄以逐邪。昔张洁古制芍药汤以治血痢，方用归、芍、芩、连、大黄、木香、槟榔、甘草、桂心等味，而以芍药名汤者，盖谓下血必调藏血之脏，故用之为君，不特欲其土中泻木，抑亦赖以敛肝和阴也。然芍药味酸性敛，终非湿热内蕴者所宜服。倘遇痢久中虚，而宜用芍药、甘草之化土者，恐难任芩、连、大黄之苦寒，木香、槟榔之破气。若其下痢初作，湿热正盛者，白芍酸敛滞邪，断不可投。此虽昔人已试之成方，不敢引为后学之楷式也。

【提要】湿热痢疾证治。

【释评】"湿热内滞太阴"，郁久阻遏气机，脾运失常，则胸痞胸痛；气机壅滞，升降失常，则下坠窘迫，里急后重；湿热内蕴，毒滞肠中腐烂肠肌则脓血黏稠；脉软数为痢疾之脉，软乃脾气伤，数为内有热。治以清热除湿，调气和血为法。方以黄芩清热燥湿，厚朴、广皮、槟榔调气，柴胡、葛根升举停留之清气，神曲消导积滞，银花炭、荆芥炭入营清热和血。

自注中薛氏详细阐述了痢疾产生的病理机制及治疗用药，颇具指导意义。然薛氏云："芍药味酸性敛，终非湿热内蕴者所宜服"，而许多医家则认为芍药为治痢要药，屡见其效，其说甚是。临床用芍药，既可缓急止痛又能和血，且治痢疾常配伍清化导滞之品，可使白芍酸敛之性得以制约，故无需顾忌。

【原文】40. 痢久伤阳，脉虚滑脱者，真人养脏汤加甘草、当归、白芍。

（42）

自注：脾阳虚者，当补而兼温。然方中用木香，必其腹痛未止，故兼疏滞气。用归芍，必其阴分亏残，故兼和营阴。但利虽脾疾，久必传肾，以肾为胃关，司下焦而开窍于二阴也。况火为土母，欲温土中之阳，必补命门之火，若虚寒甚而滑脱者，当加附子以补阳，不得杂入阴药矣。

【提要】痢久损伤脾阳证治。

【释评】痢疾初起，多因湿热郁蒸而致。如迁延不愈，可损伤脾阳而致虚寒内盛，中气下陷而致大便滑脱不禁而脉虚，同时还可伴有腹痛喜按，形寒怕冷，舌淡苔白润等症。治以温中补虚，涩肠固脱。方选真人养脏汤。方中人参、白术、甘草补脾益气，肉桂、肉豆蔻温中止泻，粟壳、诃子固肠止泻，当归、白芍和血止痛，木香行气止痛，共治痢久伤阳，虚寒滑脱之证。

薛氏自注云："利虽脾疾，久必传肾……若虚寒甚而滑脱者，当加附子以补阳"，如临证常见之五更泻即属此类，除原方加附子外，还可考虑与四神丸合用。自注在指明痢久滑脱的病机除脾阳虚为主久必传肾外，尚应考虑气滞、血虚的存在，其说甚符临床实际。

【原文】41. 痢久伤阴，虚坐努责者，宜用熟地炭、炒当归、炒白芍、炙甘草、广皮之属。（43）

自注：里结欲便，坐久而仍不得便者，谓之虚坐努责。凡里结属火居多，火性传送至速，郁于大肠，窘迫欲便，而便仍不舒。故痢疾门中，每用黄芩清火，甚者用大黄逐热。若痢久血虚，血不足则生热，亦急迫欲便，但久坐而不得便耳，此热由血虚所生，故治以补血为主。里结与后重不同，里结者急迫欲便，后重者肛门重坠。里结有虚实之分，实为火邪有余，虚为营阴不足，后重有虚实之异，实为邪实下壅，虚由气虚下陷。是以治里结者，有清热养阴之异；治后重者，有行气升补之殊。虚实之辨，不可不明。

【提要】痢久伤阴证治。

【释评】上条言痢久伤阳，本条言痢久伤阴，伤阳以脉虚滑脱为主症，伤阴以虚坐努责为主候。虚坐努责者，薛氏自注为"里结欲便，坐久而仍不得便者"，即里急窘迫欲便而坐久仍不得便之症，乃由阴虚亏耗，虚热内生而下迫，气机阻滞所致。临证时尚可见到潮热、盗汗、口干而渴、舌光红或剥、脉细数等阴虚症状。薛氏用四物汤去川芎，加甘草、陈皮。以熟地滋阴补血，当归补血活血，白芍和营理血，三味药均用炭或炒，不使润下，配合甘草、广皮和中理气，使补而不滞，气血调和。

薛氏自注指出里结与后重不同，里结有虚实之分，后重有虚实之异，治法也均不同，当细心体会，临证时方不致有误。

（七）后期调理

【原文】42. 湿热证，数日后脘中微闷，知饥不食，湿邪蒙绕三焦。宜藿香叶、薄荷叶、鲜荷叶、枇杷叶、佩兰叶、芦尖、冬瓜仁等味。（9）

自注：此湿热已解，余邪蒙蔽清阳，胃气不舒。宜用极轻清之品，以宣上焦阳气。若投味重之剂，是与病情不相涉矣。

【提要】"湿邪蒙绕三焦"证治。

【释评】"数日后"，指经过一段时间后，大邪已去，余湿未解，脾气不舒，胃气未醒，故脘中微闷，知饥而不欲饮食。薛氏所谓"湿热已解"乃指程度轻微，并未完全解除，故临床尚有身热不甚或身热已退，苔薄腻之症。所谓"蒙绕三焦"，实际偏重于中、上二焦。治宜轻清芳化，涤除余邪。薛氏用"五叶"轻清芬芳宣开上焦，再配芦尖、冬瓜仁淡渗余湿，使气机畅通，清阳四布，余湿得除，诸症皆愈。

薛氏云："若投味重之剂，是与病情不相涉矣"。其说甚是。盖浓浊味厚质重之药，多入下焦肝肾阴分，与本条病机不符，是所禁用。

【原文】43. 湿热证，十余日，大势已退，唯口渴，汗出，骨节痛，余邪留滞经络，宜元米汤泡于术，隔一宿，去术煎饮。（19）

自注：病后湿邪未尽，阴液先伤，故口渴身痛。此时救液则助湿，治湿则劫阴。宗仲景麻沸汤之法，取气不取味，走阳不走阴，佐以元米汤养阴逐湿，两擅其长。

【提要】余邪留滞经络，阴液受伤证治。

【释评】湿热证后期，邪势已减，余湿未净，阴液受伤，故汗出，口渴。骨关节痛，乃湿邪阻滞经络所致。故以元米（糯米别名）补肺健脾，滋养强壮，养阴而不碍湿；于术补脾和中，且以化湿，不温燥，不伤阴。药虽二味，而养阴祛湿之法已备。薛氏在本方煎服方法上，仿用仲景泻心汤以麻沸汤浸泡之法，取气不取味，既取香气入经络祛湿，又避免燥性伤阴之弊。

【原文】44. 湿热证，按法治之，数日后，或吐下一时并至者，中气亏损，升降悖逆，宜生谷芽、莲心、扁豆、米仁、半夏、甘草、茯苓等味，甚则用理中法。（22）

自注：升降悖逆，法当和中，犹之霍乱之用六和汤也。若太阴愈甚，中气不支，非理中不可。

【提要】中气亏损升降逆乱证治。

【释评】"按法治之"是指按照湿热证的治疗方法，"吐下一时并至"是指突然既吐且泻，吐泻并作。本证乃是湿热损伤脾胃之气，脾失健运，胃失和降，升降失调所致，治疗"法当和中"，选用生谷芽、扁豆、薏仁、茯苓、甘草以健脾和中化湿，佐莲心清心祛热，半夏降逆和胃。若"太阴愈甚"，中气虚寒者，则可选用理中汤温中散寒。

【原文】45. 湿热证，按法治之，诸证皆退，惟目瞑则惊悸梦惕，余邪内留，胆气未舒，宜酒浸郁李仁、姜汁炒枣仁、猪胆皮等味。（27）

自注："滑可去着"，郁李仁性最滑脱，古人治惊后肝系滞而不下，始终目不瞑者，用之以下肝系而去滞。此证借用，良由湿热之邪留于胆中，胆为清虚之府，藏而不泻，是以病去而内留之邪不去，寐则阳气行于阴，胆热内扰，肝魂不安，用郁李仁以泄邪而以酒行之，酒气独归胆也。枣仁之酸，入肝安神，而以姜汁制，安神而又兼散邪也。

【提要】余邪内留肝胆而致惊惕证治。

【释评】湿热证经治疗后，诸证皆退，但出现闭目则惊悸，入睡则多梦惊恐的症状，是由于湿热余邪内留肝胆之候。胆热内扰，肝魂不安，上扰于心以致上述诸症。用酒浸郁李仁性滑以泄邪下行，借酒气引药入胆，酸枣仁养肝安神宁心，以姜汁炒兼取能散邪的作用，用猪胆皮清泻肝胆余热，并防姜、枣过温。

【原文】46. 湿热证，曾开泄下夺，恶候皆平，独神思不清，倦语不思食，溺数，唇齿干。胃气不输，肺气不布，元神大亏。宜人参、麦冬、石斛、木瓜、生甘草、生谷芽、鲜莲子等味。(28)

自注：开泄下夺，恶候皆平，正亦大伤，故见症多气虚之象。理合清补元气，若用腻滞阴药，去生便远。

【提要】肺胃气液两虚证治。

【释评】"曾开泄下夺，恶候皆平"，说明用化湿攻下的方法，治疗凶险的证候，取得良效。然邪去正已伤，出现气阴亏虚之证。表现为神不清爽，倦怠不欲言语的一种精神萎靡不振的状态，为元气大伤，气虚未复之象。不思饮食为胃气虚弱，胃阴亦伤之象。溺数为肺阴不足，肺气不得通畅所致，唇齿干乃胃津不得上承。总之，属肺胃气阴两虚，"元神大亏"所致。方用人参大补元气；用麦冬、石斛、甘草、木瓜酸甘化阴，滋养肺胃阴液；生谷芽、鲜莲子和中醒胃。此方临床不仅用于湿热及热病后期，对内科杂病的后期调养亦屡见功效。

第十三章
吴瑭《温病条辨》（选）

一、吴瑭《温病条辨》简介

吴瑭，字佩珩，号鞠通。清代著名医学家，温病四大家之一。一般认为其生于1758年，卒于1836年。江苏淮阴人。吴氏少习儒学，后因父、侄身亡而发愤习医，专事方术，终成一代医学巨匠。吴氏的著作主要有《温病条辨》、《医医病书》、《吴鞠通医案》等。

《温病条辨》是一部辉煌的温病学著作，是作者汇集历代医家精华，尤其是张仲景和叶天士的学说，结合自己的临床经验于1798年著成的。全书共6卷，并卷首1卷，计265条，附方208首。该书以三焦为纲，病名为目，分别论述了风温、温热、温疫、温毒、冬温、暑温、伏暑、湿温、秋燥、寒湿以及疟、痢、疸、痹等病证治。书中并附论说若干则，以对三焦分证加以补充。在体裁上采用"自条自辨"的写作方法，逐条叙证，便于记诵，又在每一条后自加注释以阐述其未尽之义。

《温病条辨》创立了温病三焦辨治纲领，并将三焦辨证及卫气营血辨证一炉而冶，相辅而行，完善了温病的辨证论治体系，丰富了温病的证治内容，详备了温病病证的理、法、方、药，具有很高的理论水平和实用价值。该书刊行后流传甚广，版本甚多，一直被奉为学习温病学必读之书。

本教材节选《温病条辨》部分重要条文34条，按上、中、下三焦的顺序，分为温热与湿热两大类进行编写。将条文及自辨内容合并作原文，以体现吴氏论述的完整性。并选释《杂说》中的"治病法论"，余则从略，以供参考。

二、《温病条辨》重要原文类编

（一）温病大纲

【原文】1. 温病者：有风温、有温热、有温疫、有温毒、有暑温、有湿温、有秋燥、有冬温、有温疟。

此九条，见于王叔和《伤寒例》中居多，叔和又牵引《难经》之文以神其说。按时推病，实有是证，叔和治病时，亦实遇是证。但叔和不能别立治法，而叙于《伤寒例》中，实属蒙混，以《伤寒论》为治外感之妙法，遂将一切外感悉收入《伤寒例》中，而悉以治伤寒之法治之。后人亦不能打破此关，因仍苟简，千余年来，贻患无穷，皆叔和之作俑，无怪见驳于方有执、喻嘉言诸公也。然诸公虽驳叔和，亦未曾另立方法，喻氏虽立治法，仍不能脱却伤寒圈子，弊与叔和无二，以致后人无所遵依。本论详加考核，准古酌今，细立治法，除伤寒宗仲景法外，俾四时杂感，朗若列眉；未始非叔和有以肇其端，东垣、河间、安道、又可、嘉言、天士宏其议，而瑭得以善其后也。

风温者，初春阳气始开，厥阴行令，风夹温也。湿热者，春末夏初，阳气驰张，温盛为热也。温疫者，厉气流行，多兼秽浊，家家如是，若役使然也。温毒者，诸温夹毒，秽浊太甚也。暑温者，正夏之时，暑病之偏于热者也。湿温者，长夏初秋，湿中生热，即暑病之偏于湿者也。秋燥者，秋金燥烈之气也。冬温者，冬应寒而反温，阳不潜藏，民病温也。温疟者，阴气先伤，又因于暑，阳气独发也。

按诸家论温，有顾此失彼之病，故是编首揭诸温之大纲，而名其书曰《温病条辨》。（上焦篇1）

【提要】温病的范围及病因。

【释评】吴氏在王叔和《伤寒例》的基础上，根据病因和发病季节，将温病分为九种，即条文所述之九种温病。其意是：初春感受风热，以肺卫、表热证为主者称风温；春末夏初感受温热，以里热证为主者，称为温热（实指春温）；温疫是一种由疠气秽浊导致的，互相传染，引起流行的温病；温毒则是除温病一般见症外，尚有局部肿毒特征的温病；暑温是盛夏发生的以热盛为主的暑病；湿温是长夏初秋发生的湿热性温病；秋燥是秋季感受燥热病邪而致的温病；冬温为冬季感受温热之气而致的温病；温疟是阴气先伤，夏伤于暑，阴伤而阳热亢盛的一种疟疾。

除九种温病外，吴氏还在《温病条辨》中论述了伏暑、疟、痢、疸、痹、寒湿等病证的证治，这些病名的现代含义可参考本教材及有关教材的相关章节。

从自注看，吴氏在评论历代医家的基础上，试图说明温病的概念及其与伤寒的区别，但未能确切地明晰其含义。

【原文】2. 凡病温者，始于上焦，在手太阴。

伤寒由毛窍而入，自下而上，始足太阳。足太阳膀胱属水，寒即水之气，同类相从，故病始于此。古来但言膀胱主表，殆未尽其义。肺者，皮毛之合也，独不主表乎（按人身一脏一腑主表之理，人皆习焉不察。以三才大道言之：天为万物之大表，天属金，人之肺亦属金，肺主皮毛，经曰皮应天，天一生水；地支始于子，而亥为天门，乃贞元之会；人之膀胱为寒水之腑；故俱同天气，而俱主表也）！治法必以仲景六经次传为祖法。温病由口鼻而入，自上而下，鼻通于肺，始手太阴。太阴金也，温者火之气，风者火之母，火未有不克金者，故病始于此，必从河间三焦定论。再寒为阴邪，虽《伤寒论》中亦言中风，此风从西北方来，乃酿发之寒风也，最善收引，阴盛必伤阳，故首郁遏太阳经中之阳气，而为头痛身热等证。太阳阳腑也，伤寒阴邪也，阴盛伤人之阳也。温为阳邪，此论中亦言伤风，此风从东方来，乃解冻之温风也，最善发泄，阳盛必伤阴，故首郁遏太阴经中之阴气，而为咳嗽、自汗、口渴、头痛、身热、尺热等证。太阴阴脏也，温热阳邪也，阳盛伤人之阴也。阴阳两大法门之辨，可了然于心目间矣。

夫大明生于东，月生于西，举凡万物，莫不由此少阳、少阴之气以为生成，故万物皆可名之曰东西。人乃万物之统领也，得东西之气最全，乃与天地东西之气相应。其病也，亦不能不与天地东西之气相应。东西者，阴阳之道路也。由东而往，为木、为风、为湿、为火、为热，湿土居中，与火交而成暑，火也者，南也。由西而往，为金、为燥、为水、为寒，水也者，北也。水火者，阴阳之征兆也；南北者，阴阳之极致也。天地运行此阴阳以化生万物，故曰天之无恩而大恩生。天地运行之阴阳和平，人生之阴阳亦和平，安有所谓病也哉！天地与人之阴阳，一有所偏，即为病也。偏之浅者病浅，偏之深者病深；偏于火者病温、病热，偏于水者病清、病寒，此水火两大法门之辨，医者不可不知。烛其为水之病也，而温之热之；烛其为火之病也，而凉之寒之，各救其偏，以抵于平和而已。非如鉴之空，一尘不染，如衡之平，毫无倚着，不能暗合道妙，岂可各立门户，专主于寒热温凉一家之论而已哉！瑭因辨寒病之原于水，温病之原于火也，而并及之。(上焦篇2)

【提要】温病发病的部位及受邪途径。

【释评】温病的病因是温邪，温邪侵犯人体一般是从口鼻而入，而鼻气通于肺、肺合皮毛，因而温病发病多始于肺卫，即吴氏所言"始于上焦，在手太阴"。

吴氏明确地提出了伤寒由毛窍而入，始于足太阳，按六经传变，易伤人身之阳气；温病由口鼻而入，始于手太阴，按三焦传变，易伤人之阴液。不过，二者在发病部位和感邪途径上的区别，主要是根据其起病的临床表现推断出来的，是通过比较得出的结论。温病初起以表热证为主，伤寒初起以表寒证为主，故有太阴太阳之异。但温病的起病部位亦较复杂，不限于手太阴一途，王孟英云："病起于下者有之……起于中者有之"，所言极是。

【原文】3. 太阴之为病，脉不缓不紧而动数，或两寸独大，尺肤热，头痛，微恶风寒，身热自汗，口渴，或不渴，而咳，午后热甚者，名曰温病。

不缓，则非太阳中风矣；不紧，则非太阳伤寒矣；动数者，风火相煽之象，经谓之躁；两寸独大，火克金也。尺肤热，尺部肌肤热甚，火反克水也。头痛、恶风寒、身热自汗，与太阳中风无异，此处最足以相混，于何辨之？于脉动数，不缓不紧，证有或渴、或咳、尺热，午后热甚辨之。太阳头痛，风寒之邪，循太阳经上至头与项，而项强头痛也。太阴之头痛，肺主天气，天气郁，则头亦痛也，且春气在头，又火炎上也。吴又可谓浮泛太阳经者，臆说也。伤寒之恶寒，太阳属寒水而主表，故恶风寒；温病之恶寒，肺合皮毛而亦主表，故亦恶风寒也。太阳病则周身之阳气郁，故身热；肺主化气，肺病不能化气，气郁则身亦热也。太阳自汗，风疏卫也；太阴自汗，皮毛开也，肺亦主卫。渴，火克

金也。咳，肺气郁也。午后热甚，浊邪归下，又火旺时也，又阴受火克之象也。（上焦篇3）

【提要】太阴病脉证。

【释评】吴氏太阴病的主要表现是：脉象不浮缓，不浮紧（以别于太阳中风和太阳伤寒），而是躁动快速，或两手的寸部脉比关、尺部明显大而有力，尺肤部（由"寸口"的尺部脉起，到肘关节"尺泽穴"处止的一段皮肤。为古代"切诊"法内容之一，叫"尺肤诊"）发热，还有头痛，轻微的恶风寒，全身发热，有汗，口渴也可不渴，发热在午后较明显等症。

上述表现，乃因温邪首犯卫表，肺卫失宣，开合失常所致。然此处论脉不可拘泥，动数者，突出风火相煽之象，两寸独大，为火克金也。余证吴氏自注有详细说明可参。

关于"温病"的总概念，可结合吴氏有关条文理解，温病的病因是温邪，病变过程中以发热为主症，病机是热象偏重，易于化燥伤阴的一类急性外感热病。

因为温病"始于上焦，在手太阴"，故本条可以认为是温病初起的主要临床表现。有医家将此条作为"上焦证提纲"，有理。

（二）上焦篇

1. 温热病

【原文】4. 太阴风温、温热、温疫、冬温，初起恶风寒者，桂枝汤主之；但热不恶寒而渴者，辛凉平剂银翘散主之。温毒、暑温、湿温、温疟，不在此例。

按仲景《伤寒论》原文，太阳病（谓如太阳证，即上文头痛、身热、恶风、自汗也），但恶热不恶寒而渴者，名曰温病，桂枝汤主之。盖温病忌汗，最喜解肌。桂枝本为解肌，且桂枝芳香化浊，芍药收阴敛液，甘草败毒和中，姜、枣调和营卫，温病初起，原可用之。此处却变易前法，恶风寒者主以桂枝，不恶风寒主以辛凉者，非敢擅违古训也。仲景所云不恶风寒者，非全不恶风寒也，其先亦恶风寒，迨既热之后，乃不恶风寒耳，古文简、质，且对太阳中风热时亦恶风寒言之，故不暇详耳。盖寒水之病，冬气也，非辛温春夏之气，不足以解之，虽曰温病，既恶风寒，明是温自内发，风寒从外搏，成内热外寒之证，故仍旧用桂枝辛温解肌法，俾得微汗，而寒热之邪皆解矣。温热之邪，春夏气也，不恶风寒，则不兼寒风可知，此非辛凉秋金之气，不足以解之。桂枝辛温，以之治温，是以火济火也，故改从《内经》"风淫于内，治以辛凉，佐以苦甘"法。

桂枝汤方

桂枝六钱　芍药（炒）三钱　炙甘草二钱　生姜三片　大枣（去核）二枚

煎法服法，必如《伤寒论》原文而后可，不然，不惟失桂枝汤之妙，反生他变，病必不除。

辛凉平剂银翘散方

连翘一两　银花一两　苦桔梗六钱　薄荷六钱　竹叶四钱　生甘草五钱
芥穗四钱　淡豆豉五钱　牛蒡子六钱

上杵为散，每服六钱，鲜苇根汤煎，香气大出，即取服，勿过煎。肺药取轻清，过煎则味厚而入中焦矣。病重者，约二时一服，日三服，夜一服；轻者三时一服，日二服，夜一服；病不解者，作再服。盖肺位最高，药过重，则过病所，少用又有病重药轻之患，故从普济消毒饮时时轻扬法。今人亦间有用辛凉法者，多不见效，盖病大药轻之故，一不见效，随改弦易辙，转去转远，即不更张，缓缓延至数日后，必成中下焦证矣。胸膈闷者，加藿香三钱、郁金三钱，护膻中；渴甚者，加花粉；项肿咽痛者，加马勃、元参；衄者，去芥穗、豆豉，加白茅根三钱、侧柏炭三钱、栀子炭三钱；咳者，加杏仁利肺气；二、三日病犹在肺，热渐入里，加细生地、麦冬保津液；再不解，或小便短者，加知母、黄芩、栀子之苦寒，与麦、地之甘寒，合化阴气，而治热淫所胜。

方论：按温病忌汗，汗之不惟不解，反生他患。盖病在手经，徒伤足太阳无益；病自口鼻吸受而生，徒发其表亦无益也。且汗为心液，心阳受伤，必有神明内乱、谵语癫狂、内闭外脱之变。再，误汗虽曰伤阳，汗乃五液之一，未始不伤阴也。《伤寒论》曰："尺脉微者为里虚，禁汗，"其义可见。其曰伤阳者，特举其伤之重者而言之耳。温病最善伤阴，用药又复伤阴，岂非为贼立帜乎？此古来用伤寒法治温病之大错也。至若吴又可开首立一达原饮，其意以为直透膜原，使邪速溃，其方施于藜藿壮实人之温疫病，容有愈者，芳香辟秽之功也；若施于膏粱纨绔，及不甚壮实人，未有不败者。盖其方中首用槟榔、草果、厚朴为君：夫槟榔，子之坚者也，诸子皆降，槟榔苦辛而温，体重而坚，由中走下，直达肛门，中下焦药也；草果亦子也，其气臭烈大热，其味苦，太阴脾经之劫药也；厚朴苦温，亦中焦药也，岂有上焦温病，首用中下焦苦温雄烈劫夺之品，先劫少阴津液之理！知母、黄芩，亦皆中焦苦燥里药，岂可用乎？况又有温邪游溢三阳之说，而有三阳经之羌活、葛根、柴胡加法，是仍以伤寒之法杂之，全不知温病治法，后人止谓其不分三焦，犹浅说也。其三消饮加入大黄、芒硝，惟邪入阳明，气体稍壮者，幸得以下而解，或战汗而解，然往往成弱证，虚甚者则死矣。况邪有在卫者，在胸中者，在营者，入血者，妄用下法，其害可胜言耶？岂视人与铁石一般，并非气血生成者哉？究其始意，原以矫世医以伤寒法治病温之弊，颇能正陶氏之失，奈学未精纯，未足为法。至喻氏、张氏多以伤寒三阴经法治温病，其说亦非，以世医从之者少，而宗又可者多，故不深辨耳。本方谨遵《内经》"风淫于内，治以辛凉，佐以苦甘；热淫于内，治以咸寒，佐以甘苦"之训（王安道《溯洄集》，亦有温暑当用辛凉不当用辛温之论，谓仲景之书，为即病之伤寒而设，并未尝为不即病之温暑而设。
张凤逵集治暑方，亦有暑病首用辛凉，继用甘寒，再用酸泄酸敛，不必用下之
论。皆先得我心者）。又宗喻嘉言芳香逐秽之说，用东垣清心凉膈散，辛凉苦
甘。病初起，且去入里之黄芩，勿犯中焦；加银花辛凉，芥穗芳香，散热解毒；
牛蒡子辛平润肺，解热散结，除风利咽；皆手太阴药也。合而论之，经谓"冬
不藏精，春必温病"，又谓"藏于精者，春不病温"，又谓"病温虚甚死"，可
见病温者，精气先虚。此方之妙，预护其虚，纯然清肃上焦，不犯中下，无开
门揖盗之弊，有轻以去实之能，用之得法，自然奏效，此叶氏立法，所以迥出
诸家也。（上焦篇4）

【提要】温病初起，邪在卫分证治及治忌。

【释评】本条论述了风温、温热、温疫、冬温等4种温病初起，邪在卫分的证治。吴氏
以"恶风寒"和"不恶寒"作为药用辛温和辛凉的依据，但临证时尚应结合其他表现互参。
恶风寒较著系表邪偏盛，可借辛温之剂暂解其表，但不可投麻、桂之类辛温峻汗之剂，更不
可过用、再用，以免助热化燥。恶寒较轻而热重者，用银翘散之辛凉以疏解之。辛凉平剂银
翘散是温病初起，邪在卫分的代表方，是治疗温病上焦证的首方，其透邪之力介于辛凉轻剂
桑菊饮、辛凉重剂白虎汤之间，故称之为辛凉平剂。问世以来，常用不衰，其效甚佳，极具
生命力。目前临床使用本方多以汤剂随证加减（也有制成片剂和针剂的）。银翘散的煎服方
法（参吴氏自注）甚为讲究，临床加减，灵活有度，应细心体会。至于暑温等病，因初起
邪犯部位不一，而治法自异，故曰："不在此例"。

吴氏对温病忌汗的论述颇为精辟，所谓"忌汗"是指麻桂等辛温开表发汗之品而言，
至于桑、菊、薄荷等辛凉透邪之品，则不在忌例。

【原文】5. 太阴风温，但咳，身不甚热，微渴者，辛凉轻剂桑菊饮主之。

咳，热伤肺络也。身不甚热，病不重也。渴而微，热不甚也。恐病轻药重，
故另立轻剂方。

辛凉轻剂桑菊饮方

杏仁二钱　连翘一钱五分　薄荷八分　桑叶二钱五分　菊花一钱　苦梗二
钱　甘草八分　苇根二钱

水二杯，煮取一杯，日二服。二、三日不解，气粗似喘，燥在气分者，加
石膏、知母；舌绛暮热，甚燥，邪初入营，加元参二钱、犀角一钱；在血分者，
去薄荷、苇根，加麦冬、细生地、玉竹、丹皮各二钱；肺热甚加黄芩；渴者加
花粉。

方论：此辛甘化风、辛凉微苦之方也。盖肺为清虚之脏，微苦则降，辛凉
则平，立此方所以避辛温也。今世金用杏苏散通治四时咳嗽，不知杏苏散辛温，
只宜风寒，不宜风温，且有不分表里之弊。此方独取桑叶、菊花者，桑得箕星
之精，箕好风，风气通于肝，故桑叶善平肝风；春乃肝令而主风，木旺金衰之

候，故抑其有余，桑叶芳香有细毛，横纹最多，故亦走肺络而宣肺气。菊花晚成，芳香味甘，能补金水二脏，故用之以补其不足。风温咳嗽，虽系小病，常见误用辛温重剂销铄肺液，致久嗽成劳者不一而足。圣人不忽于细，必谨于微，医者于此等处，尤当加意也。（上焦篇6）

【提要】风热犯肺证治。

【释评】本条身不甚热而口微渴，可见病情较轻。"但咳"乃强调咳嗽是本条主症。证由风热犯肺，肺失宣畅所致，故用桑菊饮，以宣肺清热止咳。

吴氏在上焦篇治温热邪犯手太阴，均主用辛凉，但有轻、平、重之分，桑菊饮乃辛凉轻剂，是治风热侵犯肺卫，邪浅病轻的方子。现在市售成药片剂，名"桑菊感冒片"，用治"感冒"、"气管炎"等属于风热犯肺的轻证，有较好疗效。

桑菊饮中桑、菊，甘凉轻宣。且菊华于秋，味芳香，能宣上清肺。桑叶经霜，其纹如络，故入肺络而宣肺。二药合用疏散上焦风热，清肃肺中热邪，是为主药。辅以薄荷辛凉，连翘苦寒，杏仁、桔梗辛宣，苇根入肺生津止渴，甘草调和诸药，共奏疏风清热，宣肺止咳之效。

【原文】6. 太阴温病，脉浮洪，舌黄，渴甚，大汗，面赤，恶热者，辛凉重剂白虎汤主之。

脉浮洪，邪在肺经气分也。舌黄，热已深。渴甚，津已伤也。大汗，热逼津液也。面赤，火炎上也。恶热，邪欲出而未遂也。辛凉平剂焉能胜任，非虎啸风生，金飚退热，而又能保津液不可，前贤多用之。

辛凉重剂白虎汤方

生石膏（研）一两　知母五钱　生甘草三钱　白粳米一合

水八杯，煮取三杯，分温三服，病退，减后服，不知，再作服。

方论：义见法下，不再立论，下仿此。（上焦篇7）

【提要】热入气分，肺胃热盛证治

【释评】温邪侵袭人体，首犯手太阴。今面赤恶热不寒，舌黄脉浮洪，说明邪已深入气分，肺胃同病。尤其是渴甚、大汗，更是热盛逼津外泄而引水自救之象，它和原来的微汗、微渴，大有不同，因而已具备肺胃气分热盛的四个特征，即发热恶热，大渴，大汗，脉洪盛。治当辛凉清透。但邪热炽盛，已不是桑菊、银翘之轻、平剂可治，必须用重剂的白虎汤，才能达到辛透退热，甘寒保津的目的。

白虎汤是《伤寒论》阳明篇治疗邪从火化，阳明热盛的主方，吴氏将其列为辛凉重剂，主治温邪入里，肺胃热盛之证。方中石膏辛寒，辛能透热解肌，寒能清热降火，甘可缓脾止渴；知母辛苦寒，滋水降火，清热保津；粳米、甘草甘平养胃，滋阴生津。合为辛寒清气，保护津液之名方。现在临床上普遍用于各种温病气分热盛证，确有良好之疗效。

【原文】7. 白虎本为达热出表，若其人脉浮弦而细者，不可与也；脉沉者，不可与也；不渴者，不可与也；汗不出者，不可与也；常须识此，勿令误也。

此白虎之禁也。按白虎慓悍，邪重非其力不举，用之得当，原有立竿见影之妙，若用之不当，祸不旋踵。懦者多不敢用，未免坐误事机；孟浪者，不问其脉证之若何，一概用之，甚至石膏用斤余之多，应手而效者固多，应手而毙者亦复不少。皆未真知确见其所以然之故，故手下无准的也。（上焦篇9）

【提要】白虎四禁。

【释评】白虎汤为辛寒清气，达热出表之名方，是热炽气分的代表方，用时应详察脉证，以免"用之不当，祸不旋踵"。若脉浮为病在表；脉弦为病在少阳；脉细为阴虚；脉沉为热结肠腑或阳气虚弱；不渴为津液未伤；汗不出为表气郁闭或无作汗之源。这些情况均非白虎汤适应证，故均"不可与也"，体现了"有是证便用是药"的辨证思想。目前从临床上看，有大热、脉洪大而口渴不甚或汗不出者，其原因有表气郁闭较甚者，有配合了输液治疗者，也有其他原因者。只要四诊合参后，确系气分无形热盛者，均可使用白虎汤。

【原文】8. 太阴温病，寸脉大，舌绛而干，法当渴，今反不渴者，热在营中也，清营汤去黄连主之。

渴乃温之本病，今反不渴，滋人疑惑；而舌绛且干，两寸脉大，的系温病。盖邪热入营蒸腾，营气上升，故不渴，不可疑不渴非温病也，故以清营汤清营分之热，去黄连者，不欲其深入也。

清营汤（见暑温门中）（上焦篇15）

【提要】手太阴肺经营分证治。

【释评】温病始于上焦手太阴，今寸脉大，知上焦热重，也是手太阴温病应有之脉象。舌干燥，色绛知病位虽在上焦，但病邪已不在卫、气，而直入营分了。舌绛是营分证的特殊舌象。"口反不渴"是邪入营分，蒸腾营阴，上泛于口所致，与卫分证之微渴、气分证之大渴显然有别。

病在营分，当以清营泄热为主，当用营分证的代表方清营汤治疗（参本教材有关章节）。今去黄连，吴氏提出是为了"不欲其深入"，其实是根据"舌绛而干"，推断营阴耗伤较甚，而黄连苦燥，恐更伤阴液。若舌虽绛而不甚干，则黄连不必去之。

【原文】9. 太阴温病，血从上溢者，犀角地黄汤合银翘散主之。有中焦病者，以中焦法治之。若吐粉红血水者，死不治；血从上溢，脉七、八至以上，面反黑者，死不治；可用清络育阴法。

血从上溢，温邪逼迫血液上走清道，循清窍而出，故以银翘散败温毒，以犀角地黄清血分之伏热，而救水即所以救金也。至粉红水非血非液，实血与液交迫而出，有燎原之势，化源速绝。血从上溢，而脉至七、八至，面反黑，火极而似水，反兼胜己之化也，亦燎原之势莫制，下焦津液亏极，不能上济君火，君火反与温热之邪合德，肺金其何以堪，故皆主死。化源绝，乃温病第一死法也。仲子曰：敢问死？孔子曰：未知生，焉知死。瑭以为医者不知死，焉能救生。细按温病死状百端，大纲不越五条。在上焦有二：一曰肺之化源绝者死；

二曰心神内闭，内闭外脱者死。在中焦亦有二：一曰阳明太实，土克水者死；二曰脾郁发黄，黄极则诸窍为闭，秽浊塞窍者死。在下焦则无非热邪深入，消铄津液，涸尽而死也。

犀角地黄汤方（见下焦篇）

银翘散（方见前）

已用过表药者，去豆豉、芥穗、薄荷。（上焦篇11）

【提要】手太阴肺经血分证辨治。

【释评】血从上溢是指血从面部各窍道而出，这里指口鼻出血。乃因温邪入于血分，迫血伤络，逼血上循清道所致。病在上焦，肺络受伤，故以银翘散引经走上。病属血分，热迫血行，故用血分证的代表方犀角地黄汤凉血散血。二方相合，治上焦手太阴血分证最为恰当。

至于"其中焦病者，以中焦法治之"。中焦法指白虎汤，承气汤等方而言，此时无须犀角地黄汤治疗。

但是，如果出现这样两种情况，即一为吐粉红色血水，一为血从上溢，脉七八至以上，面反黑，均为死不治。吴氏认为"粉红水非血非液，实血与液交迫而出，有燎原之势，化源速绝"故死不治。至于血从上溢，口鼻出血，脉七、八至以上，颜面反呈现晦暗无泽的气色，吴氏谓"火极而似水"，即下焦阴液亏极，不能上济心火，心火与热相合，形成燎原之势，上灼肺阴，化源告竭，病情十分险恶。吴氏提出"可用清络育阴法"，即凉血安络，甘寒养阴的法则，方可选用黄连阿胶汤（"下焦篇"）合犀角地黄汤加减。

吴氏自注中又提出了温病五大死证，这是温病中最为危重的病证，应予充分重视，经积极抢救，或有不死者。

【原文】10. 邪入心包，舌謇肢厥，牛黄丸主之，紫雪丹亦主之。

厥者，尽也。阴阳极造其偏，皆能致厥。伤寒之厥，足厥阴病也。温热之厥，手厥阴病也。舌卷囊缩，虽同系厥阴现证，要之舌属手，囊属足也。盖舌为心窍，包络代心用事，肾囊前后，皆肝经所过，断不可以阴阳二厥混而为一，若陶节庵所云："冷过肘膝，便为阴寒"，恣用大热。再热厥之中亦有三等：有邪在络居多，而阳明证少者，则从芳香，本条所云是也；有邪搏阳明，阳明太实，上冲心包，神迷肢厥，甚至通体皆厥，当从下法，本论载入中焦篇；有日久邪杀阴亏而厥者，则从育阴潜阳法，本论载入下焦篇。

牛黄丸、紫雪丹方（并见前）（上焦篇17）

【提要】邪入心包证治及厥证产生的机理治法。

【释评】舌謇，指舌体卷缩，或强硬而转动不灵。邪入心包到了舌体转动不灵，四肢厥冷的时候，其神昏程度亦重，病情更为复杂，此时舌质必绛，脉必沉细，故急用牛黄丸、紫雪丹清心化痰开窍（方见本书有关章节）。

厥证虽均表现为手足厥冷，但其性质有寒热之分，病位有手足厥阴之异。寒厥多见于伤寒，乃因阳气大衰，阴寒内盛所致，可见囊缩，因肾囊前后，为厥阴肝经循行之地。热厥多见于温病，乃因邪热内闭，阳气不能外达所致，可见舌卷，因舌为心窍，手厥阴包络代心用事故也。但上述之区分是相对而言的，伤寒中也有邪热内郁而致热厥者，温病中也不乏阳气外脱而致寒厥者，临证时应予详细区别。

吴氏认为热厥可分为三类：上焦病见热厥以邪在心包络居多，当以芳香开窍为法，可取安宫牛黄丸或紫雪丹或至宝丹。而中焦则因阳明太实，上冲心包，当急下存阴，可取承气汤。下焦热厥，多阴虚风动，当育阴潜阳，可用三甲复脉汤或大定风珠。吴氏对热厥辨治内容的具体和完善，在临床上颇具指导意义。

2. 湿热病

【原文】11. 头痛恶寒，身重疼痛，舌白不渴，脉弦细而濡，面色淡黄，胸闷不饥，午后身热，状若阴虚，病难速已，名曰湿温，汗之则神昏耳聋，甚则目瞑不欲言，下之则洞泄，润之则病深不解，长夏深秋冬日同法，三仁汤主之。

头痛恶寒，身重疼痛，有似伤寒，脉弦濡，则非伤寒矣。舌白不渴，面色淡黄，则非伤暑之偏于火者矣。胸闷不饥，湿闭清阳道路也。午后身热，状若阴虚者，湿为阴邪，阴邪自旺于阴分，故与阴虚同一午后身热也。湿为阴邪，自长夏而来，其来有渐，且其性氤氲粘腻，非若寒邪之一汗而解，温热之一凉则退，故难速已。世医不知其为湿温，见其头痛恶寒身重疼痛也，以为伤寒而汗之，汗伤心阳，湿随辛温发表之药蒸腾上逆，内蒙心窍则神昏，上蒙清窍则耳聋目瞑不言。见其中满不饥，以为停滞而大下之，误下伤阴，而重抑脾阳之升，脾气转陷，湿邪乘势内渍，故洞泄。见其午后身热，以为阴虚而用柔药润之，湿为胶滞阴邪，再加柔润阴药，二阴相合，同气相求，遂有锢结而不可解之势。惟以三仁汤轻开上焦肺气，盖肺主一身之气，气化则湿亦化也。湿气弥漫，本无形质，以重浊滋味之药治之，愈治愈坏。伏暑湿温，吾乡俗名秋呆子，悉以陶氏《六书》法治之，不知从何处学来，医者呆，反名病呆，不亦诬乎！再按：湿温较诸温，病势虽缓而实重，上焦最少，病势不甚显张，中焦病最多，详见中焦篇，以湿为阴邪故也，当于中焦求之。

三仁汤方

杏仁五钱　飞滑石六钱　白通草二钱　白蔻仁二钱　竹叶二钱　厚朴二钱　生薏仁六钱　半夏五钱

甘澜水八碗，煮取三碗，每服一碗，日三服。（上焦篇43）

【提要】湿温初起证治及治禁。

【释评】湿温病多发于夏秋之交，有起病缓，传变慢，病情缠绵难愈等特点。该病初起，病偏上焦，卫气同病，症见头痛恶寒，身重疼痛，面色淡黄，胸闷不饥，午后身热，舌白不渴，脉弦细而濡等。这是湿温的主要脉证，凡见此者称为"湿温"。

湿温初起有三大禁忌。一则禁汗：若见恶寒头痛，身重疼痛，误认为伤寒而用辛温发汗之药，则会耗伤心阳，湿浊随辛温之品上蒙清窍，可致神昏、耳聋、目闭等症。二则禁下：若见胸闷不饥等湿热阻滞脾胃之症，误以为胃肠积滞而妄用苦寒攻下，则脾阳受损，脾气下陷，湿邪下趋而为洞泄。三则禁润：若见午后身热等而误认为阴虚，妄用滋腻阴柔之药，势必使湿邪锢结难解，病情加重而难以治愈。

三仁汤是治疗湿温初起，邪遏卫气的名方，具有芳香宣气化湿之功，能轻开肺气，因肺主一身之气，肺气一开，则湿邪自化。吴氏之用本方，乃示人以芳香宣化之大法，具体应用时亦须根据病情进行加减。有医家认为此方淡渗有余，芳化不足，应用时当加入藿香、佩兰、青蒿、豆卷等芳化透表之药，可参。

【原文】12. 手太阴暑温，如上条证，但汗不出者，新加香薷饮主之。

证如上条，指形似伤寒，右脉洪大，左手反小，面赤口渴而言。但以汗不能自出，表实为异，故用香薷饮发暑邪之表也。按香薷辛温芳香，能由肺之经而达其络。鲜扁豆花，凡花皆散，取其芳香而散，且保肺液，以花易豆者，恶其呆滞也，夏日所生之物，多能解暑，惟扁豆花为最，如无花时，用鲜扁豆皮，若再无此，用生扁豆皮。厚朴苦温，能泄食满。厚朴，皮也，虽走中焦，究竟肺主皮毛，以皮从皮，不为治上犯中。若黄连、甘草，纯然里药，暑病初起，且不必用，恐引邪深入，故易以连翘、银花，取其辛凉达肺经之表，纯从外走，不必走中也。

温病最忌辛温，暑病不忌者，以暑必兼湿，湿为阴邪，非温不解，故此方香薷、厚朴用辛温，而余则佐以辛凉云。下文湿温论中，不惟不忌辛温，且用辛热也。

新加香薷饮方（辛温复辛凉法）

香薷二钱　银花三钱　鲜扁豆花三钱　厚朴二钱　连翘二钱

水五杯，煮取二杯。先服一杯，得汗止后服；不汗再服；服尽不汗，再作服。（上焦篇24）

【提要】暑温兼表寒证治。

【释评】所谓"如上条证"，即自注所云"形似伤寒"之说，即暑温初起出现的头痛、高热恶寒等类似伤寒的症状。但上条"汗大出"（虽有恶寒，必轻而短暂），本条"汗不出"（必恶寒重），这是本条辨证的要点。说明本证属暑湿内蕴，寒束于表的表实证。治当疏表散寒，涤暑化湿，方选新加香薷饮。方中香薷解表散寒，厚朴燥湿和中，银花、连翘、鲜扁豆花清热涤暑。

本条自注中，吴氏对暑病用温药进行阐述。暑每易夹湿，而湿邪非温不化，故需用温。但本证与一般湿邪为病又有不同，属暑热夹湿为患，所以又当用辛凉涤暑之品。新加香薷饮即为辛温与辛凉并用之方。

【原文】13. （按：暑温、伏暑，名虽异而病实同，治法须前后互参，故中下焦篇不别立一门。）

暑兼湿热，偏于暑之热者为暑温，多手太阴证而宜清，偏于暑之湿者为湿温，多足太阴证而宜温；湿热平等者两解之。各宜分晓，不可混也。

此承上启下之文。按暑温、湿温，古来方法最多精妙，不比前条温病毫无尺度，本论原可不必再议，特以《内经》有先夏至为病温、后夏至为病暑之明文，是暑与温，流虽异而源则同，不得言温而遗暑，言暑而遗湿。又以历代名家，悉有蒙混之弊，盖夏日三气杂感，本难条分缕晰。惟叶氏心灵手巧，精思过人，案中治法，丝丝入扣，可谓汇众善以为长者，惜时人不能知其一、二；然其法散见于案中，章程未定，浅学者读之，有望洋之叹，无怪乎后人之无阶而升也。故本论摭拾其大概，粗定规模，俾学者有路可寻，精妙甚多，不及备录，学者仍当参考名家，细绎叶案，而后可以深造。再按：张洁古云"静而得之为中暑，动而得之为中热；中暑者阴证，中热者阳证"。呜呼！洁古笔下如是不了了，后人奉以为规矩准绳，此医道之所以难言也。试思中暑，竟无动而得之者乎？中热，竟无静而得之者乎？似难以动静二字分暑热。又云"中暑者阴证"，暑字从日，日岂阴物乎？暑中有火，火岂阴邪乎？暑中有阴耳，湿是也，非纯阴邪也。"中热者阳证"，斯语诚然，要知热中亦兼秽浊，秽浊亦阴类也，是中热非纯无阴也。盖洁古所指之中暑，即本论后文之湿温也；其所指之中热，即本论前条之温热也。张景岳又细分阴暑、阳暑：所谓阴暑者，即暑之偏于湿，而成足太阴之里证也；阳暑者，即暑之偏于热，而成手太阴之表证也。学者非目无全牛，不能批隙中窾，宋元以来之名医，多自以为是，而不求之自然之法象，无怪乎道之常不明，而时人之随手杀人也，可胜慨哉！（上焦篇35）

【提要】暑温与湿温概念上的区别及联系。

【释评】暑温、湿温和伏暑都兼具湿与热的双重性质，在治疗方法上有许多可互参之处。本条进一步提出暑温与湿温的区别在于：暑兼湿邪，偏于暑者为暑温，多表现为手太阴肺经热盛的病证，治疗以清为主；偏于湿者为者湿温，多表现为足太阴脾经湿盛的病证，治疗以温燥祛湿为主。如感受的病邪湿与热并重，就应清热与祛湿同时施用。上述病证应通晓其不同之处，不能互相混淆。

自注中吴氏就温、暑、湿三者的关系从源到流，引用了一些医家的认识，提出了自己的见解，多有独到过人之处。

【原文】14.太阴伏暑，舌白口渴，无汗者，银翘散去牛蒡、元参加杏仁、滑石主之。

此邪在气分而表实之证也。（上焦篇38）

【提要】伏暑邪在气分兼表实证治。

【释评】伏暑是由暑湿邪气引起的发于秋冬的一种急性热病，初起多为表里同病。本条发病之初既有口渴，舌白等气分里热和里湿见证，又有无汗等表实见证，即邪在气分兼表实。治疗当表里同治，用银翘散加杏仁、滑石等宣肺利湿之品，以顾及与暑相合之湿邪，去牛蒡、玄参者，乃因二药具阴腻之性，有碍于湿。

【原文】15. 太阴伏暑，舌赤口渴，无汗者，银翘散加生地、丹皮、赤芍、麦冬主之。

此邪在血分而表实之证也。（上焦篇39）

【提要】伏暑邪在血分兼表实证治。

【释评】伏暑初起多为表里同病，其里有气分、血分之别。上条论及气分兼表实证，本条则为血分兼表实证（按其症状及用药，似为营分兼表实）。发病之初既有口渴、舌赤等血分见证，又有无汗等表实见证，故用银翘散辛凉解表以治其表实，加生地、丹皮、赤芍、麦冬滋阴清热凉血以培其汗源而治其血热。

（三）中焦篇

1. 温热病

【原文】16. 面目俱赤，语声重浊，呼吸俱粗，大便闭，小便涩，舌苔老黄，甚则黑有芒刺，但恶热，不恶寒，日晡益甚者，传至中焦，阳明温病也。脉浮洪躁甚者，白虎汤主之；脉沉数有力，甚则脉体反小而实者，大承气汤主之。暑温、湿温、温疟，不在此例。

阳明之脉荣于面，《伤寒论》谓阳明病面缘缘正赤，火盛必克金，故目白睛亦赤也。语声重浊，金受火刑而音不清也。呼吸俱粗，谓鼻息来去俱粗，其粗也平等，方是实证；若来粗去不粗，去粗来不粗，或竟不粗，则非阳明实证，当细辨之，粗则喘之渐也。大便闭，阳明实也。小便涩，火腑不通，而阴气不化也。口燥渴，火烁津也。舌苔老黄，肺受胃浊，气不化津也（按《灵枢》论诸脏温病，独肺温病有舌苔之明文，余则无有。可见舌苔乃胃中浊气，熏蒸肺脏，肺气不化而然），甚则黑者，黑，水色也，火极而似水也，又水胜火，大凡五行之极盛，必兼胜己之形。芒刺，苔久不化，热极而起坚硬之刺也；倘刺软者，非实证也。不恶寒，但恶热者，传至中焦，已无肺证，阳明者，两阳合明也，温邪之热，与阳明之热相搏，故但恶热也。或用白虎，或用承气者，证同而脉异也。浮洪躁甚，邪气近表，脉浮者不可下，凡逐邪者，随其所在，就近而逐之，脉浮则出表为顺，故以白虎之金飚以退烦热。若沉小有力，病纯在里，则非下夺不可矣，故主以大承气。按吴又可《温疫论》中云：舌苔边白但见中微黄者，即加大黄，甚不可从。虽云伤寒重在误下，温病重在误汗，即误下不似伤寒之逆之甚，究竟承气非可轻尝之品，故云舌苔老黄，甚则黑有芒刺，脉体沉实，的系燥结痞满，方可用之。

或问：子言温病以手经主治，力辟用足经药之非，今亦云阳明证者何？阳明特非足经乎？曰：阳明如市，胃为十二经之海，土者万物之所归也，诸病未有不过此者。前人云伤寒传足不传手，误也，一人不能分为两截。总之伤寒由毛窍而溪，溪，肉之分理之小者；由溪而谷，谷，肉之分理之大者；由谷而孙络，孙络，络之至细者；由孙络而大络，由大络而经，此经即太阳经也。始太阳，终厥阴，伤寒以足经为主，未始不关手经也。温病由口鼻而入，鼻气通于肺，口气通于胃。肺病逆传则为心包，上焦病不治，则传中焦，胃与脾也，中焦病不治，即传下焦，肝与肾也。始上焦，终下焦，温病以手经为主，未始不关足经也。但初受之时，断不可以辛温发其阳耳。盖伤寒伤人身之阳，故喜辛温甘温苦热，以救其阳；温病伤人身之阴，故喜辛凉甘寒甘咸，以救其阴。彼此对勘，自可了然于心目中矣。

白虎汤（方见上焦篇）

大承气汤方

大黄六钱　芒硝三钱　厚朴三钱　枳实三钱

水八杯，先煮枳、朴，后纳大黄、芒硝，煮取三杯。先服一杯，约二时许，得利止后服，不知，再服一杯，再不知，再服。

方论：此苦辛通降咸以入阴法。承气者，承胃气也。盖胃之为腑，体阳而用阴，若在无病时，本系自然下降，今为邪气蟠踞于中，阻其下降之气，胃虽自欲下降而不能，非药力助之不可，故承气汤通胃结，救胃阴，仍系承胃腑本来下降之气，非有一毫私智穿凿于其间也，故汤名承气。学者若真能透彻此义，则施用承气，自无弊窦。大黄荡涤热结，芒硝入阴软坚，枳实开幽之不通，厚朴泻中宫之实满（厚朴分量不似《伤寒论》中重用者，治温与治寒不同，畏其燥也）。曰大承气者，合四药而观之，可谓无坚不破，无微不入，故曰大也。非真正实热蔽痼，气血俱结者，不可用也。若去入阴之芒硝，则云小矣；去枳、朴之攻气结，加甘草以和中，则云调胃矣。（中焦篇1）

【提要】阳明温病提纲。

【释评】该提纲讨论了阳明温病的主要临床表现及其产生机理，以及阳明经腑证的证治。

阳明温病的共同表现是：面目俱赤，语声重浊，呼吸俱粗，大便闭，小便涩，舌苔老黄，甚则黑有芒刺，但恶热不恶寒，日晡益甚。但其中又有经证和腑证的不同，其区别的主要依据是原文中所提出的脉的不同，自注中又提出了舌象的不同。临床上区别经腑证，还可参考腹诊和大便状况，如腹软无压痛，大便不秘者，多属经证，如腹部胀满疼痛，便秘或热结旁流，则属腑证。

阳明温病的治疗大法：自注中提出："凡逐邪者，随其所在，就近而逐之"的治疗原则。就阳明温病来说，阳明经证当辛寒清热，透邪外出，用白虎汤治疗。阳明腑证当苦寒攻下，用承气汤治疗。

自注对大承气汤的适应证作了规定，强调"舌苔老黄，甚则黑有芒刺，脉体沉实，的系燥结痞满，方可用之"。当然，也未必等到《伤寒论》中所说的痞满燥实坚具备方可运用，但一定要确属阳明腑实才可用之。本条中大承气汤的脉象表现为"小而实"，这种小脉是邪结于内的反映，不可误作虚脉。

【原文】17. 阳明温病，诸证悉有而微，脉不浮者，小承气汤微和之。

以阳明温病发端者，指首条所列阳明证而言也，后凡言阳明温病者仿此。诸证悉有，以非下不可，微则未至十分亢害，但以小承气通和胃气则愈，毋庸芒硝之软坚也。(中焦篇3)

【提要】阳明温病小承气汤证治。

【释评】在阳明腑实证中，如已符合前一条阳明腑实证的诊断，但病情较轻，可用小承气汤。因肠内燥结不太甚，所以"毋庸芒硝之软坚也"。

【原文】18. 阳明温病，无汗，小便不利，谵语者，先与牛黄丸；不大便，再与调胃承气汤。

无汗而小便不利，则大便未定成硬，谵语之不因燥屎可知。不因燥屎而谵语者，犹系心包络证也，故先与牛黄丸，以开内窍，服牛黄丸，内窍开，大便当下，盖牛黄丸亦有下大便之功能。其仍然不下者，无汗则外不通；大小便俱闭则内不通，邪之深结于阴可知。故取芒硝之咸寒，大黄、甘草之甘苦寒，不取枳、朴之辛燥也。伤寒之谵语，舍燥屎无他证，一则寒邪不兼秽浊，二则由太阳而阳明；温病谵语，有因燥屎，有因邪陷心包，一则温多兼秽，二则自上焦心肺而来，学者常须察识，不可歧路亡羊也。(中焦篇5)

【提要】阳明温病出现谵语证治。

【释评】无汗而小便不利的机理，吴氏自注已有明释。这里有两点需要明确，一是本条所说的阳明温病，如大便不燥结，则可能是阳明胃热所致，这时如有谵语，是邪热已入心包，所以当用牛黄丸清心开窍，窍开则谵语止而大便下。二是如阳明温病大便燥结而有谵语者，在临床上不必先与牛黄丸，再与调胃承气汤，而可以将二方合并应用，在通下热结的同时，清泄心包之邪热，这就是后面将要提到的牛黄承气法。

【原文】19. 阳明温病，无上焦证，数日不大便，当下之，若其人阴素虚，不可行承气者，增液汤主之。服增液汤已，周十二时观之，若大便不下者，合调胃承气汤微和之。

此方所以代吴又可承气养荣汤法也。妙在寓泻于补，以补药之体，作泻药之用，既可攻实，又可防虚。余治体虚之温病，与前医误伤津液、不大便、半虚半实之证，专以此法救之，无不应手而效。

增液汤方(咸寒苦甘法)

元参一两　麦冬(连心)八钱　细生地八钱

水八杯，煮取三杯，口干则与饮，令尽，不便，再作服。

方论：温病之不大便，不出热结液干二者之外。其偏于阳邪炽甚，热结之实证，则从承气法矣；其偏于阴亏液涸之半虚半实之证，则不可混施承气，故以此法代之。独取元参为君者，元参味苦咸微寒，壮水制火，通二便，启肾水上潮于天，其能治液干，固不待言，本经称其主治腹中寒热积聚，其并能解热结可知。麦冬主治心腹结气，伤中伤饱，胃络脉绝，羸瘦短气，亦系能补能润能通之品，故以为之佐。生地亦主寒热积聚，逐血痹，用细者，取其补而不腻，兼能走络也。三者合用，作增水行舟之计，故汤名增液，但非重用不为功。

本论于阳明下证，崎立三法：热结液干之大实证，则用大承气；偏于热结而液不干者，旁流是也，则用调胃承气；偏于液干多而热结少者，则用增液，所以回护其虚，务存津液之心法也。

按吴又可纯恃承气以为攻病之具，用之得当则效，用之不当，其弊有三：一则邪在心包、阳明两处，不先开心包，徒攻阳明，下后仍然昏惑谵语，亦将如之何哉？吾知其必不救矣。二则体亏液涸之人，下后作战汗，或随战汗而脱，或不蒸汗徒战而脱。三者下后虽能战汗，以阴气大伤，转成上嗽下泄，夜热早凉之怯证，补阳不可，救阴不可，有延至数月而死者，有延至岁余而死者，其死均也。在又可当日，温疫盛行之际，非寻常温病可比，又初创温病治法，自有矫枉过正不暇详审之处，断不可概施于今日也。本论分别可与不可与、可补不可补之处，以俟明眼裁定，而又为此按语于后，奉商天下之欲救是证者。至若张氏、喻氏，有以甘温辛热立法者，湿温有可用之处，然须兼以苦泄淡渗，盖治外邪，宜通不宜守也，若风温、温热、温疫、温毒，断不可从。（中焦篇11）

【提要】阳明温病热结阴亏证治。

【释评】温病上焦肺卫证已消失，数日不大便者，属阳明温病，应使用攻下法治疗。如病人素体阴液亏虚者，尽管大便不通，亦不可滥投承气，可用增液汤润肠通便。药后一昼夜，如大便仍然不通，说明尚有热结存在，可配合调胃承气汤轻下，以使胃气调和而大便通畅。

吴氏指出："热结与液干"是不大便的两大因素，脉实证实者，用承气法，偏于阴亏而半虚半实者，用增液汤。方中玄参壮水润肠，麦冬能润能通，生地滋液不腻，三者合用，寓泻于补，增水行舟，所谓以补药之体作泻药之用，攻实防虚，两擅其用。

吴氏自注中所论阳明用下三法，旨在通下之时不要耗伤津液，所谓"务存津液之心法也"。

【原文】20. 阳明温病，下之不通，其证有五：应下失下，正虚不能运药，不运药者死，新加黄龙汤主之。喘促不宁，痰涎壅滞，右寸实大，肺气不降者，宣白承气汤主之。左尺牢坚，小便赤痛，时烦渴甚，导赤承气汤主之。邪闭心包，神昏舌短，内窍不通，饮不解渴者，牛黄承气汤主之。津液不足，无水舟停者，间服增液，再不下者，增液承气汤主之。

经谓下不通者死，盖下而至于不通，其为危险可知，不忍因其危险难治而遂弃之。兹按温病中下之不通者共有五因：其因正虚不运药者，正气既虚，邪气复实，勉拟黄龙法，以人参补正，以大黄逐邪，以冬、地增液，邪退正存一线，即可以大队补阴而生，此邪正合治法也。其因肺气不降，而里证又实者，必喘促寸实，则以杏仁、石膏宣肺气之痹，以大黄逐肠胃之结，此脏腑合治法也。其因火腑不通，左尺必现牢坚之脉（左尺，小肠脉也，俗候于左寸者非，细考《内经》自知），小肠热盛，下注膀胱，小便必涓滴赤且痛也，则以导赤去淡通之阳药，加连、柏之苦通火腑，大黄、芒硝承胃气而通大肠，此二肠同治法也。其因邪闭心包，内窍不通者，前第五条已有先与牛黄丸，再与承气之法，此条系已下而不通，舌短神昏，闭已甚矣，饮不解渴，消亦甚矣，较前条仅仅谵语，则更急而又急，立刻有闭脱之虞，阳明大实不通，有消亡肾液之虞，其势不可少缓须臾，则以牛黄丸开手少阴之闭，以承气急泻阳明，救足少阴之消，此两少阴合治法也。再此条亦系三焦俱急，当与前第九条用承气、陷胸合法者参看。其因阳明太热，津液枯燥，水不足以行舟，而结粪不下者，非增液不可。服增液两剂，法当自下，其或脏燥太甚之人，竟有不下者，则以增液合调胃承气汤，缓缓与服，约二时服半杯沃之，此一腑中气血合治法也。

新加黄龙汤（苦甘咸法）

细生地五钱　生甘草二钱　人参一钱五分（另煎）　生大黄三钱　芒硝一钱　元参五钱　麦冬（连心）五钱　当归一钱五分　海参（洗）二条　姜汁六匙

水八杯，煮取三杯。先用一杯，冲参汁五分、姜汁二匙，顿服之，如腹中有响声，或转矢气者，为欲便也；候一、二时不便，再如前法服一杯；候二十四刻，不便，再服第三杯；如服一杯，即得便，止后服，酌服益胃汤一剂（益胃汤方见前），余参或可加入。

方论：此处方于无可处之地，勉尽人力，不肯稍有遗憾之法也。旧方用大承气加参、地、当归，须知正气久耗，而大便不下者，阴阳俱备，尤重阴液消亡，不得再用枳、朴伤气而耗液，故改用调胃承气，取甘草之缓急，合人参补正，微点姜汁，宣通胃气，代枳、朴之用，合人参最宣胃气，加麦、地、元参，保津液之难保，而又去血结之积聚，姜汁为宣气分之用，当归为宣血中气分之用，再加海参者，海参咸能化坚，甘能补正，按海参之液，数倍于其身，其能补液可知，且蠕动之物，能走络中血分，病久者必入络，故以之为使也。

宣白承气汤方（苦辛淡法）

生石膏五钱　生大黄三钱　杏仁粉二钱　栝蒌皮一钱五分

水五杯，煮取二杯，先服一杯，不知再服。

导赤承气汤

赤芍三钱　细生地五钱　生大黄三钱　黄连三钱　黄柏二钱　芒硝一钱

水五杯，煮取二杯，先服一杯，不下再服。

牛黄承气汤

即用前安宫牛黄丸二丸，化开，调生大黄末三钱，先服一半，不知再服。

增液承气汤

即于增液汤内，加大黄三钱，芒硝一钱五分。

水八杯，煮取三杯，先服一杯，不知再服。（中焦篇17）

【提要】"阳明温病，下之不通"证治。

【释评】"下之不通，其证有五"，应理解为使用攻下法仍未取效，或不能单纯用攻下法的五种病证。这是因为除了阳明腑实外，尚有其他病理因素存在，单纯用攻下法并不对证，故无效。其具体有五：

一曰邪正合治法：适用于腑实应下失下，邪气留连，正气内虚，不能运药。当采用扶正逐邪，邪正合治。用新加黄龙汤，方中以增液承气滋阴攻下，海参补液，人参补气，姜汁宣通气分，当归宣通血分，甘草调和诸药，共奏补益气阴，攻下腑实之效。

二曰脏腑合治法：适用于痰热阻肺，腑有热结者。此时不能徒恃通下所能取效，须一面宣肺气之痹，一面逐肠胃之结。方用宣白承气汤，药用杏仁、蒌皮宣肺，石膏清肺热，大黄逐热结。

三曰二肠同治法：用于阳明腑实，小肠热盛证。此时治法，一以通大便之秘，一以泻小肠之热，选用导赤承气汤，方中大黄、芒硝攻大肠腑实，黄连、黄柏泻小肠之热，生地、赤芍滋膀胱之液。故属大小肠合治之法。

四曰两少阴合治法：用于热入心包，阳明腑实。此时徒攻阳明无益，须同时开少阴心窍方可。方选牛黄承气汤，一以牛黄丸清心开窍，一以大黄攻下泄热，以急消肾液亡失之虞。

五曰一腑中气血合治法：由于阴液亏耗，大便不通，有如江河无水，船舶不能行驶一样，治用"增水行舟"的增液汤，以滋阴通便。服二剂后大便仍不下者，乃因邪入阳明，阴液损伤太重，可用养阴荡结的增液承气汤，此为一腑之中，进行"气血合治"的方法。

2. 湿热病

【原文】21. 三焦湿郁，升降失司，脘连腹胀，大便不爽，一加减正气散主之。

再按此条与上第五十六条同为三焦受邪，彼以分消开窍为急务，此以升降中焦为定法，各因见证之不同也。

一加减正气散方

藿香梗二钱　厚朴二钱　杏仁二钱　茯苓皮二钱　广皮一钱　神曲一钱五分　麦芽一钱五分　绵茵陈二钱　大腹皮一钱

水五杯，煮二杯，再服。

方论：正气散本苦辛温兼甘法，今加减之，乃苦辛微寒法也。去原方之紫苏、白芷，无须发表也。去甘桔，此证以中焦为扼要，不必提上焦也。只以藿香化浊，厚朴、广皮、茯苓、大腹泻湿满，加杏仁利肺与大肠之气，神曲、麦芽升降脾胃之气，茵陈宣湿郁而动生发之气，藿香但用梗，取其走中不走外也。茯苓但用皮，以诸皮皆凉，泻湿热独胜也。（中焦篇58）

【提要】湿热中阻脾胃证治。

【释评】此处"升降失司"指湿邪中阻影响了脾胃的升降功能。所谓"三焦湿郁"，字面之意似指上、中、下三焦皆被湿郁，但从主症"脘连腹胀，大便不爽"来看，病变中心实偏中焦，乃湿热中阻所致。治以分消中焦湿热，升脾降胃，化浊理气，方取一加减正气散。吴氏自注方论中分析甚详，苦辛微寒，主治湿郁兼热，调整气机，当予细研。

【原文】22. 湿郁三焦，脘闷，便溏，身痛，舌白，脉象模糊，二加减正气散主之。

上条中焦病重，故以升降中焦为要。此条脘闷便溏，中焦证也，身痛舌白，脉象模糊，则经络证矣，故加防己急走经络中湿郁；以便溏不比大便不爽，故加通草、薏仁，利小便所以实大便也；大豆黄卷从湿热蒸变而成，能化蕴酿之湿热，而蒸变脾胃之气也。

二加减正气散（苦辛淡法）

藿香梗三钱　广皮二钱　厚朴二钱　茯苓皮三钱　木防己三钱　大豆黄卷二钱　川通草一钱五分　薏苡仁三钱

水八杯，煮三杯，三次服。（中焦篇59）

【提要】湿热内阻气机，外滞经络证治。

【释评】条中"脉象模糊"指脉象至数来去模糊不清，乃湿热病邪阻滞经络之象。与前条相比，本条病偏经络而前条病偏脾胃，且本条湿象重于前条。其症除脘闷为气机阻滞外，苔白，便溏为湿胜于脾，身痛，脉象模糊为湿阻经络，治以宣湿渗湿，理脾通络，方用二加减正气散。

【原文】23. 秽湿着里，舌黄脘闷，气机不宣，久则酿热，三加减正气散主之。

前两法，一以升降为主，一以急宣经隧为主。此则以舌黄之故，预知其内已伏热。久必化热，而身亦热矣，故加杏仁利肺气，气化则湿热俱化，滑石辛淡而凉，清湿中之热，合藿香所以宣气机之不宣也。

三加减正气散方（苦辛寒法）

藿香（连梗叶）三钱　茯苓皮三钱　厚朴二钱　广皮一钱五分　杏仁三钱　滑石五钱

水五杯，煮二杯，再服。（中焦篇60）

【提要】湿浊郁久，即将化热证治。

【释评】"秽湿"，义同秽浊，这里指"湿热"。本条与58条病机相类，亦为湿郁中阻，气机失畅为主。独见"脘闷"，可知气机郁滞亦轻。又见"舌黄"则"预知其内有伏热"，"久则酿热"，已有化热之象，治以化湿清热，方用三加减正气散。

【原文】24. 秽湿着里，邪阻气分，舌白滑，脉右缓，四加减正气散主之。

以右脉见缓之故，知气分之湿阻，故加草果、查肉、神曲，急运坤阳，使足太阴之地气不上蒸手太阴之天气也。

四加减正气散方（苦辛温法）

藿香梗三钱　厚朴二钱　茯苓三钱　广皮一钱五分　草果一钱　查肉（炒）五钱　神曲二钱

水五杯，煮二杯，渣再煮一杯，三次服。（中焦篇61）

【提要】湿热阻滞中焦，湿重无热证治。

【释评】本条"秽湿着里"，阻滞气机，邪从湿化而湿重无热，故见苔白滑，脉右缓。本条详于苔脉而症状从略。治以苦辛温法，以温运化湿为主，用四加减正气散治疗。

【原文】25. 秽湿着里，脘闷便泄，五加减正气散主之。

秽湿而致脘闷，故用正气散之香开；便泄而知脾胃俱伤，故加大腹运脾气，谷芽升胃气也。以上二条，应入前寒湿类中，以同为加减正气散法，欲观者知化裁古方之妙，故列于此。

五加减正气散（苦辛温法）

藿香梗二钱　广皮一钱五分　茯苓块三钱　厚朴二钱　大腹皮一钱五分　谷芽一钱　苍术二钱

水五杯，煮二杯，日再服。

按今人以藿香正气散，统治四时感冒，试问四时止一气行令乎？抑各司一气，且有兼气乎？况受病之身躯脏腑，又各有不等乎？历观前五法，均用正气散，而加法各有不同，亦可知用药非丝丝入扣，不能中病。彼泛论四时不正之气，与统治一切诸病之方，皆未望见轩岐之堂室者也，乌可云医乎？（中焦篇62）

【提要】继续讨论湿热阻滞中焦，湿重无热证治。

【释评】本条病机同上条，即"秽湿着里"，但本条详于症状之脘闷、大便溏泄，而舌脉从略。治疗仍应温运化湿，用五加减正气散。

临证时可将以上二条的舌、脉、症结合起来，既有"脘闷便泄"之症，又有"舌白滑，脉右缓"之舌脉。这样才能全面地认识病情，准确地进行辨证，进而准确地遣方用药。

以上五条，病机均以秽湿着里，阻滞气机，脾胃升降失调为重点，故其均具有"脘闷"之主症。但其病变程度和兼见症状略有差异。首条湿阻脾胃，以脘连腹胀为重点，次条湿滞经络，以身痛较显要，第三条湿渐化热，以舌苔色黄为特色，第四、五条湿浊内盛，以舌白滑，脉右缓，脘闷便泄为主症。

五加减正气散均属宣气化湿，调畅气机为主的方剂，均以藿香、广皮、厚朴、茯苓四味为基本药物，以芳香化浊，理气化湿。余则随证加减。一、二、三加减正气散为治疗湿重于热的方剂。但首方尚有神曲、麦芽苏醒脾胃之气，次方有防己、苡仁、通草、豆卷等疏通经络之湿，再方重用滑石取其渗利湿热，四方有草果以温运脾阳，五方赖苍术以燥脾湿，后二方作用基本相同。吴氏从湿邪入里的证候变化进行分析，抓住湿阻气滞的共同一面，又列出化热与寒化之不同，极尽变化，随证而异，其辨证用药之细微可见一斑。

【原文】26. 脉缓身痛，舌淡黄而滑，渴不多饮，或竟不渴，汗出热解，继而复热，内不能运水谷之湿，外复感时令之湿，发表攻里，两不可施，误认伤寒，必转坏证。徒清热则湿不退，徒祛湿则热愈炽，黄芩滑石汤主之。

脉缓身痛，有似中风，但不浮，舌滑不渴饮，则非中风矣。若系中风，汗出则身痛解而热不作矣；今继而复热者，乃湿热相蒸之汗，湿属阴邪，其气留连，不能因汗而退，故继而复热。内不能运水谷之湿，脾胃困于湿也；外复受时令之湿，经络亦困于湿矣。倘以伤寒发表攻里之法施之，发表则诛伐无过之表，阳伤而成痉，攻里则脾胃之阳伤，而成洞泄寒中，故必转坏证也。湿热两伤，不可偏治，故以黄芩、滑石、茯苓皮清湿中之热，蔻仁、猪苓宣湿邪之正，再加腹皮、通草，共成宣气利小便之功，气化则湿化，小便利则火腑通而热自清矣。

黄芩滑石汤（苦辛寒法）

黄芩三钱　滑石三钱　茯苓皮三钱　大腹皮二钱　白蔻仁一钱　通草一钱猪苓三钱

水六杯，煮取二杯，渣再煮一杯，分温三服。（中焦篇63）

【提要】湿热蕴阻中焦气分证治及治禁。

【释评】本条对湿热病的症状的论述更为完整，是湿热蕴阻中焦气分的主要证候。对其病机，强调是"内不能运水谷之湿，外复感时令之湿"，与薛生白"太阴内伤，湿饮停聚，客邪再至，内外相引，故病湿热"之说意义相同。条中重点说明了湿热病的治疗原则是化湿清热，"湿热两伤，不可偏治"不可用一般的发表攻里之法，也不可徒清热或徒祛湿。自注中提出了本证与《伤寒论》中的太阳病中风的区别及误用解表攻里的后果。

本证选用黄芩滑石汤治疗。方中既有祛湿之品，又有清热之药，但清热之力稍弱，主要适用于湿重于热者，若湿已化火，邪热较重者，则予以加减或另选他方。尽管如此，本方仍是治疗湿热病的代表方之一。

【原文】27. 吸受秽湿，三焦分布，热蒸头胀，身痛呕逆，小便不通，神识昏迷，舌白，渴不多饮，先宜芳香通神利窍，安宫牛黄丸；继用淡渗分消浊湿，茯苓皮汤。

按此证表里经络脏腑三焦，俱为湿热所困，最畏内闭外脱。故急以牛黄丸宣窍清热而护神明；但牛黄丸不能利湿分消，故继以茯苓皮汤。

　　安宫牛黄丸（方法见前）

　　茯苓皮汤（淡渗兼微辛微凉法）

　　茯苓皮五钱　生薏仁五钱　猪苓三钱　大腹皮三钱　白通草三钱　淡竹叶二钱

　　水八杯，煮取三杯，分三次服。（中焦篇56）

　　【提要】湿热弥漫三焦证治。

　　【释评】湿热秽浊之邪从口鼻而入，遍布于三焦。湿热蒙闭于上，心包清窍失灵则见热蒸头胀，神识昏迷。郁滞于中，升降失司则见呕恶，渴不多饮，舌白。湿热下注，郁阻膀胱，则小便不通。因小便不通与神昏并见，故吴氏以开窍苏神为先，先予安宫牛黄丸，再用茯苓皮汤淡渗利尿。然而，湿热病之神昏与小便不通并见，其原因多是湿邪闭阻于下，郁闭于上，蒙蔽心窍所致。故开窍与利尿也可同时进行，不必分先后。开窍之法也多用苏合香丸以芳香苏神。再本条所述舌白（当腻），渴不多饮，亦符合湿浊较盛的表现。故对本证用何开窍之剂，应据临床情形而定，不可拘泥。

　　（四）下焦篇

　　【原文】28. 风温、温热、温疫、温毒、冬温，邪在阳明久羁，或已下，或未下，身热面赤，口干舌燥，甚则齿黑唇裂，脉沉实者，仍可下之；脉虚大，手足心热甚于手足背者，加减复脉汤主之。

　　温邪久羁中焦，阳明阳土，未有不克少阴癸水者，或已下而阴伤，或未下而阴竭。若实证居多，正气未至溃败，脉来沉实有力，尚可假手于一下，即《伤寒论》中急下以存津液之谓。若中无结粪，邪热少而虚热多，其人脉必虚，手足心主里，其热必甚于手足背之主表也。若再下其热，是竭其津而速之死也。故以复脉汤复其津液，阴复则阳留，庶可不至于死也。去参、桂、姜、枣之补阳，加白芍收三阴之阴，故云加减复脉汤。在仲景当日，治伤于寒者之结代，自有取于参、桂、姜、枣，复脉中之阳；今治伤于温者之阳亢阴竭，不得再补其阳也。用古法而不拘用古方，医者之化裁也。（下焦篇1）

　　【提要】温病后期真阴耗伤证治。

　　【释评】吴氏所云："阳明久羁"（停留）和"阳明阳土"，是指阳明邪热炽盛，留连过久，是伤及少阴，而致真阴欲竭的原因。本条治法，当详审其脉证。一是脉沉实，并见身热面赤，口干舌燥，甚则齿黑唇裂者，仍属阳明腑实，仍用攻下之法。二是脉虚大，手足心热甚于手足背，邪热少而虚热多，中无结粪，则属肾阴大伤，当用加减复脉汤以滋养肾阴。

　　肾阴耗伤的原因，非中焦阳明邪热久留一途，诸如邪入营血，内陷厥少，均可耗及肾阴而发生本证。至于肾阴耗伤的判断，除原文所述外，还应参考温病病变的阶段、临床证候而全面分析。

　　加减复脉汤是从仲景复脉汤（炙甘草汤）中衍化而来，为治疗温病邪入下焦，真阴耗伤之主方。吴氏自注对该方之组方意义及与复脉汤的区别，均有交代，简明扼要，一目了然。

【原文】29. 夜热早凉，热退无汗，热自阴来者，青蒿鳖甲汤主之。

夜行阴分而热，日行阳分而凉，邪气深伏阴分可知；热退无汗，邪不出表而仍归阴分，更可知矣，故曰热自阴分而来，非上中焦之阳热也。邪气深伏阴分，混处气血之中，不能纯用养阴，又非壮火，更不得任用苦燥。故以鳖甲蠕动之物，入肝经至阴之分，既能养阴，又能入络搜邪；以青蒿芳香透络，从少阳领邪外出；细生地清阴络之热；丹皮泻血中之伏火；知母者，知病之母也，佐鳖甲、青蒿而成搜剔之功焉。再此方有先入后出之妙，青蒿不能直入阴分，有鳖甲领之入也；鳖甲不能独出阳分，有青蒿领之出也。

青蒿鳖甲汤方（辛凉合甘寒法）

青蒿二钱　鳖甲五钱　细生地四钱　知母二钱　丹皮三钱

水五杯，煮取二杯，日再服。（下焦篇12）

【提要】温病后期，邪入阴分证治。

【释评】本条发热多见于温病后期，临证尚有能食形瘦，舌红苔少，脉沉细数等表现。此时阴液已亏，余邪留伏阴分，往往病情迁延，经久不解，病虽不重，但其余邪消耗阴血，尚须注意善后。本条病机可参考吴氏自注及本教材有关章节理解。治以滋阴透热，方选青蒿鳖甲汤，方义仍参吴氏自注。

青蒿鳖甲汤不仅适用于温病后期，即使内科杂病或其他各科病证，只要具有阴虚夜热证者，用之亦当取效。

【原文】30. 热邪深入下焦，脉沉数，舌干齿黑，手指但觉蠕动，急防痉厥，二甲复脉汤主之。

此示人痉厥之渐也。温病七八日以后，热深不解，口中津液干涸，但觉手指瘈动，即当防其痉厥，不必俟其已厥而后治也。故以复脉育阴，加入介属潜阳，使阴阳交纽，庶厥不可作也。

二甲复脉汤方（咸寒甘润法）

即于加减复脉汤内，加生牡蛎五钱、生鳖甲八钱。（下焦篇13）

【提要】阴亏痉厥的预防及治疗。

【释评】温病后期，邪入下焦，肾阴耗伤，津不上承而见舌干齿黑。脉沉数是下焦热炽的表现。阴虚则阳亢，阳亢则风动，故见手指微微抽动，此症便是将要发生痉厥的先兆，因此，须立即育阴潜阳，方选二甲复脉汤，以防止痉厥的发生。如果痉厥已经发生，用此方治疗，亦应有效。

【原文】31. 下焦温病，热深厥甚，脉细促，心中憺憺大动，甚则心中痛者，三甲复脉汤主之。

前二甲复脉，防痉厥之渐；即痉厥已作，亦可以二甲复脉止厥。兹又加龟板名三甲者，以心中大动，甚则痛而然也。心中动者，火以水为体，肝风鸱张，立刻有吸尽西江之势，肾水本虚，不能济肝而后发痉，既痉而水难猝补，心之本体欲失，故憺憺然大动也。甚则痛者，"阴维为病主心痛"，此证热久伤阴，八脉丽于肝肾，肝肾虚而累及阴维故心痛，非如寒气客于心胸之心痛，可用温通。故以镇肾气、补任脉、通阴维之龟板止心痛，合入肝搜邪之二甲，相济成功也。

三甲复脉汤方（同二甲汤法）

即于二甲复脉汤内，加生龟板一两。（下焦篇14）

【提要】虚风内动证治。

【释评】本条是从上条证发展而来。上条仅见手指微动，本条自注之谓："痉厥已作"；上条"脉沉数"，本条脉已细促；上条心脏未有明显悸动，本条已是心中悸动不安，甚至心中痛。足见本条病情重于上条。

本条之"厥"是热灼于内，阴竭于下而发生的一种"热厥"。其"痉"乃是热邪久留，真阴耗伤，水不涵木之"虚风"，其"心中憺憺大动，甚则心中痛"乃是肾阴下竭，不能上养心神所致。再结合"脉细促"，也足以证明是热入下焦，肾阴耗伤，筋脉心神失养所致。因此，本条治法以二甲复脉汤之滋阴潜阳加上龟板"镇肾气，通阴维"交通心肾，合为三甲复脉汤，以息内动之虚风。

【原文】32. 即厥且哕（俗名呃忒），脉细而劲，小定风珠主之。

温邪久踞下焦，烁肝液为厥，扰冲脉为哕，脉阴阳俱减则细，肝木横强则劲，故以鸡子黄实土而定内风；龟板补任（谓任脉）而镇冲脉；阿胶沉降，补液而熄肝风；淡菜生于咸水之中而能淡，外偶内奇，有坎卦之象，能补阴中之真阳，其形翕阖，故又能潜真阳之上动；童便以浊液仍归浊道，用以为使也。名定风珠者，以鸡子黄宛如珠形，得巽木之精，而能熄肝风，肝为巽木，巽为风也。龟亦有珠，具真武之德而镇震木。震为雷，在人为胆，雷动未有无风者，雷静而风亦静矣。亢阳直上巅顶，龙上于天也，制龙者，龟也。古者蓄龙御龙之法，失传已久，其大要不出乎此。

小定风珠方（甘寒咸法）

鸡子黄（生用）一枚　真阿胶二钱　生龟板六钱　童便一杯　淡菜三钱

水五杯，先煮龟板、淡菜得二杯，去滓，入阿胶，上火烊化，纳鸡子黄，搅令相得，再冲童便，顿服之。（下焦篇15）

【提要】厥哕并见证治。

【释评】条中脉"劲"，这里是指由于阴亏而脉稍失柔和之象。厥逆，乃热郁肝肾，阴亏液耗，气血营运艰涩，不能通达四末所致。呃逆和"热厥"并见，多与热扰"任脉"循膈而引动胃气冲逆有关。任脉统一身之阴经，为阴经之海，阴经竭则任脉空，加之热邪内扰，胸腹内脏功能失调，故致胃气上逆而动膈。其呃逆特点为声低而短频。脉"细而劲"

是本条辨证之要点，细是阴亏液耗的征象，"劲"是肝阳横逆的象征。故全条病机是肾阴耗竭，肝阳横逆。治当滋阴息风，方选小定风珠。方中鸡子黄养胃液，协同阿胶滋水涵木，平息内风，龟板养胃阴，补任脉，降冲逆，淡菜潜真阳，童便降虚火，全方共奏养阴潜阳息风平冲之效。

【原文】33. 热邪久羁，吸烁真阴，或因误表，或因妄攻，神倦瘈疭，脉气虚弱，舌绛苔少，时时欲脱者，大定风珠主之。

此邪气已去八、九，真阴仅存一、二之治也。观脉虚苔少可知，故以大队浓浊填阴塞隙，介属潜阳镇定。以鸡子黄一味，从足太阴，下安足三阴，上济手三阴，使上下交合，阴得安其位，斯阳可立根基，俾阴阳有眷属一家之义，庶可不致绝脱欤！

大定风珠方（酸甘咸法）

生白芍六钱　阿胶三钱　生龟板四钱　干地黄六钱　麻仁二钱　五味子二钱　生牡蛎四钱　麦冬（连心）六钱　炙甘草四钱　鸡子黄（生）二枚　鳖甲（生）四钱

水八杯，煮取三杯，去滓，再入鸡子黄，搅令相得，分三次服。喘加人参，自汗者加龙骨、人参、小麦，悸者加茯神、人参、小麦。（下焦篇16）

【提要】误治阴衰，风动欲脱证治。

【释评】热邪久羁不退，本已吸灼真阴，又误用汗下之药，更劫夺肝肾阴液，因而神倦脉弱，舌绛苔少，虚风内动，时时欲脱，病多危重。

本方继三甲复脉汤之后，再论虚风内动证治。所用之方则是在原方基础上增加了五味子、鸡子黄，血肉有情，复阴恋阳，对于肾精亏虚已甚而即将虚脱者更为适宜。方中加减复脉汤填补真阴，三甲潜阳，五味子、白芍、甘草酸甘化阴，鸡子黄养阴息风。本方滋阴息风，为治纯虚无邪，虚风内动，风动欲脱的救急之方。

【原文】34. 温病愈后，或一月，至一年，面微赤，脉数，暮热，常思饮不欲食者，五汁饮主之，牛乳饮亦主之。病后肌肤枯燥，小便溺管痛，或微燥咳，或不思食，皆胃阴虚也，与益胃、五汁辈。

前复脉等汤，复下焦之阴。此由中焦胃用之阴不降，胃体之阳独亢，故以甘润法救胃用，配胃体，则自然欲食，断不可与俗套开胃健食之辛燥药，致令燥咳成痨也。

五汁饮、牛乳饮方（并见前秋燥门）

益胃汤（见中焦篇）

按吴又可云："病后与其调理不善，莫若静以待动"，是不知要领之言也。夫病后调理，较易于治病，岂有能治病，反不能调理之理乎！但病后调理，不轻于治病，若其治病之初，未曾犯逆，处处得法，轻者三、五日而解，重才七、八日而解，解后无余邪，病者未受大伤，原可不必以药调理，但以饮食调理足矣，经所谓食养尽之是也。若病之始受既重，医者又有误表、误攻、误燥、误凉之弊，遗殃于病者之气血，将见外感变而为内伤矣。全赖医者善补其过（谓未犯他医之逆；或其人阳素虚，阴素亏；或前因邪气太盛，故剂不得不重；或本虚邪不能张，须随清随补之类），而补人之过（谓已犯前医之治逆），退杀气（谓余邪或药伤），迎生气（或养胃阴，或护胃阳，或填肾阴，或兼固肾阳，以迎其先后天之生气），活人于万全，岂得听之而已哉！万一变生不测，推诿于病者之家，能不愧于心乎！至调理大要，温病后一以养阴为主。饮食之坚硬浓厚者，不可骤进。间有阳气素虚之体质，热病一退，即露旧亏，又不可固执养阴之说，而灭其阳火。故本论中焦篇列益胃、增液、清燥等汤，下焦篇列复脉、三甲、五汁等复阴之法，乃热病调理之常理也；下焦篇又列建中、半夏、桂枝数法，以为阳气素虚，或误伤凉药之用，乃其变也。经所谓："有者求之，无者求之，微者责之，盛者责之"，全赖司其任者，心诚求之也。（下焦篇35）

【提要】温热病后胃阴未复证治。

【释评】温热病后，常多肾阴枯涸。但亦可见热邪久留气分，胃阴耗伤太过的，症见暮热，面微赤，口干，常想喝水，不思食等症。此乃胃阴未复，胃阳偏亢之征，因之用五汁饮，或牛乳饮生津润燥，以复胃阴。五汁饮取梨汁、荸荠汁、鲜苇根汁、麦冬汁和藕汁等五种汁液，因纯属生津滋液之物，用于邪去津伤，最为适宜。牛乳饮即用牛乳一杯，重汤热燉服之。牛乳是精血化生之液体，滋润胃肠，润燥生津，用于病后津伤甚佳。

若胃阴耗伤过度，则津难外荣，肌肤枯燥，不能上输润肺，则微燥咳。无液下渗膀胱，则小便时自感尿道疼痛。这些亦是胃阴虚所致，故亦用益胃汤等滋胃阴为主。益胃汤有沙参、麦冬、冰糖、细生地、玉竹五味药组成，有养胃生津，益阴润燥的作用，为调养胃阴之良方。

吴氏自注指出治疗上述证候，千万不能套用一般的开胃消食的辛燥药物，以免导致干咳而发展为痨病。临证时当十分注意。

（五）治病法论

【原文】35.治外感如将（兵贵神速，机圆法活，去邪务尽，善后务细，盖早平一日，则人少受一日害）；治内伤如相（坐镇从容，神机默运，无功可言，无德可见，而人登寿域）。治上焦如羽（非轻不举）；治中焦如衡（非平不安）；治下焦如权（非重不沉）。（杂说）

【提要】外感内伤治则的区别及三焦的治疗大法。

【释评】治疗外感疾病如同将军用兵一样，贵在神速，机动灵活，主动彻底地祛除一切病邪，善后治疗也务必细致周到，因为疾病早一天治愈，人就可以少受一日的伤害。而治疗内伤杂病就如同宰相治理国家一样，要从容镇静，善于策划运筹，虽然短期内看不到明显的功德，但能使病人得以长寿。吴氏此论是对外感病与内伤病治疗上的主要区别的高度概括，是用比较的方法从某种角度而言的，只是侧重点相对有所不同，不可能全面地反映二者治疗的不同，因而，临证时应当详加分析，权衡轻重缓急，恰当处理。

对于三焦分证的治疗大法，吴氏指出治上焦之药物要如同羽毛那样轻，因为非轻浮上升之品就不能达到在上的病位。而治中焦要如同秤杆那样保持平衡，不平衡就不能平安。治疗下焦则如同秤砣一样，如果不用性质沉重的药物就不能直达在下之病所。吴氏用"羽"、"衡"、"权"三字，突出了三焦治疗上的主要特点。即治疗上焦病证要用轻清升浮的药物，用药剂量也要轻，煎煮时间也要少，不要过用苦寒沉降之品。治中焦病要讲究平衡，如湿热之在中焦，应予分消湿热，脾胃升降失常，当升脾降胃。治下焦病，要用重镇滋潜味厚之品，使之直达于下，如滋补肾阴，潜阳息风之药就都具有重沉的特点。

附　录
方剂汇编

二　画

二甘散（《洞天奥旨》）

黄连二钱　胆草三钱　蕤蕤二钱　白芍五钱　天麻二钱　荆芥二钱　甘菊花三钱
甘草三钱　忍冬一两

七鲜育阴汤（《通俗伤寒论》）

鲜生地五钱　鲜石斛四钱　鲜茅根五钱　鲜稻穗二支　鲜雅梨汁　鲜蔗汁各二瓢（冲）
鲜枇杷叶（去毛，炒香）三钱

八珍汤（《正体类要》）

当归（酒拌）一钱　川芎一钱　白芍药二钱　熟地黄（酒拌）一钱　人参一钱　白术
（炒）一钱　茯苓一钱　甘草（炙）五分

清水二盅，加生姜三片，大枣二枚，煎至八分，食前服。

三　画

三甲散（《温疫论》）

鳖甲　龟甲（并用酥炙黄为末）各一钱（如无酥，各以醋炙代之）　川山甲（土炒黄，
为末）五分　蝉退（洗净，炙干）五分　僵蚕（白硬者切断，生用）五分　牡蛎（煅为
末）五分（咽燥者斟酌用）蟅虫三个（干者劈碎，鲜者捣烂，和酒少许，取汁入汤药同服，
其渣入诸药同煎）　白芍药（酒炒）七分　当归五分　甘草三分

水二盅，煎八分，滤渣温服⋯⋯服后病减半勿服，当尽调理法。

三才汤（《温病条辨》）

人参三钱　天冬二钱　干地黄五钱

水五杯，浓煎两杯，分二次温服。

三石汤（《温病条辨》）

飞滑石三钱　生石膏五钱　寒水石三钱　杏仁三钱　竹茹二钱（炒）　银花三钱（花
露更妙）　金汁一酒杯（冲）　白通草二钱

水五杯，煮成二杯，分二次温服。

三仁汤（《温病条辨》）

杏仁五钱　飞滑石六钱　白通草二钱　白蔻仁二钱　竹叶二钱　厚朴二钱　生薏仁六钱

注：古方中凡用犀角、虎骨者，现均用代用品，如犀角以水牛角代，但需加大用量。

半夏五钱

甘澜水八碗，煮取三碗，每服一碗，日三服。

三甲复脉汤（《温病条辨》）

炙甘草六钱　干地黄六钱　生白芍六钱　麦冬（不去心）五钱　阿胶三钱　麻仁三钱　生牡蛎五钱　生鳖甲八钱　生龟板一两

水八杯，煮取八分三杯，分三次服。

三黄二香散（《温病条辨》）

黄连一两　黄柏一两　生大黄一两　乳香五钱　没药五钱

上为极细末，初用细茶汁调敷，干则易之，继则用香油调敷。

大柴胡汤（《伤寒论》）

柴胡半斤　黄芩三两　芍药三两　半夏半斤（洗）　生姜五两（切）　枳实四枚（炙）　大枣十二枚（擘）　大黄二两

上八味，以水一斗二升，煮取六升，去滓，再煎，温服一升，日三服。

大承气汤（《伤寒论》）

大黄四两（酒洗）　厚朴半斤（炙，去皮）　枳实五枚（炙）　芒硝三合

右四味，以水一斗，先煮二物，取五升，去滓，内大黄，煮取二升，去滓，内芒硝，更上微火一两沸，分温再服。得下，余勿服。

大定风珠（《温病条辨》）

生白芍六钱　阿胶三钱　生龟板四钱　干地黄六钱　麻仁二钱　五味子二钱　生牡蛎四钱　麦冬（连心）六钱　炙甘草四钱　鸡子黄（生）二枚　鳖甲（生）四钱

水八杯，煮取三杯，去滓，再入鸡子黄，搅令相得，分三次服。

小柴胡汤（《伤寒论》）

柴胡半斤　黄芩三两　人参三两　甘草三两（炙）　半夏半升（洗）　生姜三两（切）　大枣十三枚（擘）

上七味，以水一斗二升，煮取六升，去滓，再煎，取三升，温服一升，日三服。

小金丹（《黄帝内经素问》）

辰砂二两　水磨雄黄一两　叶子雌黄一两　紫金半两

同入盒中，外固了，地一尺筑地实，不用炉，不需药制，用火二十斤煅之也，七日终，候冷七日取，次日出盒子，埋药地中七日，取出顺日之研三日，炼白沙蜜为丸，如梧桐子大，每日望东吸日华气一口，冰水下一丸，和气咽之，服十粒，无疫干也。

小陷胸汤（《伤寒论》）

黄连一两　半夏半升（洗）　栝楼实大者一个

上三味，以水六升，先煮栝楼根去三升，去滓，内诸药，煮取二升，去滓，分温三服。

小陷胸加枳实汤（《温病条辨》）

黄连二钱　瓜蒌三钱　枳实二钱　半夏三钱

急流水五杯，煮取二杯，分二次服。

卫分宣湿饮（《暑病证治要略》）

西香薷一钱　全青蒿钱半　滑石四钱　浙茯苓三钱　通草一钱　苦杏仁钱半　淡竹叶三十片　鲜冬瓜皮一两　鲜荷叶一角

四画

升降散（《伤暑全书》）

白僵蚕（酒炒）二钱　全蝉蜕（去土）一钱　川大黄（生）四钱　广姜黄（去皮，不用片姜黄）三分

上为细末，合研匀。病轻者分四次服，每服重一钱八分二厘五毫，用冷黄酒一杯，蜂蜜五钱，调匀冷服，中病即止。病重者与三次服，每服重二钱四分三厘三毫，黄酒一杯半。蜜七钱五分，调匀冷服。最重者分二次服，每服重三钱六分五厘，黄酒二杯，蜜一两，调匀冷服。如一、二帖未愈，可再服之，热退即止。

化斑汤（《温病条辨》）

石膏一两　知母四钱　生甘草三钱　元参三钱　犀角二两　白粳米一合

水八杯，煮取三杯，日三服，渣再煮一盏，夜一服。

止痉散（《方剂学》上海中医学院）

全蝎　蜈蚣各等分

上研细末，每服1~1.5g，温开水送服。

六一散（《宣明论方》）

桂府腻白滑石六两　甘草一两

上为末，每服三钱，蜜少许，温水调下，无蜜亦得，日三服；欲冷饮者，新汲水调下；解利伤寒发汗，煎葱白、豆豉汤调下四钱，每服水一盏，葱白五寸，豆豉五十粒，煮取汁一盏调下，并三服，效为度。

双解散（《宣明论方》）

益元散七两　防风通圣散七两

上二药，一处相和，名为双解散。益元散在痢门，通圣散方在风门，各七两，搅匀，每服三钱，水一盏半，入葱白五寸、盐豉五十粒、生姜三片，煎至一盏，温服。

王氏连朴饮（《霍乱论》）

制厚朴二钱　川连（姜汁炒）　石菖蒲　制半夏各一钱　香豉（炒）　焦栀各三钱　芦根二两

水煎温服。

王氏清暑益气汤（《温热经纬》）

西洋参　石斛　麦冬　黄连　竹叶　荷梗　知母　甘草　粳米　西瓜翠衣

五仁橘皮汤（《通俗伤寒论》）

甜杏仁三钱（研细）　松子仁三钱　郁李仁四钱（杵）　桃仁二钱（杵）　柏子仁二钱（杵）　橘皮一钱半（蜜炙）

太乙流金散（《备急千金要方》）

雄黄三两　雌黄二两　矾石　鬼箭羽各一两半　羖羊角二两，烧

上五味，治下筛，三角绛袋盛一两，带心前并挂门户上。若逢大疫之年，以月旦青布裹一刀圭，中庭之烧，温病人亦烧熏之。

牛黄承气汤（《温病条辨》）

用安宫牛黄丸二丸，化开，调生大黄末三钱，先服一半，不知再服。

五 画

玉枢丹（《百一选方》）（又名太乙紫金锭，《百一选方》名"神仙解毒万病丸"）

文蛤三两（淡红黄色者，捶烂，洗净）　红芽大戟一两半（洗净）　山慈姑二两（洗）　续随子二两（去壳秤，研细，纸裹压出油，再研如白霜）　麝香三分（研）

上将前三味焙干，为细末，入麝香、续随子研令匀，以糯米粥为丸，每料分作四十丸（于端午、七夕、重阳日合，如欲急用，辰日亦得）。痈疽、发背未破之时，用冰水磨涂痛处，并磨服，良久觉痒，立消；阴阳二毒、伤寒心闷、狂言乱语、胸膈壅滞、邪毒为发，及瘟疫、山岚瘴气、缠喉风，入薄荷一小叶，以冷水同研下；急中及癫邪，喝叫乱走、鬼胎鬼气，并用暖无灰酒送下；自缢、落水死，头暖者，及惊死、鬼迷死，为隔宿者，冷水磨灌下；蛇、犬、蜈蚣伤，冷水磨涂伤处；诸般疟疾，不问新久，临发时煎桃柳汤灌下；小儿急慢惊风，五疳五痢，与薄荷小叶用蜜水同磨下；牙关紧急，磨涂一丸，分作三服，如丸小，分作二服，量大小与之；牙痛，酒磨涂及含药少许吞下；烫火伤，以东流水磨涂伤处；打扑伤损，炒松节无灰酒送下；年深日近太阳头疼，用酒入薄荷杂磨，纸花贴太阳穴上；诸般痫疾，口面㖞斜，唇眼掣眨，夜多睡涎，言语謇涩，卒中风口噤，牙关紧急，筋脉挛缩，骨节风肿，手脚疼痛，行止艰辛，应是风气疼痛，并用酒磨下。

玉钥匙（《三因极一病证方论》）

焰硝一两半　鹏砂半两　脑子一字　白僵蚕一分

上为末，研匀，以竹管吹半钱许入喉中，立愈。

四物汤（《太平惠民和剂局方》）

当归（去芦，酒浸炒）　川芎　白芍　熟干地黄各等分

上为粗末，每服三钱，水一盏半，煎至八分，去渣热服，空心食前。若妊娠胎动不安，下血不止者，加艾十叶，阿胶一片，同煎如前法。或血脏虚冷，崩漏，去血过多，亦加胶、艾煎。

四逆散（《伤寒论》）

甘草（炙）　枳实（破，水渍炙干）　柴胡　芍药

上四味，各十分，捣筛，白饮和，服方寸匕，日三服。

四逆汤（《伤寒论》）

甘草二两（炙）　干姜一两半　附子一枚（生用，去皮，破八片）

上三味，以水三升，煮取一升二合，去滓，分温再服。强人可大附子一枚，干姜三两。

右归丸（《景岳全书》）

大怀熟八两　山药（炒）四两　山茱萸（微炒）三两　枸杞（微炒）四两　鹿角胶（炒珠）四两　菟丝子（制）四两　杜仲（姜汤炒）四两　当归三两（便溏勿用）　肉桂

二两渐可加至四两　制附子自二两渐可加至五六两

为细末，先将熟地蒸烂，杵膏，加炼蜜丸，桐子大，或丸如弹子大，每嚼服二、三丸，以滚白汤送下，其效尤速。

生脉散（《温病条辨》）

人参三钱　麦冬（不去心）二钱　五味子一钱

水三杯，煮取八分二杯，分二次服，渣再煎服，脉不敛，再作服，以脉敛为度。

甘露消毒丹（引《温热经纬》）

飞滑石十五两　绵茵陈十一两　淡黄芩十两　石菖蒲六两　川贝母　木通各五两　藿香　射干　连翘　薄荷　白豆蔻各四两

各药晒燥，生研细末（见火则药性变热）。每服三钱，开水调服，日二次。或以神曲糊丸，如弹子大，开水化服亦可。

加减玉女煎（《温病条辨》）（即玉女煎去熟地加细生地、玄参方）

生石膏一两　知母四钱　玄参四钱　细生地六钱　麦冬六钱

水八杯，煮取三杯，分二次服，渣再煮一盅服。

加减复脉汤（《温病条辨》）

炙甘草六钱　干地黄六钱　生白芍六钱　麦冬五钱（不去心）　阿胶三钱　麻仁三钱

水八杯，煮取八分三杯，分三次服。剧者加甘草至一两，地黄、白芍各八钱，麦冬七钱，日三服，夜一服。

代天宣化丸（《片玉痘疹》）

人中黄（属土，甲巳年为君）　黄芩（属金，乙庚年为君）　黄柏（属水，丙辛年为君）　栀子仁（属木，丁壬年为君）　黄连（属火，戊癸年为君）　苦参（为佐）　荆芥穗（为佐）　防风（去芦，为佐）　连翘（酒洗，去心，为佐）　山豆根（为佐）　牛蒡子（酒淘，炒，为佐）　紫苏叶（为佐）

冬至之日修合为末，取雪水煮升麻，加竹沥，调神曲为丸，用辰砂、雄黄为衣。每服用竹叶煎汤送下。

冬地三黄汤（《温病条辨》）

麦冬八钱　黄连一钱　苇根汁半酒杯（冲）　玄参四钱　黄柏一钱　银花露半酒杯（冲）　细生地四钱　黄芩一钱　生甘草三钱

水八杯，煮取三杯，分三次服，以小便得利为度。

白虎汤（《伤寒论》）

知母六两　石膏一斤（碎）　甘草二两　粳米六合

上四味，以水一斗，煮米熟，汤成，去滓，温服一升，日三服。

白通汤（《伤寒论》）

葱白四茎　干姜一两　附子一枚（生，去皮，破八片）

上三味，以水三升，煮取一升，去滓，分温再服。

白虎加苍术汤（《类证活人书》）

知母六两　甘草（炙）二两　石膏一斤　苍术三两　粳米三两

锉如麻豆大，每服五钱，水一盏半，煎至八九分，去滓，取六分清汁，温服。

白虎加生地汤（《温热经纬》）

石膏　知母　粳米　甘草　生地

东垣清暑益气汤（引《温病条辨》）

黄芪一钱　黄柏一钱　麦冬二钱　青皮一钱　白术一钱五分　升麻三分　当归七分　炙草一钱　神曲一钱　人参一钱　泽泻一钱　五味子八分　陈皮一钱　苍术一钱五分　葛根三分　生姜二片　大枣二枚

水五杯，煮取二杯，渣再煎一杯，分温三服。虚者得宜，实者禁用，汗不出而但热者禁用。

六 画

达原饮（《温疫论》）

槟榔二钱　厚朴一钱　草果仁五分　知母一钱　芍药一钱　黄芩一钱　甘草五分
用水一盅，煎八分，午后温服。

至宝丹（《温病条辨·局方至宝丹》）

犀角（镑）一两　朱砂（飞）一两　琥珀（研）一两　玳瑁（镑）一两　牛黄五钱　麝香五钱
以安息香重汤燉化，和诸药为丸一百丸，蜡护。

行军散（《重订霍乱论》）

西牛黄　当门子　真珠　梅冰　蓬砂各一钱　明雄黄（飞净）八钱　火硝三分　飞金二十页
八味各研极细如粉，再合研匀，瓷罐密收，以蜡封之，每三五分，凉开水调下。

导赤散（《小儿药证直诀》）

生地黄　木通　生甘草梢各等分
上药为末，每服三钱，水一盏，入竹叶同煎至五分，食后温服。

杀鬼烧药（《备急千金要方》）

雄黄　丹砂　雌黄各一斤　羚羊角　芫薅　虎骨　鬼臼　鬼箭羽　野丈人　石长生　猪屎　马悬蹄各三两　青羊脂　菖蒲　白术各八两　蜜蜡八斤
上为末，以蜜蜡和为丸，如弹许大。朝暮及夜中，户前微火烧之。

竹叶石膏汤（《伤寒论》）

竹叶二把　石膏一斤　半夏半升（洗）　人参三两　甘草二两（炙）　粳米半升　麦门冬一升（去心）
上七味，以水一斗，煮取六升，去滓，内粳米，煮米熟，汤成，去米，温服一升，日三服。

安宫牛黄丸（《温病条辨》）

牛黄一两　郁金一两　犀角一两　黄连一两　朱砂一两　梅片二钱五分　麝香二钱五分　真珠五钱　山栀一两　雄黄一两　金箔衣　黄芩一两

上为极细末，炼老蜜为丸，每丸一钱，金箔为衣，蜡护。脉虚者人参汤下，脉实者银花薄荷汤下，每服一丸。兼治飞尸卒厥，五痫中恶，大人小儿痉厥之因于热者。大人病重体实者，日再服，甚至日三服；小儿服半丸，不知再服半丸。

导赤清心汤（《通俗伤寒论》）

鲜生地六钱　辰茯神二钱　细木通五分　原麦冬一钱（辰砂染）　粉丹皮二钱　益元散三钱（包煎）　淡竹叶钱半　莲子心卅支（冲）　辰砂染灯芯廿支　莹白童便一杯（冲）

导赤承气汤（《温病条辨》）

赤芍三钱　细生地五钱　大黄三钱　黄连二钱　黄柏二钱　芒硝一钱

水五杯，煮取二杯，先服一杯，不下再服。

防风通圣散（《宣明论方》）

防风　川芎　当归　芍药　大黄　薄荷叶　麻黄　连翘　芒硝各半两　石膏　黄芩　桔梗各一两　滑石三两　甘草二两　荆芥　白术　栀子各一分

上为末，每服二钱，水一大盏、生姜三片，煎至六分，温服。

七　画

苇茎汤（《备急千金要方》）

苇茎（切，二升，以水二斗，煮取五升，去滓）　薏苡仁半升　冬瓜子半升　桃仁三十枚㕮咀）

内苇汁中，煮取二升，服一升，再服，当吐如脓。

杏仁汤（《温病条辨》）

杏仁三钱　黄芩一钱五分　连翘一钱五分　滑石三钱　桑叶一钱五分　茯苓块三钱　白蔻皮八分　梨皮二钱

水三杯，煮取二杯，日再服。

杏仁滑石汤（《温病条辨》）

杏仁三钱　滑石三钱　黄芩二钱　橘红一钱五分　黄连一钱　郁金二钱　通草一钱　厚朴二钱　半夏三钱

水八杯，煮取三杯，分三次服。

连梅汤（《温病条辨》）

云连二钱　乌梅（去核）三钱　麦冬（连心）三钱　生地三钱　阿胶二钱

水五杯，煮取三杯，分二次服。

苏合香丸（《太平惠民和剂局方》）

白术　青木香　乌犀屑　香附子（炒，去毛）　朱砂（研，水飞）　诃黎勒（煨，去皮）　白檀香　安息香（别为末，用无灰酒一升熬膏）　沉香　麝香（研）　丁香　荜茇各二两　龙脑　苏合香油各二两（入安息香膏内，各一两）　薰陆香（乳香）（别研，一两）

为细末，入研药内，用安息香膏并炼白蜜和剂，每服旋丸如梧桐子大，早服取井华水，温冷任意，化服四丸，老人、小儿可服一丸，温酒化服亦得，并空心服之。

沙参麦冬汤（《温病条辨》）

沙参三钱　玉竹二钱　生甘草一钱　冬桑叶一钱五分　麦冬三钱　生扁豆一钱五分　花粉一钱五分

水五杯，煮取二杯，日再服。

补中益气汤（《脾胃论》）

黄芪（病甚，劳役热甚者一钱）　甘草（炙）各五分　人参（去芦）三分　当归身（酒焙干或晒干）二分　橘皮（不去白）三分　升麻二分或三分　柴胡三分　白术三分

上药㕮咀，都作一服。水二盏，煎至一盏，量气弱气盛，临床斟酌水盏大小，去渣，食远，稍热服。

阿胶鸡子黄汤（《通俗伤寒论》）

陈阿胶（烊冲）二钱　生白芍三钱　石决明（杵）五钱　双钩藤二钱　大生地四钱　清炙草六分　生牡蛎（杵）四钱　络石藤三钱　茯神木四钱　鸡子黄二枚（先煎代水）

余氏清心凉膈散（《疫疹一得》）

连翘二钱　生栀子一钱五分　黄芩一钱五分　薄荷一钱五分　桔梗一钱　竹叶一钱　生石膏三钱　甘草八分

八　画

金黄散（《医宗金鉴》）（又名如意金黄散）

南星　陈皮　苍术各二斤　黄柏五斤　姜黄五斤　甘草二斤　白芷五斤　上白天花粉十斤　厚朴二斤　大黄五斤

上十味共为咀片，晒干磨三次，用细绢罗筛，贮瓷罐，勿泄气。凡遇红赤肿痛，发热未成脓者，及夏月时，俱用茶清同蜜调敷；如欲作脓者，用葱汤同蜜调敷；如漫肿无头，皮色不变，湿痰流毒、附骨痈疽、鹤膝风等证，俱用葱酒煎调敷；如风热所生，皮肤亢热，色亮游走不定，俱用蜜水调敷；如天泡、火丹、赤游丹、黄水漆疮、恶血攻注等证，俱用大蓝根叶捣汁调敷，加蜜亦可；汤泼火烧，皮肤破烂，麻油调敷。以上诸引调法，乃别寒热温凉之治法也。

金牙散（《千金翼方》）

金牙一分（研）　蜈蚣（炙）　蜥蜴（石上者，炙）　附子（炮）各一枚　人参四分　蜣螂七枚（炙）　徐长卿　芫青（炙）　斑蝥（去翅足，熬）各十四枚　雄黄一分（研）　桂心四分　鬼白二分　野葛一分（炙）　毒公三分　芎䓖二分　石长生　椒（去汗目）　大黄　甘草（炙）　蛇蜕皮（炙）　露蜂房（炙）　曾青（无，蓝青代，别研）　真珠（别研）　丹砂各二分　鬼督邮　乌头（炮）　狼毒各二分　石膏五分（研）　芎茹一分　芫黄　鬼箭　藜芦（炙）　鹳骨（炙）　雷丸　干漆（熬）　龟甲（炙）各二分　狼牙四分　亭长七枚（炙）　贝母二分　凝水石五分　牛黄（别研）　胡燕屎各四分　桔梗三分　铁精一分（研）　消石二分（研）

上为散。每服一刀圭，食前酒调下，一日二次，不知稍增之。有虫随大小便出。

青蒿鳖甲汤（《温病条辨》）

青蒿二钱　鳖甲五钱　细生地四钱　知母二钱　丹皮三钱

水五杯，煮取二杯，日再服。

虎头杀鬼方（《备急千金要方》）

虎头五两　朱砂　雄黄　雌黄各一两半　鬼白　皂荚　芜荑各一两（一方有菖蒲、藜芦，无虎头、鬼白、皂荚）

上为末，蜡蜜为丸，如弹丸大，绛囊裹之。男左女右系于臂上，并悬屋四角，月朔望夜半中庭烧一丸。

参附汤（《妇人良方》）

人参一两　附子（炮）五分

作一服。姜枣水煎，徐徐服。

参附龙牡汤（《方剂学》全国高等中医药院校规划教材第五版）

熟附子三钱　人参四钱　龙骨　牡蛎各一两　白芍五钱　炙甘草五钱

参苓白术散（《太平惠民和剂局方》）

莲子肉（去皮）一斤　薏苡仁一斤　缩砂仁一斤　桔梗（炒令深黄色）一斤　白扁豆（姜汁浸，去皮，微炒）一斤半　白茯苓二斤　人参（去芦）二斤　甘草（炒）二斤　白术二斤　山药二斤

为细末，每服二钱，枣汤调下，小儿量岁数加减。

九　画

胃苓汤（《太平惠民和剂局方》）

苍术（泔浸）八钱　陈皮　厚朴（姜制）五钱　甘草（蜜炙）三钱　泽泻二钱五分　猪苓　赤茯苓（去皮）　白术各一钱半　肉桂一钱

上为粗末，每服一两，以水二盏，加生姜三片，大枣二枚，炒盐一捻，煎八分，食前温服。

保和丸（《丹溪心法》）

山楂六两　神曲二两　半夏　茯苓各三两　陈皮　连翘　萝卜子各一两

上为末，炊饼丸如梧桐子大，每服七八十丸，食远白汤下。

独参汤（《正体类要》）

人参二两　枣十枚

水煎服。

神犀丹（《温热经纬》）

乌犀角尖（磨汁）　石菖蒲　黄芩各六两　真怀生地（冷水洗净，浸透，捣绞汁）银花各一斤（如有鲜者，捣汁用尤良）　粪清　连翘各十两　板蓝根九两（无则用飞净青黛代之）　香豉八两　元参七两　花粉　紫草各四两

各生晒研细（忌用火炒），以犀角、地黄汁、粪清和捣为丸（切勿加蜜，如难丸，可将香豉煮烂），每重三钱。凉开水化服，日二次，小儿减半。如无粪清，可加人中黄四两

研入。

栀子豉汤（《伤寒论》）

栀子十四枚（擘）　香豉四合（绵裹）

上二味，以水四升，先煮栀子，得二升半，内豉，煮取一升半，去滓，分为二服，温进一服，得涂者，止后服。

茯苓皮汤（《温病条辨》）

茯苓皮三钱　生薏仁五钱　猪苓三钱　大腹皮三钱　白通草三钱　淡竹叶二钱

水八杯，煮取三杯，分三次服。

茯苓白术汤（《三因极一病证方论》）

茯苓干姜（炮）　甘草（炙）　白术　桂心各一两

上为剉末，每服四钱，水一盏，煎七分，去滓，食前服。

枳实导滞丸（《内外伤辨惑论》）

大黄一两　枳实麸炒，去穰　神曲炒，以上各五钱　茯苓去皮　黄芩去腐　黄连拣净　白术各三钱　泽泻二钱

右件为细末，汤浸蒸饼为丸，如梧桐子大，每服五十丸至七十丸，温水送下，食远，量虚实加减服之。

枳实导滞汤（《通俗伤寒论》）

小枳实二钱　生锦纹钱半（酒洗）　净查肉三钱　尖槟榔钱半　薄川朴钱半　小川连六分　六和曲三钱　青连翘钱半　龙紫草三钱　细木通八分　生甘草五分

枳实栀子汤（《备急千金要方》）

枳实三枚　栀子十四枚　豉一升，绵裹

上三味，㕮咀，以酢浆七升，先煎减三升，次内枳实、栀子，煮取二升；次内豉，煮五六沸，去滓。分再服，覆取汗。

香砂枳术丸（《医方集解》）

白术　枳实　制半夏　陈皮　木香　砂仁

荷叶包陈米饭为丸服。

宣白承气汤（《温病条辨》）

生石膏五钱　生大黄三钱　杏仁粉二钱　瓜蒌皮一钱五分

水五杯，煮取二杯，先服一杯，不知再服。

宣清导浊汤（《温病条辨》）

猪苓五钱　茯苓五钱　寒水石六钱　晚蚕砂四钱　皂荚子三钱（去皮）

水五杯，煮成两杯，分二次服，以大便通为快。

除湿达原饮（《松峰说疫》）

槟榔二钱　草果仁五分（研）　厚朴一钱（姜汁炒）　白芍一钱　甘草一钱　栀子五分（研）　黄柏五分（酒炒）　茯苓三钱

十 画

珠黄散（《太平惠民和剂局方》）

珍珠（豆腐制）三钱　西牛黄一钱

上为极细末，无声为度，密贮勿泄气。每用少许吹入患处。

蚕矢汤（《霍乱论》）

晚蚕砂五钱　生苡仁　大豆黄卷各四钱　陈木瓜三钱　川连（姜汁炒）二钱　制半夏　黄芩（酒炒）　通草各一钱　焦山栀一钱五分　陈吴萸（泡淡）三分

地浆或阴阳水煎，稍凉徐服。

桂枝汤（《伤寒论》）

桂枝三两（去皮）　芍药三两　甘草二两（炙）　生姜三两（切）　大枣十二枚（擘）

上五味，㕮咀，以水七升，微火煮取三升，去滓，适寒温，服一升。服以须臾，啜热稀粥一升余，以助药力，温复令一时许，遍身漐漐，微似有汗者益佳，不可令如水流漓，病必不除。若一服汗出病差，停后服，不必尽剂；若不汗，更服，依前法；又不汗，后服小促其间，半日许，令三服尽；若病重者，一日一夜服，周时观之。服一剂尽，病证犹在者，更作服；若汗不出者，乃服至二三剂。禁生冷、黏滑、肉面、五辛、酒酪、臭恶等物。

桔梗汤（《伤寒论》）

桔梗一两　甘草二两

上二味，以水三升，煮取一升，去滓，分温再服。

真武汤（《伤寒论》）

茯苓三两　生姜三两（切）　白术二两　附子一枚（炮，去皮，破八片）

上五味，以水八升，煮取三升，去滓，温服七合，日三服。

益胃汤（《温病条辨》）

沙参三钱　麦冬五钱　冰糖一钱　细生地五钱　玉竹（炒香）一钱五分

水五杯，煮取二杯，分二次服，渣再煮一杯服。

凉膈散（《太平惠民和剂局方》）

川大黄　朴硝　甘草各二十两　山栀子仁　薄荷（去梗）　黄芩各十两　连翘二斤半

上药为粗末，每服二钱，水一盏，入竹叶七片，蜜少许，煎至七分，去滓，食后温服。小儿可服半钱，更随岁数加减服之。得利下，住服。

凉营清气汤（《丁甘仁医案》）

犀角尖（磨冲）五分　鲜石斛八钱　黑山栀二钱　牡丹皮二钱　鲜生地八钱　薄荷叶八分　川雅连五分　京赤芍二钱　京玄参三钱　生石膏八钱　生甘草八分　连翘壳三钱　鲜竹叶三十张　茅、芦根（去心、节）各一两　金汁（冲服）一两

如痰多加竹沥一两冲服，珠黄散每日服二分。

润肠丸（《脾胃论》）

大黄（去皮）　当归梢　羌活各五钱　桃仁汤（浸去皮尖）一两　麻仁（去皮取仁）

一两二钱五分

除桃仁、麻仁另研如泥外，捣罗为细末，炼蜜为丸，如梧桐子大，每服五十丸，空心用，白汤送下。

通关散《丹溪心法附余》

细辛（洗去土叶）　猪牙皂角（去子）各一钱（一方有半夏一两）

上为末。每用少许搐鼻，候喷嚏服药。

桑菊饮（《温病条辨》）

杏仁二钱　连翘一钱五分　薄荷八分　桑叶二钱五分　菊花一钱　苦梗二钱　甘草八分　苇根二钱

水二杯，煮取一杯，日二服。

桑杏汤（《温病条辨》）

桑叶一钱　杏仁一钱五分　沙参二钱　象贝一钱　豆豉一钱　栀皮一钱五分　梨皮一钱

麻杏石甘汤（《伤寒论》）

麻黄四两（去节）　杏仁五十个（去皮尖）　甘草二两（炙）　石膏半斤（碎，绵裹）

右四味，以水七升，煮麻黄，减二升，去上沫，煮取二升，去滓。温服一升。

桃仁承气汤（《温病条辨》）

大黄五钱　芒硝二钱　桃仁三钱　当归三钱　芍药三钱　丹皮三钱

水八杯，煮取三杯，先服一杯，得下止后服，不知再服。

消毒保婴丹（《痘疹心法》）

缠豆藤（或黄豆、绿豆根上缠绕细红丝者，于八月福生生旺日采之，阴干听用）一两五钱　黑大豆三十粒　赤小豆七十粒　新升麻七钱半　山楂肉一两　荆芥（连穗）五钱　防风（去芦）五钱　生地黄（酒浸，焙）一两　川独活五钱　甘草（生）五钱　当归（酒洗）五钱　赤芍药七钱半　黄连（去桔梗）五钱　桔梗五钱　辰砂（另研，水飞）一两　牛蒡子（炒）一两　老丝瓜（隔年经霜者，取连藤蒂五寸，烧存性）二个

上为细末，用净砂糖拌丸，如李核大。每服一粒，浓煎甘草汤化下。

调胃承气汤（《伤寒论》）

大黄四两（去皮，清酒浸）　甘草二两（炙）　芒硝半斤

上三味哎咀，以水三升，煮取一升，去滓，内芒硝更上火微煮，令沸，少少温服。

通脉四逆汤（《伤寒论》）

甘草二两（炙）　附子大者一枚（生用，去皮，破八片）　干姜三两（强人可四两）

上三味，以水三升，煮取一升二合，去滓，分温再服，其脉即出者愈。

通圣消毒饮（《证治准绳》）

防风　川芎　白芷　银花　连翘　牛蒡子　焦山栀　滑石各四钱　芒硝　酒炒生大黄　苦桔梗　生甘草各二钱　犀角一钱　大青叶　薄荷各一钱　鲜葱白三根　淡香豉四钱

以活水芦荀、鲜紫背浮萍煎汤代水煎药，重则日服二剂，夜服一剂。

十一画

黄土汤（《金匮要略》）

甘草　干地黄　白术　附子（炮）　阿胶　黄芩各三两　灶中黄土半斤

上七味，以水八升，煮取三升，分温二服。

黄芩汤（《伤寒论》）

黄芩三两　甘草二两（炙）　芍药二两　大枣十二枚（擘）

上四味，以水一斗，煮取三升，去滓，温服一升，日再夜一服。

黄连黄芩汤（《温病条辨》）

黄连二两　黄芩二钱　郁金一钱五分　香豆豉二钱

水五杯，煮取二杯，分二次服。

黄连香薷饮（《医方集解》）

香薷一两　厚朴（姜汁炒）　扁豆（炒）五钱　黄连（姜炒）二钱

冷服。香薷辛热必冷服者，经所谓治温以清凉而行之也，热服作泻。（依《医方集解》为四味香薷饮除扁豆，则名黄连香薷饮，但教材的是采用四味香薷饮的药味。）

黄连解毒汤（《外台秘要》）

黄连三两　黄芩　黄柏各二两　栀子十四枚（擘）

上四味切，以水六升，煮取二升，分二服，一服目明，再服进粥，于此渐差。

黄芩汤加豆豉、玄参方（《温热逢源》）

黄芩三钱　芍药三钱　甘草（炙）一钱　大枣（擘）三枚　淡豆豉四钱　玄参三钱

水五杯，煮取八分，三杯。温服一杯，日再服，夜一服。

黄连阿胶汤（《伤寒论》）

黄连四两　黄芩一两　芍药二两　鸡子黄二枚　阿胶三两

上五味，以水五升，先煮三物，取二升，去滓，内胶烊尽，小冷，内鸡子黄，搅令相得，温服七合，日三服。

萎蕤汤（《备急千金要方》）

萎蕤　白薇　麻黄　独活　杏仁　芎䓖　甘草　青木香各二两　石膏三两

上九味，㕮咀，以水八升，煮取三升，去滓，分三服，取汗。

菖蒲郁金汤（《温病全书》）

鲜石菖蒲三钱　广郁金一钱　炒山栀三钱　青连翘二钱　灯芯二钱　鲜竹叶三钱　丹皮二钱　淡竹沥三钱（冲）　细木通钱半　玉枢丹五分（冲服）

水煎服。

清营汤（《温病条辨》）

犀角三钱　生地五钱　玄参三钱　竹叶心一钱　麦冬三钱　丹参二钱　黄连一钱五分　银花三钱　连翘二钱（连心用）

水八杯，煮取三杯，日三服。

清宫汤（《温病条辨》）

玄参心三钱　莲子心五分　竹叶卷心二钱　连翘心二钱　犀角尖（磨冲）　连心麦冬三钱

清络饮（《温病条辨》）

鲜荷叶边二钱　鲜银花二钱　西瓜翠衣二钱　鲜扁豆花一枚　丝瓜皮二钱　鲜竹叶心二钱

水二杯，煎取一杯，日二服。

清咽栀豉汤（《疫喉浅论》）

生山栀三钱　香豆豉三钱　香银花三钱　苏薄荷一钱　牛蒡子三钱　粉甘草一钱　蝉衣八分　白僵蚕二钱　乌犀角八分（磨汁）　连翘壳三钱　苦桔梗一钱五分　马勃一钱五分　芦根一两　灯芯二十支　竹叶一钱

水二盅，煎八分服。

清咽养营汤（《疫喉浅论》）

洋参三钱　大生地三钱　抱木茯神三钱　大麦冬三钱　大白芍二钱　嘉定花粉四钱　天冬二钱　拣玄参四钱　肥知母三钱　炙甘草一钱

水四钟，煎六分，兑蔗浆一钟温服。

清瘟败毒饮（《疫疹一得》）

生石膏（大剂六至八两，中剂二至四钱，小剂八钱至一两二钱）　生地黄（大剂六钱至一两，中剂三至五钱，小剂二至四钱）　犀角（大剂六至八钱，中剂三至五钱，小剂一至一钱半）（磨冲）　真川连（大剂四至六钱，中剂二至四钱，小剂一至一钱半）　山栀　桔梗　黄芩　知母　赤芍　玄参　连翘　甘草　丹皮　鲜竹叶（各取一般常用量）

水煎服，先煮石膏，后下诸药，犀角磨汁和服。

清燥救肺汤（《医门法律》）

煅石膏二钱五分　冬桑叶二钱　甘草一钱　人参七分　胡麻仁一钱（炒研）　真阿胶八分　麦冬一钱二分（去心）　杏仁七分（去皮，麸炒）　枇杷叶（去毛，蜜炙）

水一碗，煮六分，频频二、三次温服。

羚角钩藤汤（《通俗伤寒论》）

羚角片（先煎）钱半　霜桑叶十二钱　京贝母（去心）四钱　鲜生地五钱　双钩藤（后入）三钱　滁菊花三钱　茯神木三钱　生白芍三钱　生甘草八分　淡竹茹（鲜制，与羚羊角先煎代水）五钱

麻杏石甘汤（《伤寒论》）

麻黄四两（去节）　杏仁五十个（去皮尖）　甘草二两（炙）　石膏半斤（碎，绵裹）

上四味，以水七升，先煮麻黄，减二升，去上沫，内诸药，煮去二升，去滓，温服一升。

银翘散（《温病条辨》）

连翘一两　银花一两　苦桔梗一两　薄荷六钱　竹叶四钱　生甘草五钱　荆芥穗四钱　淡豆豉五钱　牛蒡子六钱

上杵为散，每服六钱，鲜苇根汤煎，香气大出，即取服，勿过煎。肺药取轻清，过煎则味厚而入中焦矣。病重者，约二时一服，日三服，夜一服；轻者三时一服，日二服；夜一服；病不解者，作再服。

银翘散去牛蒡子元参加杏仁滑石方（《温病条辨》）

即于银翘散内去牛蒡子、元参，加杏仁六两、飞滑石一两

服如银翘散法。

银翘散去豆豉，加细生地、丹皮、大青叶，倍玄参方（《温病条辨》）

连翘一两　银花一两　苦桔梗六钱　薄荷六钱　竹叶四钱　生甘草五钱　芥穗四钱　牛蒡子六钱　细生地四钱　大青叶三钱　丹皮三钱　元参加至一两

屠苏酒（《小品方》）

赤木桂心七钱五分　防风一两　菝葜五钱　蜀椒　桔梗　大黄各五钱七分　乌头二钱五分　赤小豆十四枚

以三角绛囊盛之，除夜悬井底，元旦取出置酒中，煎数沸，举家东向，从少至长次第饮之。药滓还投井中，岁饮此水，一世无病。

十 二 画

黑膏方（《肘后备急方》）

生地黄半斤（切碎）　好豉　猪脂二斤

合煎五六沸，令至三分减一，绞去滓，为末，雄黄、麝香如大豆者，纳中搅和。尽服之。毒从皮中出即愈。

葳蕤汤（《千金翼方》）

葳蕤　黄芩　干姜　生姜各二两，切　豉大一合，绵裹　芍药　升麻　黄连　柴胡各二两　栀子七枚，擘　石膏八两，碎　芒硝四两

上一十二味，㕮咀，以水一斗五升，先煮石膏，减一升，次下诸药，煮取二升八合，去滓，下芒硝，搅令散，分温三服，每服相去如人走十里，进之，利五六行，当自止。

雄黄丸（《备急千金要方》）

雄黄　雌黄　曾青　鬼臼　真珠　丹砂　虎头骨　桔梗　白术　女青　芎䓖　白芷　鬼督邮　芜荑　鬼箭羽　藜芦　菖蒲　皂荚各一两

上为细末，炼蜜为丸，如弹子大。绢袋盛，男左女右带之。卒中恶及时疫，吞如梧桐子一丸，烧一弹丸于户内。

翘荷汤（《温病条辨》）

薄荷一钱五分　连翘一钱五分　生甘草一钱　黑栀皮一钱五分　桔梗二钱　绿豆皮二钱

水二杯，煮取一杯，顿服之。日服二剂，甚者日三。

紫雪丹（《温病条辨》）

滑石一斤　石膏一斤　寒水石　磁石（水煮二斤，捣，煎，去渣，入后药）　羚羊角五两　木香五两　犀角五两　沉香五两　丁香一两　升麻一斤　元参一斤　炙甘草半斤

以上八味，并捣锉，入前药汁中，微火煎，不住手将柳木搅，候汁欲凝，再加入后

二味。

辰砂（研细）三两，麝香（研细）一两二钱

入煎药拌匀，合成退火气，冷水调服一二钱。

集灵膏（《温热经纬》）

人参　枸杞各一斤　天冬　麦冬　生熟地各二十八两　淮牛膝（酒蒸）四两

甜水砂锅熬膏，将成，加白蜜六两，滚数沸收之，白汤或酒调服。

猴枣散（《上海市中药成药制剂规范》，方名见《古今名方》）

猴枣12g　羚羊角　月石　沉香　青礞石各3g　川贝母　天竺黄各6g　麝香1.2g

上为末，混匀。每服0.3～0.6g，开水送下。

温胆汤（《备急千金要方》）

半夏　竹茹　枳实各二两　橘皮三两　甘草一两（炙）

上六味，咬咀，以水八升，煮取二升，分三服。

葛根芩连汤（《伤寒论》）

葛根半斤　甘草二两（炙）　黄芩二两　黄连三两

上四味，以水八升，先煮葛根，减二升，内诸药，煮取二升，去滓，分温再服。

葱豉桔梗汤（《通俗伤寒论》）

鲜葱白三枚至五枚　苦桔梗一钱至钱半　焦山栀二钱至三钱　淡豆豉三钱至五钱　苏薄荷一钱至钱半　青连翘钱半至二钱　生甘草六分至八分　鲜淡竹叶三十片

普济消毒饮（《东垣十书·东垣试效方》）

黄芩　黄连各半两　玄参三钱　橘红（去白）　玄参　生甘草各二钱　连翘　黍粘子　板蓝根　马勃各一钱　白僵蚕（炒）七分　升麻七分　柴胡二钱　桔梗二钱

上杵为细末，半用汤调，时时服之；半蜜为丸，嚼化之，服尽良愈；或加防风、薄荷、川芎、当归身，咬咀如麻豆大，每服秤五钱，水二盏，煎至一盏，去滓，稍热，时时服之食远。

犀地清络饮（《通俗伤寒论》）

犀角汁四匙（冲）　粉丹皮二钱　青连翘钱半（带心）　淡竹沥二瓢（和匀）　鲜生地八钱　生赤芍钱半　原桃仁九粒（去皮）　生姜汁二滴（同冲）

先用鲜茅根一两，灯芯五分，煎汤代水，鲜石菖蒲汁两匙冲。

犀角地黄汤（《备急千金要方》）

犀角一两　生地黄八两　芍药三两　牡丹皮二两

上药咬咀，以水九升，煮取三升，分三次服。

十三画

锡类散（《金匮翼》）

西牛黄五厘　冰片三厘　真珠三分　人指甲五厘（男病用女，女病用男）　象牙屑三分（焙）　青黛六分（去灰脚，净）　壁钱二十个（焙，土壁砖上者可用，木板上者不可用。）

上为极细末，密装瓷瓶内，勿使泄气，每用少许吹于咽喉患处。

蒿芩清胆汤（《通俗伤寒论》）

青蒿脑钱半至二钱　淡竹茹三钱　仙半夏钱半　赤茯苓三钱　青子芩钱半至三钱　生枳壳钱半　陈广皮钱半　碧玉散（包）三钱

雷氏芳香化浊法（《时病论》）

藿香叶一钱　佩兰叶一钱　陈广皮一钱五分　制半夏一钱五分　大腹皮一钱（酒洗）厚朴八分（姜汁炒）　加鲜荷叶三钱为引

雷氏清宣金脏法（《时病论》）

牛蒡子一钱五分　川贝母二钱（去心）　马兜铃一钱　杏仁二钱（去皮尖，研）　陈瓜蒌壳三钱　桔梗一钱五分　冬桑叶三钱

加枇杷叶三钱去毛蜜炙为引。

雷氏清宣温化法（《时病论》）

连翘三钱（去心）　杏仁二钱（去皮尖，研）　瓜蒌壳三钱　陈皮一钱五分　茯苓三钱　制半夏一钱　甘草五分　佩兰叶一钱

加荷叶二钱为引

雷氏宣透膜原法（《时病论》）

厚朴一钱（姜制）　槟榔一钱五分　草果仁八分（煨）　黄芩一钱（酒炒）　粉甘草五分　藿香叶一钱　半夏一钱五分（姜制）　加生姜三片为引

雷氏宣疏表湿法（《时病论》）

苍术一钱（土炒）　防风一钱五分　秦艽一钱五分　藿香一钱　陈皮一钱五分　砂壳八分　生甘草五分

加生姜三片，煎服。

新加黄龙汤（《温病条辨》）

细生地五钱　生甘草二钱　人参一钱五分（另煎）　生大黄三钱　芒硝一钱　元参五钱　麦冬（连心）五钱　当归一钱五分　海参（洗）二条　姜汁六匙

水八杯，煮取三杯。先用一杯，冲参汁五分、姜汁一匙，顿服之，如腹中有响声，或转矢气者，为欲便也；候一二时不便，再如前法服一杯；候二十四刻，不便，再服第三杯；如服一杯，即得便，止后服，酌服益胃汤一剂，余参或可加入。

新加香薷饮（《温病条辨》）

香薷二钱　银花三钱　鲜扁豆花三钱　厚朴二钱　连翘二钱

水五杯，煮取二杯，先服一杯，得汗止后服，不汗再服。服尽不汗，再作服。

十 四 画

缩泉丸（《妇人良方》）

乌药　益智仁等分

上为末，酒煎，山药末为糊丸，桐子大。每服七十丸，盐、酒或米饮下。

十五画

增液汤（《温病条辨》）

元参一两　麦冬（连心）八钱　细生地八钱

水八杯，煮取三杯，口干则与饮，令尽，不便，再作服。

增损双解散（《伤寒瘟疫条辨》）

白僵蚕（酒炒）三钱　全蝉蜕十二枚　广姜黄七分　防风一钱　薄荷叶一钱　荆芥穗一钱　当归一钱　白芍一钱　黄连一钱　连翘（去心），一钱　栀子一钱　黄芩二钱　桔梗二钱　石膏六钱　滑石三钱　甘草一钱　大黄（酒浸），三钱　芒硝二钱

水煎去渣，冲芒硝，入蜜三匙，黄酒半酒杯，和匀冷服。

增液承气汤（《温病条辨》）

元参一两　麦冬（连心）八钱　细生地八钱　大黄三钱　芒硝一钱五分

水八杯，煮取三杯，先服一杯，不知再服。

十六画

燃照汤（《重订霍乱论》）

飞滑石四钱　香豉（炒）三钱　焦栀二钱　黄芩（酒炒）　省头草各一钱五分　制厚朴　制半夏各一钱

水煎去滓，研入白蔻仁八分，温服。苔腻而厚浊者，去白蔻加草果仁一钱。

薛氏五叶芦根汤（《温热经纬》）

藿香叶　薄荷叶　鲜荷叶　枇杷叶　佩兰叶　芦尖　冬瓜仁

薛氏扶阳逐湿汤（引《温热经纬》）

人参　白术　附子　茯苓　益智仁

薛氏参麦汤（《温热经纬》）

人参　麦冬　石斛　木瓜　生甘草　生谷芽　鲜莲子

十九画

藿朴夏苓汤（《医原》）

藿香　姜半夏一钱半　赤苓三钱　杏仁三钱　生薏仁四钱　蔻仁六分　猪苓一钱半　泽泻一钱半　淡豆豉三钱　厚朴一钱

教材与教学配套用书

新世纪全国高等中医药院校规划教材

注：凡标〇号者为"普通高等教育'十五'国家级规划教材"；凡标★号者为"普通高等教育'十一五'国家级规划教材"

（一）中医学类专业

1　中国医学史（常存库主编）〇★
2　医古文（段逸山主编）〇★
3　中医各家学说（严世芸主编）〇★
4　中医基础理论（孙广仁主编）〇★
5　中医诊断学（朱文锋主编）〇★
6　内经选读（王庆其主编）〇★
7　伤寒学（熊曼琪主编）〇★
8　金匮要略（范永升主编）★
9　温病学（林培政主编）〇★
10　中药学（高学敏主编）〇★
11　方剂学（邓中甲主编）〇★
12　中医内科学（周仲瑛主编）〇★
13　中医外科学（李曰庆主编）★
14　中医妇科学（张玉珍主编）〇★
15　中医儿科学（汪受传主编）〇★
16　中医骨伤科学（王和鸣主编）〇★
17　中医耳鼻咽喉科学（王士贞主编）〇★
18　中医眼科学（曾庆华主编）〇★
19　中医急诊学（姜良铎主编）〇★
20　针灸学（石学敏主编）〇★
21　推拿学（严隽陶主编）〇★
22　正常人体解剖学（严振国　杨茂有主编）★
23　组织学与胚胎学（蔡玉文主编）〇★
24　生理学（施雪筠主编）〇★
　　生理学实验指导（施雪筠主编）
25　病理学（黄玉芳主编）〇★
　　病理学实验指导（黄玉芳主编）
26　药理学（吕圭源主编）
27　生物化学（王继峰主编）〇★
28　免疫学基础与病原生物学（杨黎青主编）〇★
29　诊断学基础（戴万亨主编）★
30　西医外科学（李乃卿主编）★
31　内科学（徐蓉娟主编）〇

（二）针灸推拿学专业（与中医学专业相同的课程未列）

1　经络腧穴学（沈雪勇主编）〇★
2　刺法灸法学（陆寿康主编）★
3　针灸治疗学（王启才主编）
4　实验针灸学（李忠仁主编）〇★
5　推拿手法学（王国才主编）〇★
6　针灸医籍选读（吴富东主编）★

（三）中药学类专业

1　药用植物学（姚振生主编）〇★
　　药用植物学实验指导（姚振生主编）
2　中医学基础（张登本主编）
3　中药药理学（侯家玉　方泰惠主编）〇★
4　中药化学（匡海学主编）〇★
5　中药炮制学（龚千锋主编）〇★
6　中药鉴定学（康廷国主编）★
　　中药鉴定学实验指导（吴德康主编）
7　中药药剂学（张兆旺主编）〇★
8　中药制剂分析（梁生旺主编）〇
9　中药制药工程原理与设备（刘落宪主编）★
10　高等数学（周　喆主编）
11　中医药统计学（周仁郁主编）
12　物理学（余国建主编）
13　无机化学（铁步荣　贾桂芝主编）★
　　无机化学实验（铁步荣　贾桂芝主编）

14 有机化学（洪筱坤主编）★　　　　16 分析化学（黄世德　梁生旺主编）
　　有机化学实验（彭松　林辉主编）　　　　分析化学实验（黄世德　梁生旺主编）
15 物理化学（刘幸平主编）　　　　　17 医用物理学（余国建主编）

（四）中西医结合专业

1 中外医学史（张大庆　和中浚主编）　　　9 中西医结合传染病学（刘金星主编）
2 中西医结合医学导论（陈士奎主编）★　　10 中西医结合肿瘤病学（刘亚娴主编）
3 中西医结合内科学（蔡光先　赵玉庸主编）★　11 中西医结合皮肤性病学（陈德宇主编）
4 中西医结合外科学（李乃卿主编）★　　　12 中西医结合精神病学（张宏耕主编）★
5 中西医结合儿科学（王雪峰主编）★　　　13 中西医结合妇科学（尤昭玲主编）★
6 中西医结合耳鼻咽喉科学（田道法主编）★　14 中西医结合骨伤科学（石印玉主编）★
7 中西医结合口腔科学（李元聪主编）　　　15 中西医结合危重病学（熊旭东主编）★
8 中西医结合眼科学（段俊国主编）★　　　16 中西医结合肛肠病学（陆金根主编）★

（五）护理专业

1 护理学导论（韩丽沙　吴瑛主编）★　　　12 外科护理学（张燕生　路潜主编）
2 护理学基础（吕淑琴　尚少梅主编）　　　13 妇产科护理学（郑修霞　李京枝主编）
3 中医护理学基础（刘虹主编）★　　　　　14 儿科护理学（汪受传　洪黛玲主编）★
4 健康评估（吕探云　王琦主编）　　　　　15 骨伤科护理学（陆静波主编）
5 护理科研（肖顺贞　申杰主编）　　　　　16 五官科护理学（丁淑华　席淑新主编）
6 护理心理学（胡永年　刘晓虹主编）　　　17 急救护理学（牛德群主编）
7 护理管理学（关永杰　宫玉花主编）　　　18 养生康复学（马烈光　李英华主编）★
8 护理教育（孙宏玉　简福爱主编）　　　　19 社区护理学（冯正仪　王珏主编）
9 护理美学（林俊华　刘宇主编）★　　　　20 营养与食疗学（吴翠珍主编）★
10 内科护理学（徐桂华主编）上册★　　　　21 护理专业英语（黄嘉陵主编）
11 内科护理学（姚景鹏主编）下册★　　　　22 护理伦理学（马家忠　张晨主编）★

（六）七年制

1 中医儿科学（汪受传主编）★　　　　　　10 中医养生康复学（王旭东主编）
2 临床中药学（张廷模主编）○★　　　　　11 中医哲学基础（张其成主编）★
3 中医诊断学（王忆勤主编）○★　　　　　12 中医古汉语基础（邵冠勇主编）★
4 内经学（王洪图主编）○★　　　　　　　13 针灸学（梁繁荣主编）○★
5 中医妇科学（马宝璋主编）○★　　　　　14 中医骨伤科学（施杞主编）○★
6 温病学（杨进主编）★　　　　　　　　　15 中医医家学说及学术思想史（严世芸主编）○★
7 金匮要略（张家礼主编）○★　　　　　　16 中医外科学（陈红风主编）○★
8 中医基础理论（曹洪欣主编）○★　　　　17 中医内科学（田德禄主编）○★
9 伤寒论（姜建国主编）★　　　　　　　　18 方剂学（李冀主编）○★

新世纪全国高等中医药院校创新教材（含五、七年制）

1 中医文献学（严季澜主编）★　　　　　　4 中医临床护理学（杨少雄主编）★
2 中医临床基础学（熊曼琪主编）　　　　　5 中医临床概论（金国梁主编）
3 中医内科急症学（周仲瑛　金妙文主编）★　6 中医食疗学（倪世美主编）

7　中医药膳学（谭兴贵主编）

8　中医统计诊断（张启明主编）★

9　中医医院管理学（赵丽娟主编）

10　针刀医学（朱汉章主编）

11　杵针学（钟枢才主编）

12　解剖生理学（严振国　施雪筠主编）★

13　神经解剖学（白丽敏主编）

14　医学免疫学与微生物学（顾立刚主编）

15　人体形态学（李伊为主编）★

　　人体形态学实验指导（李伊为主编）

16　细胞生物学（赵宗江主编）★

17　神经系统疾病定位诊断学（高玲主编）

18　西医诊断学基础（凌锡森主编）

19　医学分子生物学（唐炳华　王继峰主编）★

20　中西医结合康复医学（高根德主编）

21　人体机能学（张克纯主编）

　　人体机能学实验指导（李斌主编）

22　病原生物学（伍参荣主编）

　　病原生物学实验指导（伍参荣主编）

23　生命科学基础（王曼莹主编）

　　生命科学基础实验指导（洪振丰主编）

24　应用药理学（田育望主编）

25　药事管理学（江海燕主编）

26　卫生管理学（景　琳主编）

27　卫生法学概论（郭进玉主编）

28　中药成分分析（郭　玫主编）

29　中药材鉴定学（李成义主编）

30　中药材加工学（龙全江主编）★

31　中药调剂与养护学（杨梓懿主编）

32　中药药效质量学（张秋菊主编）

33　中药拉丁语（刘春生主编）

34　针灸处方学（李志道主编）

35　中医气功学（刘天君主编）

36　微生物学（袁嘉丽　罗　晶主编）★

37　络病学（吴以岭主编）

38　中医美容学（王海棠主编）

39　线性代数（周仁郁主编）

40　伤寒论思维与辨析（张国骏主编）

41　药用植物生态学（王德群主编）

42　方剂学（顿宝生　周永学主编）

43　中医药统计学与软件应用（刘明芝　周仁郁主编）

44　局部解剖学（严振国主编）

45　中医药数学模型（周仁郁主编）

46　药用植物栽培学（徐　良主编）★

47　中西医学比较概论（张明雪主编）★

48　中药资源学（王文全主编）★

49　中医学概论（樊巧玲主编）★

50　中药化学成分波谱学（张宏桂主编）★

51　中药炮制学（蔡宝昌主编）★

52　人体解剖学（严振国主编）（英文教材）

53　中医内科学（高天舒主编）（英文教材）

54　方剂学（都广礼主编）（英文教材）

55　中医基础理论（张庆荣主编）（英文教材）

56　中医诊断学（张庆宏主编）（英文教材）

57　中药学（赵爱秋主编）（英文教材）

58　组织细胞分子学实验原理与方法
　　（赵宗江主编）★

59　药理学实验教程（洪　缨主编）

60　医学美学教程（李红阳主编）

61　中医美容学（刘　宁主编）

62　中药化妆品学（刘华钢主编）

63　中药养护学（张西玲主编）

新世纪全国高等中医药院校规划教材配套教学用书

（一）习题集

1　医古文习题集（许敬生主编）

2　中医基础理论习题集（孙广仁主编）

3　中医诊断学习题集（朱文锋主编）

4　中药学习题集（高学敏主编）

5　中医外科学习题集（李曰庆主编）

6　中医妇科学习题集（张玉珍主编）

7　中医儿科学习题集（汪受传主编）

8　中医骨伤科学习题集（王和鸣主编）

9　针灸学习题集（石学敏主编）

10　方剂学习题集（邓中甲主编）

11 中医内科学习题集（周仲瑛主编）   32 药用植物学习题集（姚振生主编）

12 中国医学史习题集（常存库主编）   33 中药炮制学习题集（龚千锋主编）

13 内经选读习题集（王庆其主编）   34 中药药剂学习题集（张兆旺主编）

14 伤寒学习题集（熊曼琪主编）   35 中药制剂分析习题集（梁生旺主编）

15 金匮要略选读习题集（范永升主编）   36 中药化学习题集（匡海学主编）

16 温病学习题集（林培政主编）   37 中医学基础习题集（张登本主编）

17 中医耳鼻咽喉科学习题集（王士贞主编）   38 中药制药工程原理与设备习题集（刘落宪主编）

18 中医眼科学习题集（曾庆华主编）   39 经络腧穴学习题集（沈雪勇主编）

19 中医急诊学习题集（姜良铎主编）   40 刺法灸法学习题集（陆寿康主编）

20 正常人体解剖学习题集（严振国主编）   41 针灸治疗学习题集（王启才主编）

21 组织学与胚胎学习题集（蔡玉文主编）   42 实验针灸学习题集（李忠仁主编）

22 生理学习题集（施雪筠主编）   43 针灸医籍选读习题集（吴富东主编）

23 病理学习题集（黄玉芳主编）   44 推拿学习题集（严隽陶主编）

24 药理学习题集（吕圭源主编）   45 推拿手法学习题集（王国才主编）

25 生物化学习题集（王继峰主编）   46 中医药统计学习题集（周仁郁主编）

26 免疫学基础与病原生物学习题集（杨黎青主编）   47 医用物理学习题集（邵建华　侯俊玲主编）

27 诊断学基础习题集（戴万亨主编）   48 有机化学习题集（洪筱坤主编）

28 内科学习题集（徐蓉娟主编）   49 物理学习题集（章新友　顾柏平主编）

29 西医外科学习题集（李乃卿主编）   50 无机化学习题集（铁步荣　贾桂芝主编）

30 中医各家学说习题集（严世芸主编）   51 高等数学习题集（周　喆主编）

31 中药药理学习题集（黄国钧主编）   52 物理化学习题集（刘幸平主编）

（二）易学助考口袋丛书

1 中医基础理论（姜　惟主编）   14 病理学（黄玉芳主编）

2 中医诊断学（吴承玉主编）   15 中药化学（王　栋主编）

3 中药学（马　红主编）   16 中药炮制学（丁安伟主编）

4 方剂学（倪　诚主编）   17 生物化学（唐炳华主编）

5 内经选读（唐雪梅主编）   18 中药药剂学（倪　健主编）

6 伤寒学（周春祥主编）   19 药用植物学（刘合刚主编）

7 金匮要略（蒋　明主编）   20 内科学（徐蓉娟主编）

8 温病学（刘　涛主编）   21 诊断学基础（戴万亨主编）

9 中医内科学（薛博瑜主编）   22 针灸学（方剑乔主编）

10 中医外科学（何清湖主编）   23 免疫学基础与病原生物学（袁嘉丽　罗　晶主编）

11 中医妇科学（谈　勇主编）   24 西医外科学（曹　羽　刘家放主编）

12 中医儿科学（郁晓维主编）   25 正常人体解剖学（严振国主编）

13 中药制剂分析（张　梅主编）

中医执业医师资格考试用书

1 中医执业医师医师资格考试大纲   3 中医执业医师医师资格考试习题集

2 中医执业医师医师资格考试复习指南